血管造影のABC

研修医レベルから始める20エピソード

●編集
箕輪良行
（聖マリアンナ医科大学救急医学）

七條祐治
（船橋市立医療センター放射線科）

中山書店

CONTENTS

序………… v

1	造影剤の副作用をどのように防ぐか	糸林 詠	2
2	大腿動脈をどうすると上手に穿刺できるか	今 明秀	16
3	腹部造影CTで血管外漏出像をどう見つけるか	船曳知弘	28
4	カテ抜去後の止血のポイントは？	中村朋子，中村雄介	44
5	血管造影の助手に初めて入る前に	船窪正勝，松本純一，中島康雄	54
6	中大脳動脈瘤はどのように読影するか	内藤博道	63
7	君はリタを知っているか	藤井幹久	74
8	肝腫瘍を疑ったらどういう造影法を選ぶか	大久保裕直	84
9	心カテ後のSwan-Ganzカテーテル挿入と評価のポイントは？	山畑佳篤	96
10	血管造影を受ける患者にどう接するか	築山俊毅	106
11	上腸間膜動脈閉塞症はどうしたら診断できるか	松本純一，船窪正勝	124
12	大量血尿をみて腎腫瘍を疑ったら，どんな検査をするか	手塚幹生	131
13	CTAとMRAがあればカテーテルはいらない？	阪口 浩	142
14	喀血，消化管動脈性出血にどう対処するか―TAEの選択と方法	岸野充浩	158
15	膵腫瘍が血管浸潤しているときはどうみえるか	福田穂積	166
16	胸痛，背部痛，腹痛から大血管疾患を疑った場合の次の一手は？	天野大介	176
17	上腕・橈骨動脈をどうしたら1回で穿刺できるか	沖野晋一	187
18	間欠性跛行の患者にどんな検査を考えるか	片田芳明	197
19	IVCフィルターはどうやって挿入するか	田中 麗	210
20	血管内治療（IVR）の到達点は？	小川普久，滝澤謙治，新美 浩	220

索引 ………… 233

●執筆者一覧

糸林	詠	国保旭中央病院内科
今	明秀	八戸市立市民病院救命救急センター
船曳	知弘	慶應義塾大学医学部救急医学
中村	朋子	関愛会佐賀関病院内科
中村	雄介	国立病院機構大分医療センター放射線科
船窪	正勝	聖マリアンナ医科大学救急医学教室
松本	純一	聖マリアンナ医科大学救急医学教室
中島	康雄	聖マリアンナ医科大学放射線医学教室
内藤	博道	船橋市立医療センター脳神経外科
藤井	幹久	市立伊東市民病院内科
大久保	裕直	順天堂大学医学部附属練馬病院消化器内科
山畑	佳篤	京都大学医学部附属病院初期診療・救急医学
築山	俊毅	恵仁会府中恵仁会病院放射線科
手塚	幹生	中野総合病院放射線科
阪口	浩	奈良県立医科大学放射線医学教室
岸野	充浩	東京医科歯科大学医学部放射線科
福田	穂積	三井記念病院放射線科
天野	大介	総合病院取手協同病院放射線科
沖野	晋一	船橋市立医療センター循環器科
片田	芳明	東京医科歯科大学医学部放射線科
田中	麗	三井記念病院放射線科
小川	普久	聖マリアンナ医科大学放射線医学教室
滝澤	謙治	聖マリアンナ医科大学放射線医学教室
新美	浩	聖隷横浜病院放射線科

序

　「研修医を対象にした血管造影の本がなく，求められています」と中山書店から相談されたのが本書の起源である．最近まで同じ病院（船橋市立医療センター）の同僚であった私たちが編集部の提案に沿って企画・編集した．「そういわれてみるとないですな」「そんな本できるのかなあ」「なんとかしてみるか」という形で話が進み，「ともかく教科書のような網羅的ではないものをつくろう」という方針でチャレンジした．その結果が本書であり，企画が成功したかどうかは読者の判断に委ねるが，編者としては，類書もなく，面白いものができたと自負している．

　編者の一人である箕輪には，都立豊島病院の研修医であった28年前，自作のピッグテールカテーテルを使っていた循環器専門医で指導医の中村嘉孝部長のもとで，右心カテを初めてやらせてもらって，15分間の止血操作で指先がしびれて脈拍も感じられない状態になったという苦い思い出がある．その後，救命センターの若手医師として緊急カテを手伝ったことも懐かしく思い出される．

　画像全盛時代となった今日，各診療科のローテートで病棟カンファレンスや回診に臨み，検査の準備，術中手伝い，術後評価をする研修医たちが，初めての血管造影経験であるにもかかわらず，血管造影を身近に感じることができたらいいなと願って本書を編集した．

　執筆者を選ぶにあたっては，現在，第一線で診療に携わっている若手のドクターを中心にしぼりこみ，研修医に手が届くレベルの内容を盛り込んでいただけるよう，そして，印象的なエピソードから導入していただけるようにお願いした．

　また，伝統ある中山書店にとっては「破格な」ことをいくつか実現してもらった．実現にあたり，研修医レベルという言葉のニュアンスも含めて腐心された編集部の努力を讃えたい．本書が血管造影の基本を学び，いずれの専門医になろうとも役に立つようなベーシックなものとして，広く受け入れられることを祈っている．

　　2007年4月

聖マリアンナ医科大学救急医学　箕 輪 良 行
船橋市立医療センター放射線科　七 條 祐 治

血管造影のABC
研修医レベルから始める20エピソード

1 造影剤の副作用をどのように防ぐか

> **エピソード1**
>
> 　症例は肝癌が疑われる68歳，男性．診断確定すべく腹部血管造影CTが開始された．術者は5年目N医師．血管造影は300例以上経験している．助手は担当医である2年目研修医が務めた．いつもは20年目上級医が介助に入るのだが，他の検査で忙しく，門脈造影CTまでやっておくように指示されていた．問題なく上腸間膜動脈に挿管し，造影剤を少量注入して確認．CTの準備のため血圧計がはずされ，寝台が動かされた．
>
> **放射線技師**「なんか，患者さん顔に汗かいてますよ」
> **看護師**「あくびもしてる！」
> **N医師**「寝台戻してモニターつけて！血圧は！」
> **看護師**「70です．レートは90」
> **N医師**「輸液全開にして！レート落ちてないからアレルギーか．ソルメド500ミリ(mg)静注もお願いします．○○さんわかりますか？」
> 　開眼して返事はするもまた眼を閉じてしまう．
> **看護師**「血圧66！」
> **N医師**「イノバン10ガンマ^{*1} 始めよう！数秒急速注入しちゃってください！○○さん眼あけてー！」
> **看護師**「血圧82，上がってきました．」
> 　連絡を受けて上級医が駆けつけたときは血圧120に改善していた．
> **上級医**「大変だったねー，血圧戻ってよかった．とりあえずカテ抜いて止血して病棟へ帰ろう．イノバンは減量中止の方向で．ただし，アナフィラキシー反応は時間をおいて再発することもあるので慎重にみていこう．N先生大変だったけど，処置として正しいとはいえないよ．後で確認しようね．あと，この方はアレルギー歴はあるのかな．外来で造影CT撮ってるよね．」
> **研修医**「はっきりとは聞いてませんでした．今，聞いてきます．」
> **研修医**「あのー，外来CTの後に皮疹とかゆみがあったそうです．」
> **上級医**「…アレルギー歴は大事なので，私も含めてみんなで確認するようにしなくちゃいけなかったね，お互い気をつけよう．」

[*1] イノバンはドパミンの商品名．ガンマはμg/kg/minを示す俗語であり，正式な単位ではない．

1. 造影剤の副作用をどのように防ぐか

エピソード2

研修医「もう一つご相談したいことがあるんですがいいですか？」

上級医「もちろん，どうぞ．」

研修医「2日前に血管造影をしていただいた膵癌の患者さんですが，クレアチニンが2.1に上がってきちゃったんです．もともと1.2だったんですが．」

上級医「あー，あの方は糖尿病が増悪して膵癌が見つかったんだよね．食欲なく脱水気味で，高齢でもあるし，どちらも造影剤腎症のリスクファクターだね．2日で0.5以上クレアチニンが上昇しているので，造影剤腎症の定義に当てはまるわけだ．」

研修医「透析とか考えたほうがいいでしょうか．」

上級医「血管造影前から輸液は入ってたよね．」

研修医「はい，パスどおり1日2,000 (mL) ペースで．」

上級医「食事，水分はとれてるの？尿は出てる？」

研修医「食事は半分ぐらいなので輸液をずっと続けてます．尿量は1日1,500 (mL) ぐらいあるようです．」

上級医「それならもう少し様子みようか．多くは3〜5日でクレアチニンがピークになり，その後自然に下がってくるよ．ただし，脱水にならないようにね．」

研修医「造影剤腎症の予防法ってあるんですか？」

上級医「いろんな報告があるようだけど，はっきり証明された方法はまだないみたい．造影剤投与前後に輸液をしっかり入れることはだれも否定してないし，おそらく一番大事なことだと思うよ．そうだ，今度の勉強会のテーマは造影剤腎症にしてみよう．せっかくだから先生まとめてみてよ．話題のN-アセチルシステインとかね．」

研修医「わかりましたー．」

> **メトホルミンとの併用注意！（メルビン®，グリコラン®，メデット®）**
> ▶よく用いられる糖尿病治療薬（糖新生抑制，インスリン感受性改善薬）である．ヨード造影剤との併用で乳酸アシドーシスを生じるリスクがある．よって，腎機能正常な症例でも造影後2日間はメトホルミンを休薬し，引き続き腎機能正常であることを確認してから再開する．もともと腎障害のある症例は造影前2日間も休薬する必要がある．緊急症例で2日間休薬できないときは乳酸アシドーシスへの準備をしっかりしておかなければならない．

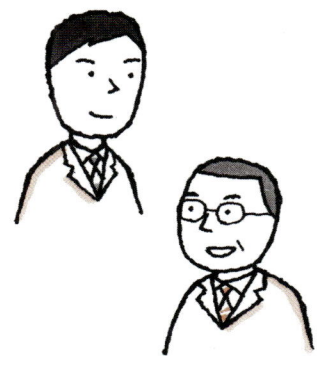

この項で学ぶこと

- **その1** 造影剤の副作用の種類と頻度を知ろう！
- **その2** アナフィラキシー（様）反応への備えと対処法は？
- **その3** 造影剤腎症への対策はどうするか？

▶ この項では，ヨード造影剤（以後"造影剤"）の副作用を理解し，その対処法，予防法についてまとめてみる．

▶ 最近の画像診断装置の進歩はめざましく，短時間で高分解能な画像が得られるようになった．そのため，一般臨床医は以前よりも「気軽に」，場合によっては「安易に」画像検査をオーダーし，その件数はうなぎのぼりである．それに伴い造影検査も安易にオーダーされている感が否めない．

▶ 造影剤の副作用で命にかかわるものの頻度は確かに少ない．しかし，これだけ検査件数が増えてくると，臨床医ならいずれ必ず遭遇するといっても過言ではないだろう．

▶ ここでは，いつか出会うであろう「その時」への準備の仕方を身につけてほしい．

その1　造影剤の副作用の種類と頻度を知ろう！

副作用の分類

　副作用の分類については原因，程度，出現時期などによるさまざまな分類があり，国際的に統一されたものはない．❶のESURの分類がわかりやすい．

❶ ESURの分類

非腎性副作用 (non-renal adverse reaction)
即時型副作用 (acute adverse reaction)
遅延型副作用 (late adverse reaction)
腎性副作用 (renal adverse reaction)（造影剤腎症〈contrast-induced nephropathy〉）

ESURとは
▶ 欧州泌尿生殖器放射線医学会（European Society of Urogenital Radiology）の略．
学会としての最新の造影剤使用ガイドラインをインターネット上に公表している．エビデンスに基づきまとまっているので，筆者もおおいに参考にしている．ESURで検索をかけるとアクセスできる．

副作用の頻度はイオン性よりも非イオン性が安全！
モノマーよりもダイマー？

- ヨード造影剤には，イオン性と非イオン性があり，それぞれモノマー（単量体）とダイマー（二量体）がある．現在は血管内にイオン性を使うことはなくなった．造影剤の性状比較を❷に示す．
- 造影剤の浸透圧が高いほど，イオン性であるほど，副作用が生じやすい（❸）．モノマーよりもダイマーのほうが浸透圧が低く血液に近い．しかし，非イオン性モノマーと非イオン性ダイマーでは副作用率に差がないか，むしろ期待と逆の結果が出ている．これはダイマーの高い粘度という欠点が浸透圧での利点を相殺してしまっているのだろうと考えられている．
- 現在用いられている非イオン性造影剤で総副作用率は3.13％，重篤

❷ 造影剤の性状比較

			商品名	ヨード含有量[*2] (mg/mL)	対生食 浸透圧比	粘度 (37℃)
イオン性	モノマー		コンレイ[*1]	282	約5	4.2
	ダイマー		ヘキサブリックス	320	約2	7.5
非イオン性	モノマー		イオパミロン オムニパーク オプチレイ イオメロン	300	約2	4.7 6.3 5.5 4.3
	ダイマー		イソビスト[*1]	300	約1	8.1

[*1] コンレイ，イソビストは血管内投与が認められていない．
[*2] ヨード含有量は300 mg/mL前後にそろえた．

❸ 造影剤別の副作用発現率

副作用の程度	イオン性造影剤169,284例		非イオン性造影剤168,363例	
	発現例数	発現率（%）	発現例数	発現率（%）
総副作用	21,428	12.66	5,276	3.13
重篤	367	0.22	70	0.04
死亡	1	0.0006	1	0.0006

(Katayama H, et al. 1990[1])

- な副作用を生じる頻度は 0.04 %，死亡率は 0.0006 % と報告されている（❸）．
- 2005年の日本医学放射線学会誌に掲載された非イオン性7,303万例以上の調査報告では重症副作用率0.004 %，死亡率0.00025 %と改善している．（自発報告例なので実際はもっと多いだろう）

即時型副作用（acute adverse reaction）

- 造影剤投与後1時間以内に生じる副作用．
- 70 %は造影剤投与5分以内に生じている．80 %以上は30分以内に生じている．
- 主にアナフィラキシー（様）反応によるじんま疹，血圧低下，気管痙縮，喉頭浮腫，意識障害，ショックなどが問題となる．その他，一過性の悪心，嘔吐，熱感といった軽いものがある．

遅延型副作用（late adverse reaction）

- 造影剤投与後1時間から1週間の間に生じる副作用．
- 悪心，嘔吐，頭痛，かゆみ，皮疹，めまい，倦怠感など多彩である

> **アナフィラキシー反応とアナフィラキシー様反応**
>
> ▶ 特定の抗原に感作された後，再び同じ抗原に曝露されると，即時的にIgEを介して肥満細胞と好塩基球が刺激され，さまざまなケミカルメディエーターが放出される．これらにより，じんま疹，気管痙縮，喉頭浮腫，血管性浮腫，血圧低下，ショックなどが生じる病態をアナフィラキシー反応という．
>
> ▶ 一方，抗原抗体反応を介さずに特定の原因物質が直接肥満細胞や好塩基球を刺激して同様の病態を起こす場合もあり，これをアナフィラキシー様反応という．
>
> ▶ 造影剤による急性副作用は両方の反応とも関与するが，後者の場合が多いのではないかと考えられている．アナフィラキシー様反応の場合は発症に感作を必要とせず，初回の曝露で発症しうるので，皮内反応などの予備テストで予想できない．逆に，予備テストで発症してしまう危険もある．したがって，造影剤投与前に外来や病棟で行う予備テストは施行してはならない．

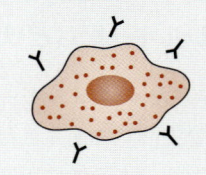

- 多くは造影剤との因果関係は不明である．しかし，皮膚症状は真の遅延型副作用だろうと考えられている．
- 具体的な対策法はない．既往のある例では（皮膚症状の対策として）あらかじめステロイド内服しておくという手もある．いずれにしても，遅れて症状が出ることもあるので，その時はすぐに医師に伝えるよう患者へ説明しておくことが大事である．

腎性副作用（造影剤腎症）〈renal adverse reaction 〈contrast-induced nephropathy〉〉

- 国際的にコンセンサスが得られている定義はないが，ESURの定義を用いている文献が多い．すなわち，「造影剤血管内投与後3日以内に（文献によっては2～7日後）血清クレアチニン値が25％以上，あるいは0.5 mg/dL以上上昇し，他に原因がない場合」としている．
- 発生機序ははっきりしていない．腎血管収縮による虚血と酸化ストレス，および造影剤による直接の尿細管障害（アポトーシスを誘導？）などが考えられている．
- 頻度は0.7～14.5％と報告によってまちまちである．患者の背景因子によりかなり左右されると思われる．クレアチニン1.5以下の1,196症例での発生率8％との報告があるが，クレアチニンが1以上上昇した例はなく自然に回復している．
- 多くは乏尿をきたすことなく可逆的である．血清クレアチニン値は2～5日でピークとなり14日以内に戻ることがほとんどである．
- 透析を必要とした症例は0.44％との報告があるが，それらはすべて，もともと糸球体濾過率47 mL/min以下の慢性腎障害症例であった．
- 以上から造影剤単独で腎不全になってしまうことはほとんどなく，もともと腎障害があるなどのリスクファクターと相まって臨床的に問題となる病態を引き起こすといってよいだろう．
- よって，その対策はリスクファクターのある症例をピックアップして囲い込むことから始まる．具体的には後述する．

❹ 遅延型副作用の種類

頭痛	2.60％
皮疹	2.40
瘙痒感	1.90
嘔気	1.60
めまい	0.90
全身倦怠感	0.70
腹痛	0.50
喉頭異常感	0.40
悪寒	0.40
胸部不快感	0.30
嘔吐	0.30
じんま疹	0.20
動悸	0.20
耳下部痛	0.20
眠気	0.10
咳嗽	0.10
腕の痛み	0.10
腰痛	0.10
くしゃみ	0.05
咽頭痛	0.05
戦慄	0.05
乏尿	0.05
鼻出血	0.05
発熱	0.05

（桑鶴良平，片山 仁．1996[2]）

その2 アナフィラキシー（様）反応への備えと対処法は？

アレルギー歴などリスクファクターを聴取せよ

- なんらかのアレルギー歴のある人は3倍の発生率（❺）．
- 気管支喘息のある人は8倍の発生率．
- 造影剤による副作用歴のある人は6倍の発生率．

 **造影剤の禁忌を添付文書で確認すると…**

禁忌
1　ヨード又はヨード造影剤に過敏症の既往歴のある患者
2　重篤な甲状腺疾患のある患者

原則禁忌
1　一般状態の極度に悪い患者
2　気管支喘息のある患者
3　重篤な心障害のある患者
4　重篤な肝障害のある患者
5　重篤な腎障害のある患者
6　急性膵炎のある患者
7　マクログロブリン血症のある患者
8　多発性骨髄腫のある患者
9　テタニーのある患者
10　褐色細胞腫のある患者及びその疑いのある患者

　添付文章を見たことのなかったドクターは「えっ!?」と思うだろう．日常的に急性膵炎では造影 CT を撮っているし，マクログロブリン血症，多発性骨髄腫についても知らなかったというドクターが少なくない．これらはいずれも脱水を生じていることが多く，腎障害増悪のリスクが高いことと，とくに後 2 者は血液粘度のさらなる上昇を危惧してのことなのだろう．しかし，膵炎のように，造影が必要な場面は多々あるので，リスク症例として「慎重投与」することとしたほうが現実的だろう．（添付文書には「慎重投与」も別に 13 項目ある）ただし，褐色細胞腫は以前からヨード造影剤禁忌として有名である．造影剤投与によりカテコールアミン放出が増悪し，高血圧発作や頻脈，不整脈を生じるためである．よって，造影は避けるべきである．ESUR のガイドラインでは，いわゆる副腎の偶発腫については特別な準備なく造影してよいことになっている．しかし，血圧が高い症例は生化学検査値を確認してから造影したほうが無難である．一方，生化学的にカテコールアミン産生腫瘍の場合でどうしても造影が必要なら，α，β ブロッカー経口投与し，専門医の監督下で施行すべきとしている．動注の場合は α ブロッカーの静注を考慮しなければならない．

❺ アレルギー歴別の副作用発現率

アレルギー歴	イオン性造影剤			非イオン性造影剤		
	症例数	副作用症例（発現率%）	重篤副作用症例（発現率%）	症例数	副作用症例（発現率%）	重篤副作用症例（発現率%）
アレルギー歴あり	12,913	3,015（23.35）	69（0.53）	15,058	1,031（6.85）	15（0.10）
アレルギー歴なし	145,350	17,038（11.72）	264（0.18）	140,986	3,887（2.76）	45（0.03）

(Katayama H, et al. 1990[1])

- β ブロッカー内服中の人は 3 倍の発生率．かつ，β ブロッカーを服用していると，いざアナフィラキシーショックが起こったときエピネフリンが効かず，重症化しやすい．この場合はグルカゴンを投与する．
- インターロイキン 2 製剤（イムネース®：血管肉腫，腎癌に適応）投与中の人は 3 倍の発生率．その他，心疾患，脱水，高齢も危険因子である．
- これらのリスクを問診にてしっかり把握しておくことが必要．

リスクファクターがある人はどうすれば…

- まず，リスクの程度とヨード造影剤使用の必要性を天秤にかけ，ヨード造影剤を使わない検査で代用できないか考える．代用できればヨード造影剤は用いない．ただし，アレルギーのリスクがある人はMRI造影剤でもリスクがあることを留意すべきである（喘息は造影MRI原則禁忌である）．また，炭酸ガスを造影剤として用いる方法もあるが経験が必要である．
- それでもヨード造影剤を使用せざるをえないときは，エビデンスはないが，ステロイドと抗ヒスタミン薬の前投薬を考慮する．ESURではプレドニゾロン30 mgかメチルプレドニゾロン32 mgを造影12時間前と2時間前に内服し，これにヒスタミンH_1ブロッカー（ポララミン®など）とH_2ブロッカー（ガスター®など）を加えて投与することを推奨している．
- 筆者らは造影剤ショックの既往のある人に3日前よりプレドニン20〜30 mg/day内服してもらい，当日はメチルプレドニゾロン125〜250 mgを6時間以上前に点滴し，直前にメチルプレドニゾロン同量とヒスタミンH_1とH_2ブロッカーを点滴し，ショックが生じなかった例を経験している．しかし，これはかなり特殊で幸運な例と考えるべきで，一般的には造影剤ショックの既往のある人は禁忌である．

「今まで造影剤を使っても大丈夫だったので」は当てにならない！

- 最近，造影CTと血管造影を繰り返している人で，それまで何ともなかったのに急に造影剤アレルギーを示した例をまれならず経験している．アナフィラキシー反応とすれば，造影剤が間欠的に頻回に投与されているため，感作されることもあるのかもしれない．また，アナフィラキシー様反応ならば，これまでの既往とは関係なく，いつショックを生じてもおかしくないのである．
- 結局，どんな症例もどんな対策をしても造影剤ショックは起こりうる．つまり，患者，家族への十分な説明とショックに備えた準備をしておくしかない．

アナフィラキシー（様）反応に備えた準備とは

① アレルギー歴など問診によるリスクの把握．
② 患者，家族への十分な説明と同意．
③ 検査室内に救急カートと除細動器（AEDなど）を常備し，保守点検を怠らない．
④ アナフィラキシーショックマニュアル（用紙1枚にまとめたもの）を常備し，ふだんから検査室スタッフでシミュレーションしておく．

ヨードがダメならガドリニウムは？

▶ ヨード造影剤にリスクのある症例にMRI用のガドリニウム造影剤を用いた報告も多い．確かに，腎障害のリスクはヨード造影剤に比べ低率であり，症例によっては有用かもしれない．しかし，ヨードアレルギーの症例はガドリニウムアレルギーのリスクも高いことを留意すべきである．さらに，ガドリニウム造影剤のX線透視下でのコントラスト比は4倍希釈したヨード造影剤と同等であり，かなり不鮮明な画像となってしまう．とくに血管造影においては，許可されているガドリニウム造影剤量では満足な結果は得られない．使用量を増やせば，腎障害のリスクがヨードと同じかそれ以上となってしまう．よって，ESURでは推奨されていない．

▶ 私見としては，胆道や膿瘍腔など「流れ」のない部位の造影には許可された量の範囲内で使用する場面もあるだろうと考える．現時点で血管造影には厳しいだろう．いずれにしても保険適応外の使用法であることを十分考慮すべきだろう．

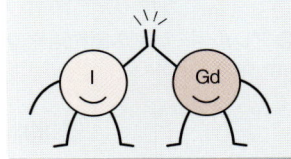

⑤ 院内緊急招集体制（いわゆるコードブルー）の確立．
院内で急変が生じたときに院内放送（決められた言葉と場所）にて救急スタッフや手の空いているスタッフを招集する体制．最近は多くの病院で確立されている．
⑥ 必ずモニターをつける：心電図，血圧，パルスオキシメータ．
⑦ 造影剤テスト注入後少なくとも5分間は様子をみる．前述のごとく，アナフィラキシー（様）反応の70％は5分以内に，80％以上は30分以内に生じている．よって，造影剤を少量血管内投与して最低5分間は患者の様子とモニターを観察することが大事である．リスクのある症例では20～30分間様子をみることが望ましい．

アナフィラキシー（様）反応の初期徴候を見逃すな！

■ 初期徴候

ショックの起こりはじめの徴候として最も経験するのは生あくびと冷や汗と無関心である．呼名で返事はするが，うつろで眼を合わせてくれない．その他，かゆみ，じんま疹，くしゃみ，喘鳴，いびき，多弁，興奮などがあげられる．

■ モニター上の変化

- 血圧：収縮期100未満に下がってくるが，通常の血圧モニターはマンシェットにより間欠的に測定しているので必ずしもリアルタイムではないことを認識しよう．ショックを疑ったらすぐに大腿動脈などを触れて，その脈圧から血圧低下をなるべく早く認識することが大事である．
- 心拍数：アナフィラキシーショックの場合，多量のケミカルメディエーター放出により血管拡張と血管透過性亢進が生じ，多量の水分が血管外に漏出する．つまりhypovolemic shockの状態なので心拍数は増加する．しかし変化しない例もあるので注意が必要．徐脈になったら迷走神経反射を考えるが，重篤なショックでは原因によらず徐脈になりうることも留意すべきだろう．
- パルスオキシメータ：気管痙縮，喘息発作，肺水腫，意識障害などが生じると比較的早期に酸素飽和度が低下してくる．ただ，指との接続不良や，いびきなどでも低下するので，これのみ低下した場合はその原因をよく確認すること．

■ モニターよりも患者の観察

ショックの前兆はモニターよりも患者の状態で気づかれることが多い．血管造影中はカテーテルを進めるのに夢中になってしまうこともしばしばだが，時々は患者の顔をみて声をかける癖をつけよう．

❼ 輸液のプロトコール

①ESUR-guidelines 2005
少なくとも 100 mL/h の生食点滴（あるいはソフトドリンク経口摂取）を造影4時間前から造影後24時間まで続ける．輸液量は病態に応じて増減する．

②CIN Consensus Working Panel（CIN: contrast-induced nephropathy）
等張輸液 1.0〜1.5 mL/kg/h を造影3〜12時間前から造影後6〜24時間続ける．

＊ただし，症例には肝硬変もあれば，心不全もある．要はその病態において負荷できる量の輸液を造影前後にかけて行うことが大事である．

❽ これまで検討された腎症予防のための血管拡張薬

- ドパミン
- フェノルドパン
  ドパミン受容体刺激剤
- テオフィリン
- カルシウム拮抗薬
- 心房性Na利尿ペプチド
- エンドセリン拮抗薬
- プロスタグランジンE_1
- ACE阻害剤
- L-アルギニン

いずれも推奨されるまでの評価に至っていない．

として，❼に2つのプロトコールを示す．
- 利尿薬とマニトールはかえって腎機能を悪化させるので予防目的に投与してはならない．
- 重炭酸ナトリウム（メイロン®）は尿細管をアルカリ化してそのダメージを軽減してくれるので有用との報告あり，肯定的な意見が多い．

■ 血管拡張剤（vasodilators）

❽に示したような血管拡張薬の報告があるが，いずれも決め手に欠き，推奨するに値するデータはでていない．

■ 抗酸化物療法（antioxidants）

● *N*-アセチルシステイン

日本では去痰のための吸入液（ムコフィリン®，サテリット-N液®）として，またアセトアミノフェン過量摂取時の解毒剤（センジュ®）として保険収載されている薬剤である．作用機序として，活性酸素を抑え（scavenger），NOによる血管拡張作用を増強させることが予想されている．2000年にTepelら[5]が本剤の有用性を報告して以来，20以上の臨床試験が報告されてきたが，それらの結果は賛否両論五分五分といったところである．10編以上のメタアナリシスがあるが，強く推奨されるまでには至っていない．最近では，見かけ上の血清クレアチニン値を低下させるだけで，実際の糸球体濾過率は改善していないという否定的な意見もでてきている．2日間内服するのみで（600 mgを1日2回，造影剤投与前日と当日）副作用もあまりない．ただし，この薬剤は硫黄臭があり，味は塩からく，苦く，えぐみがあるのでかなり飲みづらい．なにより保険適応外なので，総合的に考えると，積極的に推奨しづらい．

● ビタミンC

2004年Spargiasら[6]は二重盲検法にてコントロール群（113例）の造影剤腎症発生率が19.5％であったのに対し，ビタミンC投与群は8.5％と有意に低率であることを報告した（造影2時間前に3g，造影後の夜と次の日の朝に2g内服する）．まだ，あまり追試がなされていないので，なんともいえないが，その飲みやすさ，手軽さについては前述の*N*-アセチルシステインを凌駕しているかもしれない．

■ 血液浄化療法
● 血液透析（hemodialysis）

　最近，血液透析には造影剤腎症の予防効果はないとの報告が相次ぎ，主なガイドラインも推奨していない．その代表的な報告（Vogtら[7]）では，血清クレアチニン値 2.4 mg/dL 以上の症例（平均 3.4～3.5）を対象としている．実は，筆者らの施設では予防的透析を施行し，有用であるという印象をもっている．ただし，もっと腎機能の悪い症例（リスクにもよるが，血清クレアチニン値 4 mg/dL 以上）を対象としている．クレアチニン 4 mg/dL 未満であれば，透析を回さなくても輸液のみでのりきれることが多い．このことが Vogt の報告の結果に反映されているのではないか．もちろん，エビデンスのない話だが，腎機能のかなり悪い症例では予防的透析を考慮してよいと思う．

● 血液濾過（hemofiltration）

　血液透析とは対照的にリスク軽減の評価が高い．ただし，手間とコストがかかることが難点とみなされている．

■ その他

　スタチン，ベラプロスト（プロサイリン®）の予防効果も検討されている．前者は肯定的な臨床データがでてきている．後者の臨床データはまだのようだが，主に日本での研究でもあり，大いに期待したい．

　以上から有用とみなされているのは今のところ輸液療法のみである．しかし，最近 JAMA に掲載された腎症対策のアルゴリズムに N-アセチルシステイン，ビタミンC，メイロンが採用されている．❾に示すので参考にしてほしい．

まとめ

造影剤の副作用に対処するポイントとして以下の4つが上げられる．
● アレルギー歴，腎障害歴など問診によるリスクの把握をすること．
● 造影剤の副作用について患者へしっかり説明すること．
● 造影前後に十分な輸液をすること．
● アナフィラキシー（様）反応が生じた時のための準備をしておくこと．
　以上，ぬかりなく診療にあたっていただきたい．

承諾書は必要？
▶ 造影剤は重篤な副作用を生じる可能性のある薬剤なので，あらかじめ患者へ説明し，同意を得る必要がある．とくに動脈造影では副作用のリスクが高く文書による説明と同意，つまり承諾書が必要である．筆者らの施設では動脈造影検査の承諾書の中に造影剤の副作用の可能性も記載している．問題は外来での経静脈的な造影検査である．現実的に極度に診察時間の限られた外来では，じっくりと説明し，承諾書を得ることは難しい．しかし昨今の社会背景を考えると，外来といえども文書によるインフォームドコンセントを実践していくべきと考えている．

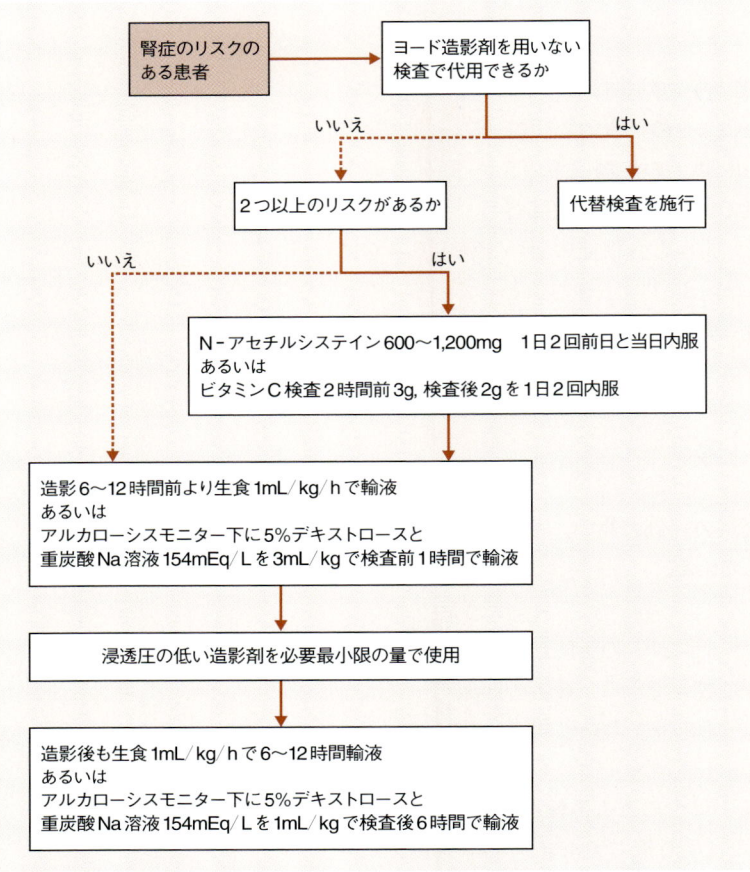

❾ 造影剤腎症リスク症例の対処法
（Pannu N, et al. 2006[8]）

（糸林　詠）

● 参考文献
1) Katayama H, Yamaguchi K, Kozuka T, et al. Adverse reactions to ionic and nonionic contrast media. Radiology 1990; 175: 621-628.
2) 桑鶴良平, 片山　仁. 造影剤の変遷とその安全性およびヨードテストの意義. 腎と透析 40：363-369；1996.
3) Cigarroa RG, et al. Dosing of contrast material to prevent contrast nephropathy in patients with renal disease. 1989; Am J Med 86: 649-652.
4) Trivedi HS, Moore H, Hasr S, et al. A randomized prospective to assess the role of saline hydration on the development of contrast nephrotoxicity. Nephron Clin Pract 2003; 93: C29-C34.
5) Tepel M, van der Giet M, Schwarzfeld C, et al. Prevention of radiographic-contrast-agent-induced reductions in renal function by acetylcysteine. N Engl J Med 2000; 343: 180-184.
6) Spargias K, Alexopoulos E, Kyrzopoulos S, et al. Ascorbic acid prevents contrast-mediated nephropathy in patients with renal dysfunction undergoing coronary angiography or intervention. Circulation 2004; 110: 2837-2842.
7) Vogt B, et al. Prophylactic hemodialysis after radiocontrast media in patients

with renal insufficiency is potentially harmful. Am J Med 2001; 111: 692-698.
8) Pannu N, Wiebe N, Tonelli M. Prophylaxis Strategies for contrast-induced nephropathy. JAMA 2006; 295: 2765-2779.
9) ESUR Guidelines on Contrast Media Version 5.0
http://www.esur.org/ESUR_Guidelines.6.0.html
10) Stacul F, Adam A, Becker CR, et al. Strategies to reduce the risk of contrast-induced nephropathy. Am J Cardiol 2006; 98 [suppl]: 59K-77K.
11) 放射線診療事故防止のための指針.
日本医学放射線学会ホームページ
12) Barrett BJ, Partrey PS. Preventing nephropathy induced by contrast medium. N Engl J Med 2006; 354: 379-386.

2 大腿動脈をどうすると上手に穿刺できるか

エピソード

大腿静脈は万能ではない

　救急隊からのホットラインがけたたましく鳴り響いた．電話の向こうでは，救急隊長の声が上ずっていた．「20歳女性，マンション5階から墜落です．ショック状態，意識レベル2桁，呼吸は速く，SpO₂は酸素投与で92％です．収容お願いします．」

　初療室では，収容準備が始まる．まもなく血まみれの患者が，オレンジ色のバックボードに固定されて入室してきた．酸素リザーバーはパンパンにふくらみ，シューと酸素が吹き出る音が聞こえた．手際よくprimary surveyを行い，骨盤骨折による出血性ショックであることが確認された．左の骨盤が歪んでいる．仙骨と腸骨の関節は骨折で外れている．

研修医「太い留置針でfemoral vein（大腿静脈）をとりますか．」
救急医「ちょっと待って．骨盤骨折と腹部外傷では，総腸骨静脈と下大静脈あるいはその枝の損傷が考えられます．大腿静脈から輸液や輸血しても，漏れるだけのこともあるので，この場合は，上肢からの輸液ルートにこだわろう．」

　輸液は，両上肢から全開で入っている．代謝性アシドーシスがあるので，出血量は多いはずだ．

救急医「non responder！骨盤の血管造影とTAEが必要だ．15分後にアンギオ室へ移動する．準備にかかれ．」

　看護師は，初療室で輸血の準備をする者，家族から病歴をとる者，血管造影室の準備をする者に分かれた．

右穿刺か左穿刺か

　患者は気管挿管され，人工呼吸器につながれた状態で，アンギオ台に固定された．左鼠径部から大陰唇にかけて，血腫で変色し，腫脹している．他に左大腿骨骨折もあり，シーネ固定がされていた．剃毛は両鼠径部に行われていた．消毒は，ポビドンヨード液を塗布した．

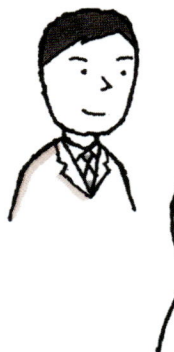

血管造影専用のドレープには，左右どちらからでも鼠径部に穿刺できるように穴が二つ開いている．

研修医「左鼠径部に血腫があります．右からの穿刺でいいですね．」

救急医「患者の右横に立っている術者にとって右側のほうが操作しやすい．また患側は血管損傷の可能性があり，血腫のために穿刺しにくく，感染しやすい．深部静脈血栓症の危険がある．だから今回は，右側でしかも健側が第一選択だね．」

救急医「鼠径靱帯から2 cmくらい尾側で，この皺のところに大腿動脈がよく触れる．ここが穿刺点だ．いいね．」

右鼠径部からアプローチするために，ドレープの穴を調節した．

尾側すぎる失敗

研修医「動脈がよく触れます．ここに局所麻酔をします．18 G血管留置針で穿刺します…．うまく当たりません．腫れてきました．」

救急医「穿刺部が尾側すぎるよ．この部位だと，浅大腿動脈の部位だよ．ほら❶を見てごらん．消毒する前に印を付けておくといいね．肥満していると，鼠径靱帯の皺がわからないことがあるから，消毒前に，目印をしっかり付けるのがいい．鼠径靱帯は，上前腸骨棘と恥骨結節を結んだ線のこと．皺がわからなければこの方法で鼠径靱帯を見つけ，その尾側2 cmが穿刺部だよ．それより尾側だと，枝分かれした浅大腿動脈になるよ．」

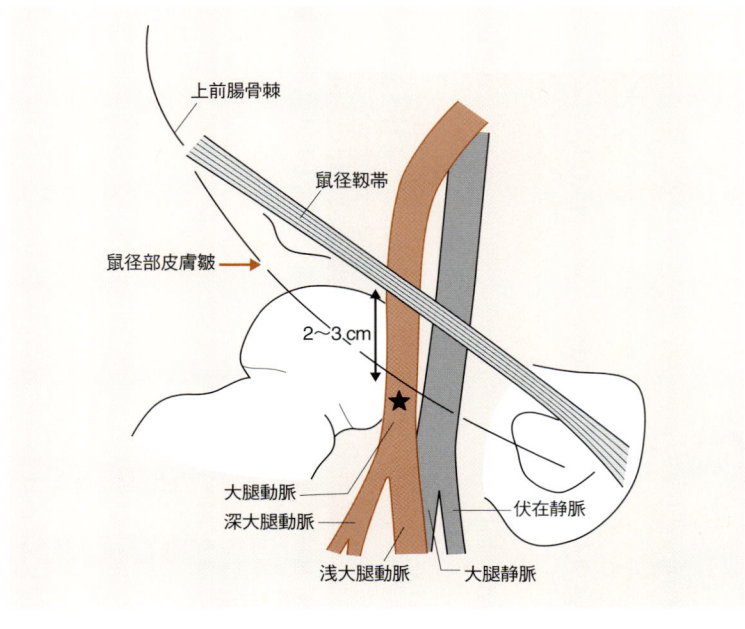

❶鼠径部皮膚皺と大腿動脈の関係
鼠径靱帯の尾側に皮膚皺がある．大腿動脈は鼠径の皺より離れて尾側に行くと，細い浅大腿動脈に枝分かれする．大腿動脈を総大腿動脈，浅大腿動脈を大腿動脈とよぶこともある．
★穿刺目標点

研修医「すいません．では，今からドレープを剥いで，確認するのですか？」

救急医「ドレープのコスト，患者に対しての時間的負担もあるだろ．早く止血しないと輸血の量が増えるだけ．ドレープはそのままにして，レントゲン透視で，鼠径靱帯を見つけよう．」

研修医「透視で，このように上前腸骨棘と恥骨結節を確認できます（❷）．この2cm尾側で，動脈拍動を触れる場所は，ここですね．ちょうど大腿骨頭の下縁ですね．」

救急医「消毒前に鼠径靱帯の皺と，動脈拍動から穿刺部に印を付けておくこと．上前腸骨棘と恥骨結節を触ってから鼠径靱帯を確認する．透視で大腿骨頭の下縁を確認する．ふつうは最初の1つで穿刺可能だけど，うまくいかないときは，2番目3番目を補助にする．」

intramural の失敗

研修医「動脈に当たりました．でも，うまくいきません．動脈に当たるのですが，その後ガイドワイヤーがうまく入らないんです．ほら逆流はあるのです．」

救急医「逆流の勢いが弱いな．intramural（血管壁内に留置針が迷入）じゃないの．ちゃんと，後壁を貫通させた？」

研修医「いえ，前壁を通過後，内筒に逆流を確認して，スーッと外筒を進めました．」

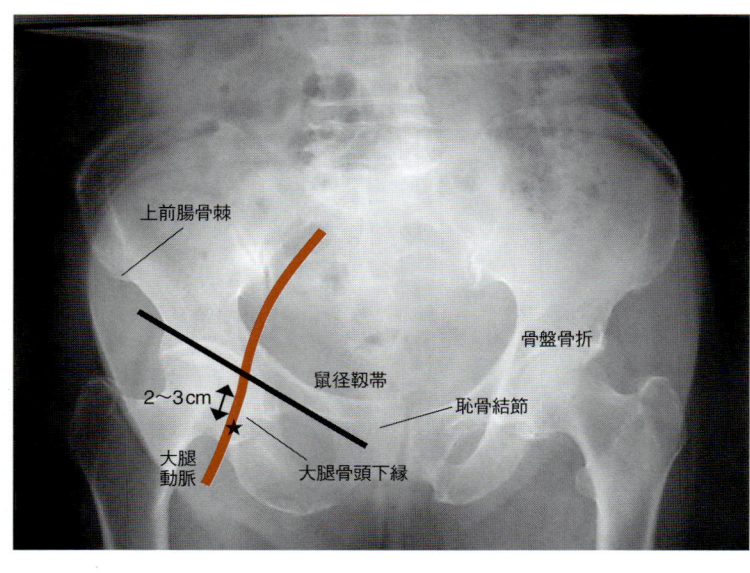

❷ X線透視で鼠径靱帯を見つける
上前腸骨棘と恥骨結節を結ぶ靱帯が鼠径靱帯
★穿刺目標点

救急医「スウェーデンのSeldingerが1953年に発表した方法を知っているかい？．後壁を貫通するdouble hole法で安全にガイドワイヤーを血管内に進めることができるよ．以前はカットダウンでやっていたらしいけど，私は見たことないね．」

後壁を突き抜けるためらいを捨てろ

研修医「左示指，中指で動脈の拍動を触知します．その間を穿刺します．動脈の拍動を針に感じます．内筒のお尻に血液の逆流を確認しました．そのまま針を進めます．後壁穿刺して，内筒を抜去します．」

救急医「抜いた内筒針の置き場所に気を配ってね．」

研修医「外筒をゆっくり引き抜いてくると，鮮紅色血液が勢いよく噴出しました．ガイドワイヤーを入れます．今度は抵抗なく進みました．ガイドワイヤーを前後に動かしてみます．やはりスムースです．」

救急医「穿刺成功だね．シースを留置したら，手を代わろう．」

動静脈瘻の逆襲

救急医「最初，鼠径靱帯からかなり尾側で動脈穿刺したでしょ．浅大腿動脈穿刺になっていた可能性があると，合併症として動静脈瘻が起こりやすくなる．この❸を見てみて．」

研修医「浅大腿動脈の裏に大腿静脈が重なっていますね．」

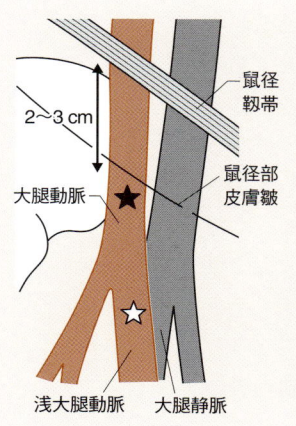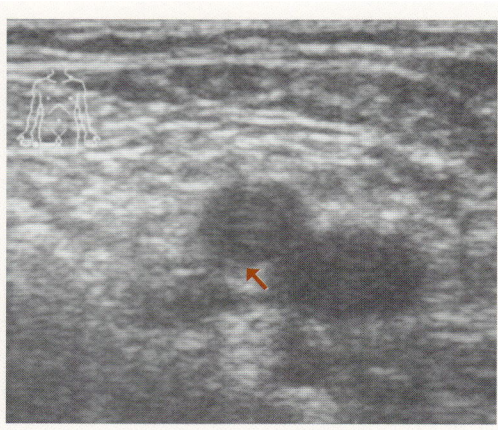

❸ 尾側で穿刺すると浅大腿動脈穿刺となる
★で穿刺すれば，大腿動脈は太く，静脈と離れている．☆で穿刺すると，動脈径は細い．さらに動脈背側に，大腿静脈が隠れている．double hole法で動脈と静脈を串刺しにしてしまう．☆印で超音波検査すると，右図のように，大腿静脈の外側が，浅大腿動脈裏に重なる．

救急医「鼠径靱帯から尾側へ離れると浅大腿動脈穿刺になり，内径が細く動脈内へ留置針を入れることも難しくなる．また何度も動脈を穿刺したり，誤って静脈を穿刺することになり，動脈と静脈に瘻孔ができる危険が増す．浅大腿動脈は，内径が細く，血栓閉塞が起こりやすいことも覚えておくとパーフェクトだ．」
研修医はショックを受け（？），患者はショックから改善した（！）．

この項で学ぶこと

- その1 大腿動脈穿刺部は鼠径靱帯を見つけてから
- その2 消毒薬はイソジン®
- その3 テフロン血管留置針をうまく使う
- その4 穿刺は前後壁を突き刺す
- その5 穿刺針挿入からシース挿入まで
- その6 脈拍が触れないときは超音波を使う
- その7 合併症を知る

その1 大腿動脈穿刺部は鼠径靱帯を見つけてから

- 鼠径靱帯から2cm尾側に，大腿動脈の最強触知点がある．動脈がいちばん皮膚に近づく．鼠径靱帯は，やせている人ならば，鼠径部の皺に一致する．しかし，肥満した人では鼠径部の皺がわからないこともある．また皺は鼠径靱帯よりかなり尾側に位置することがある（❹）．
- 鼠径靱帯は，上前腸骨棘と恥骨結節を結んだ線のことだ（❷）．X線透視で容易に見当がつく．肥満者の場合は，皺に加えて，透視で鼠径靱帯を見つけるのが正確だ．
- 鼠径靱帯の約2cm尾側に動脈穿刺部がある．その部位は，ちょうど大腿骨頭の下縁だ（❺）．尾側すぎると，浅大腿動脈と深大腿動脈の分岐点以下に当たる．

2. 大腿動脈をどうすると上手に穿刺できるか

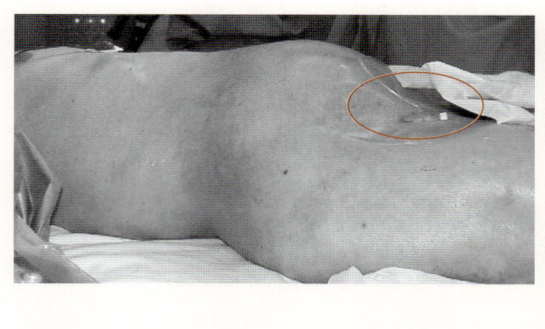
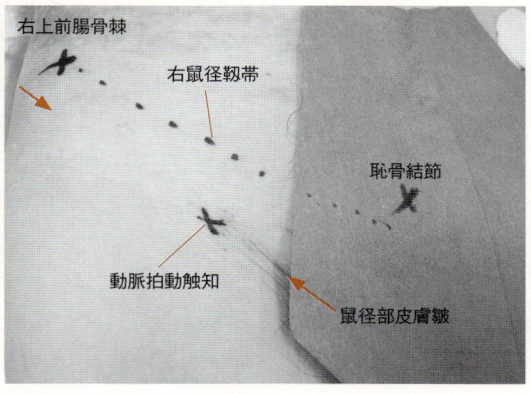

❹ 鼠径部皺
鼠径部皺の高さで動脈穿刺した．血管造影シースが留置されている．骨盤骨折と後腹膜出血で腹部膨隆している．右は健常者の鼠径部の皺．

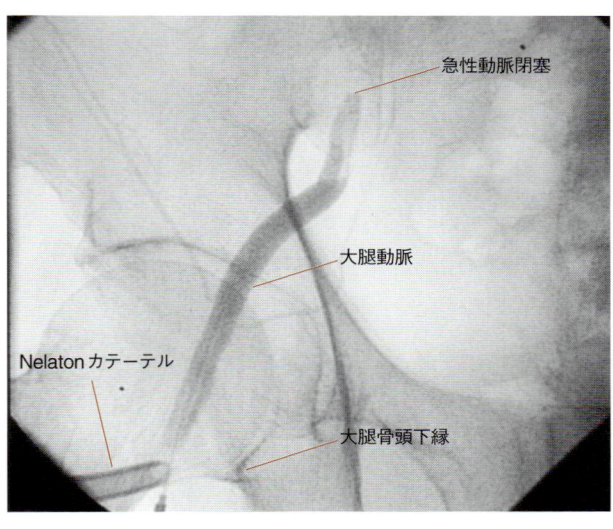

❺ 大腿動脈は，大腿骨頭下縁でいちばん皮膚に近づく
急性動脈閉塞症に対して，大腿動脈穿刺後に造影した．Nelatonカテーテルの先端が最も皮膚に近い点．大腿骨頭下縁に一致する．

その2　消毒薬はイソジン®

CDC「血管カテーテル関連感染の予防のためのガイドライン」

- Makiは2％クロロヘキシジン，10％ポビドンヨード，70％アルコールで中心静脈カテーテルや動脈カテーテル留置後の感染率を調査した結果をLancetに報告した．2％クロロヘキシジンが一番すぐれていた[1]．
- CDC「血管カテーテル関連感染の予防のためのガイドライン（2002年）」は，70％アルコール，10％ポビドンヨードよりも2％クロロヘ

CDC「血管カテーテル関連感染の予防のためのガイドライン」
▶血管内カテーテルの挿入部位は，皮膚常在菌も可能な限り持続的に減少させておくことが感染率の低下をもたらすと考えられる．クロルヘキシジンはポビドンヨードより効果が持続することが示唆されている．

キシジン液を適用した場合のほうが感染率が低いとする報告[1]，成人では0.5％クロルヘキシジンアルコールと10％ポビドンヨードの間にとくに感染率に差がないとする報告，小児で10％ポビドンヨードよりも，0.5％クロルヘキシジンアルコール液を適用した場合のほうがカテーテル菌陽性率が低いとする報告を根拠として，挿入部位に適用する消毒薬として，2％クロルヘキシジン製剤を推薦したうえで，ヨードチンキ，ポビドンヨード，70％アルコールを用いてもよいとしている[2]．

- 日本で使用できるクロロヘキシジンは，0.02〜0.2％だ（日本には2％は存在しない）．CDCガイドラインでは，術野の消毒に推奨しているのは100倍の濃さの2％クロロヘキシジンである．クロロヘキシジンは薬液が皮膚に染み込むため，殺菌力が長続きする．そのため手術野や，カテーテル留置時に使われている．クロロヘキシジンはグラム陽性菌の殺菌力が強力である．

ポビドンヨードとアルコール

- ヨードを使った消毒薬に10％ポビドンヨードとヨードチンキがある．10％ポビドンヨードは米国ではBetazine®，日本ではイソジン®で有名だ．CDCガイドラインがクロロヘキシジンを術野の消毒に推奨する前に，全米で広く使われていた．ガイドラインの変更で，Betazine®は急に米国の大病院の手術室から姿を消した．しかしたとえば，三沢米軍基地ERでは，まだBetazine®使っているように，米国全部がクロロヘキシジンに変更になったのではないらしい．

- 10％ポビドンヨードは，グラム陰性菌の殺菌力ではクロロヘキシジンより上回る．乾燥してから効果が発現するので，乾燥するまで60秒待たなくてはいけない．

- 同じヨードでもヨードチンキは，3％ヨード＋アルコールである．殺菌力に関係する遊離ヨードは，ヨードチンキのほうが10％ポビドンヨードより多いので殺菌力も強力だ．しかし，アレルギー反応や皮膚炎の合併が多いため，ヨードチンキは使われなくなった．

- 皮膚の垢や汚れは，クロロヘキシジンとポビドンヨードともに苦手だ．70％アルコールがこれらの除去に効果がある．英国の2001年ガイドラインも同様の勧告をしている[3]．皮膚の前処置に消毒薬の70％アルコールを用いることは，持続的な効果とともに，アルコールの速効的な殺菌力や皮膚への浸透による常在菌の減少を期待できる．一方，消毒薬を適用する前にアセトンを用いて皮膚を脱脂することはかえって皮膚を刺激し感染率を高めるおそれがある．

血液培養採血時の消毒はポビドンヨード

- 米国では血液培養時の消毒として，アルコールで穿刺部周辺を3回ふき取り，10％ポビドンヨードを中心部から辺縁に向けて3回塗っている．
- 2％クロロヘキシジンが手に入らない日本において，10％ポビドンヨードを使う血液培養時の消毒法が血管造影時の術野の消毒に応用できる．この方法がすでに国内で広く行われている．

その3　テフロン血管留置針をうまく使う

- Seldingerが1953年に発表した原法では，金属針で動脈穿刺していた．針は滅菌し再利用していたため，切れ味が悪く，血管にほぼ垂直近くで穿刺しないと血管の正中を逃がしてしまった．
- 現在は，テフロン血管留置針がそれにとって代わった．針先の切れ味がいいので，垂直でなく，針を寝かせても正中をはずさずに穿刺できる．寝かせる利点は，検査終了時の，止血の容易さだ（「4. カテ抜去後の止血のポイントは？」参照）．針先は，刃の向きが上を向くように進める（❻）．逆にすると，血管壁に擦り傷をつくりながら血管内に入ることになる．
- 穿刺するときは，左示指と中指でしっかりと動脈を固定し，その中央を穿刺する（❼）．金属針しかない時代は，切れ味が悪いので，スピードをつけて穿刺することが必須だったが，鋭利な血管留置針を使用できるようになり，ゆっくり穿刺しても動脈が逃げることはない．
- 穿刺針の太さはゲージ（G），血管造影カテーテルの太さはフレンチ（F），ガイドワイヤーはインチ．サイズの換算表を示す（❽）．

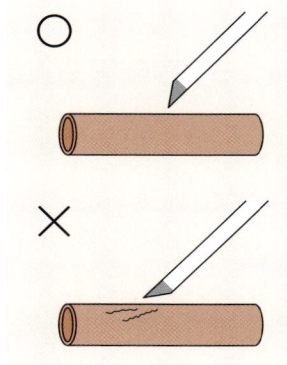

❻ 血管留置針の刃の向きは上を向ける

テフロン血管留置針の刃先は上に向ける．下に向けると，鋭利に刺入できないので，動脈が逃げたり，壁に擦り傷をつくる．穿刺穴も大きくなる．

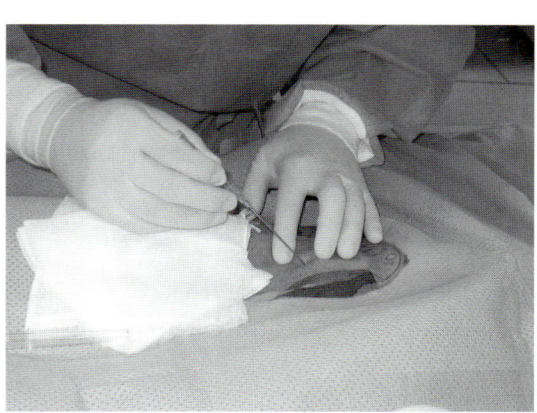

❼ 示指と中指の間で穿刺する

動脈拍動を示指と中指で感じ，その中央を穿刺する．45°の角度でゆっくり針を進める．

❽ カテーテルサイズの換算表

ゲージ (G)	インチ	mm	フレンチ (F)
16	0.065	1.65	4.95
18	0.05	1.25	3.75
19	0.042	1.1	3.3
20	0.035	0.9	2.7
21	0.032	0.8	2.4

3F＝1mm．ヴェニューラV1 外径16G，内径19G．

その4　穿刺は前後壁を突き刺す

- 動脈穿刺のときに，なぜ前壁のみの穿刺でカニュレーションしようとするのだろうか．後壁を穿刺することで，カニュレーションを容易にすることができるのに，あえて，前壁のみの穿刺でカテーテルを進めようとするのは，おそらく後壁穿刺による出血を嫌うからだ．実際は，後壁からの出血は少なく，問題にならない．後壁は，密な組織のため，容易に止血できる．
- 前壁のみの穿刺では，合併症として，穿刺針またはガイドワイヤーが血管内膜下（intramural）に入り込むおそれがある（❾）．

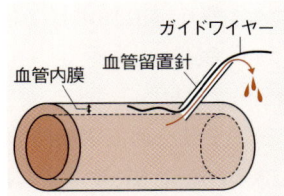

❾ 前壁穿刺で血管内膜下迷入
前壁穿刺では，ガイドワイヤーが血管内膜下に迷入し，動脈壁解離を起こすことがある．血液の逆流は認められるので，油断してガイドワイヤーを進めてしまう．

その5　穿刺針挿入からシース挿入まで

- 穿刺後，内筒針を抜去し，次いで外筒をゆっくり抜く．針先が動脈内に戻れば，勢いよく血液が噴出してくる．外筒を動かさずにガイドワイヤーの先端を挿入する．ガイドワイヤーを進めるときは，透視下で行う．
- ガイドワイヤー挿入からシースイントロデューサー留置までを❿に示す．

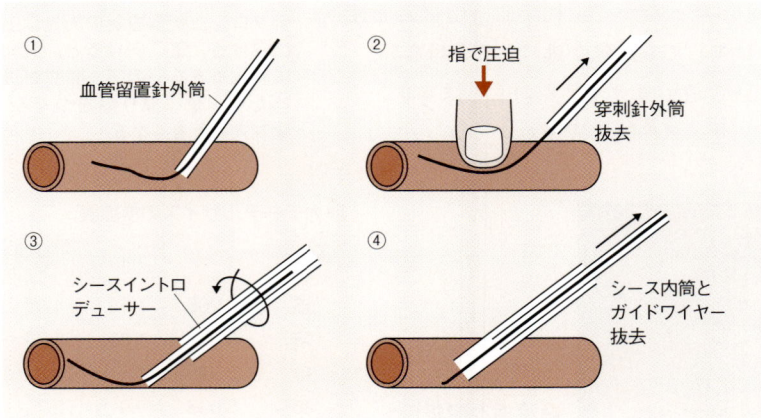

❿ ガイドワイヤー挿入からシースイントロデューサー留置まで
① 血管留置針外筒にガイドワイヤーを挿入．
② ガイドワイヤーを動脈内に残して，血管留置針外筒を引き抜く．指で穿刺部付近を圧迫止血する．
③ シースイントロデューサーを，回しながら挿入する．
④ シース内筒を抜去する．

その6　脈拍が触れないときは超音波を使う

- ショック状態で脈拍が触れないときの，動脈穿刺は上級テクニックだ．経験がある医師なら，解剖学的に見当をつけて穿刺できるが，それ以外の医師が，一発で成功させることは難しい．ところが，超音波を使うことで，容易になった[4]．
- 超音波プローブに滅菌フードをかぶせて，鼠径靱帯の2cm尾側または，鼠径部の皺の高さで大腿動脈と静脈を確認する．圧迫して，変形するのが静脈で，その外側にある，変形しないのが動脈だ（⓫）．
- 大腿動脈に狙いをつけて，尾側から穿刺針を進める．滅菌フードがなければ，滅菌手袋でも代用できる．手袋の中に，超音波ゲルを注入し，プローブを入れる．この操作は，術者以外が行う．
- 別法として，術野を消毒する前に，超音波で動脈を確認し，動脈の走行に，マジックペンで印をつけておく（⓬）．透視で，大腿骨頭下縁を確認し，マジックペンの印に向けてほぼ垂直に穿刺する．

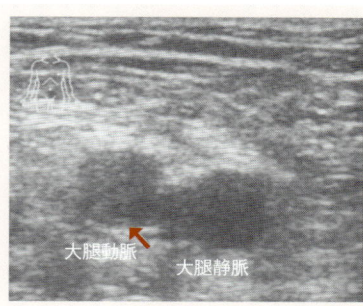
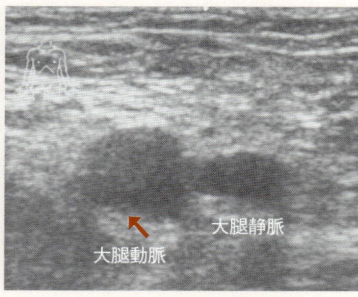

⓫ 大腿動脈の超音波像
鼠径靱帯の2cm尾側で，超音波プローブを皮膚に当てる．右図はプローブを押し当てて圧迫した．圧迫で変形しないのが大腿動脈．つぶれて変形するものが大腿静脈．

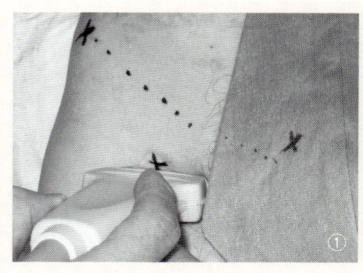
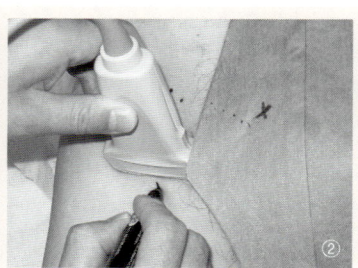
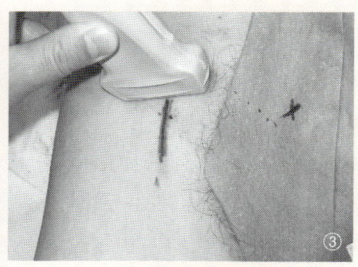

⓬ 超音波で大腿動脈の走行に印を付ける
消毒する前に，大腿動脈を超音波で見つける（①）．プローブの正中で認識できるように位置を工夫して，動脈の走行に印を付けていく（②③）．ショック状態で脈拍が触知できないときに有効である．

その7　合併症を知る

■ 血管迷走神経反射

　緊張，恐怖，強い疼痛で起こる血管迷走神経反射は，顔面蒼白，冷や汗，血圧低下，徐脈が起こり，失神または痙攣することもある．疑われた場合は酸素を投与し，頭低位または下肢挙上とする．アトロピン1～2Aを静注する．リンゲルまたは生理食塩水の急速輸液を開始する．

■ 動静脈瘻

　浅大腿動脈穿刺時に，その背側の，大腿静脈を串刺しにしたときに起こる．穿刺部位が尾側になりすぎることに注意する．できるだけ径が細い穿刺針を使うと予防できる．

■ 仮性動脈瘤

　止血操作の不適切，不十分なときに起こる．穿刺時に，約45°に穿刺針を寝かせて，血管前組織を斜めに貫けば止血が容易となる．

■ 血栓形成

　穿刺した動脈径が細く，さらに穿刺成功に手間どったときに起こる．尾側すぎて，浅大腿動脈や深大腿動脈穿刺になったときに注意が必要だ．

■ 穿刺部感染

　不潔操作による．術者はマキシマルプレコーションで行う．また術野の消毒については前述したとおりである．

> **仮性動脈瘤**
> ▶カテーテル抜去後の圧迫止血が不十分なときに，仮性動脈瘤を形成することがある．心臓カテーテル検査の0.8～2.2％に合併するといわれている．用手圧迫止血より，確実な止血が得られる，コラーゲンを注入する方法（アンギオシール）が普及している．

まとめ

- 大腿動脈穿刺は鼠径部皺の高さで動脈拍動を明らかに強く感じる部位に行う．鼠径靱帯から約2cm尾側が目安である．
- 脈拍を触知できないときは超音波検査で動脈を見つける．
- 消毒薬はポビドンヨードを使う．その際乾燥するまで60秒ほど待つ．
- テフロン血管留置針は刃先を上に向けて前後壁を突き刺す．
- 外筒を引き抜き，血液逆流を確認してから，ガイドワイヤーを進める．
- 合併症として，動静脈瘻，仮性動脈瘤がある．鼠径靱帯から離れた点から穿刺し，浅大腿動脈を穿刺したときに注意が必要だ．

（今　明秀）

● 文献

1) Maki DG, Ringer M, Alvarado CJ. Prospective randomized trial of povidone-iodine, alchol, and chlorhexidine for prevention of infection associated with cetral venous and arterial catheters. Lancet 1991; 338: 339-343.
2) CDC. Guidelines for the Prevention of Intravascular Catheter-Related Infections. 2002.
3) Pratt RJ, Pellowe C, Loveday HP, et al. The epic project: Developing national evidence-based guidelines for preventing healthcare associated infections. Phase I: Guidelines for preventing hospital-acquired infections. Department of Health (England). J Hosp Infect 2001; 47 Suppl: S3-82.
4) Yeow KM, et al. Sonographically guided antegrade common femoral artery access. J Ultrasound Med 2002; 21: 1413-1416.

3 腹部造影CTで血管外漏出像をどう見つけるか

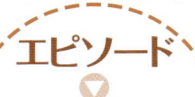

軽症に見えた来院時

　研修医1年目のA先生は，卒後3年目のB先生と当直をしていた．35歳の男性が背部痛を訴えてタクシーで来院した．2階の窓拭きをしていて，バランスを失い地面に落下したという．

看護師「A先生，背中をぶつけた人が来たので，診察をお願いします．」

研修医A（背中をぶつけて痛いならレントゲンを撮って痛み止めを出して帰せそうだ．B先生の手を煩わせることもないんじゃないかな．）「はい，わかりました．すぐ行きます．」

　A先生が外来に行くと，患者さんは診察台で右側臥位になり丸まって痛そうにしていた．

研修医A（うーん，痛そうだな．話すのも辛そうだし，腰椎2方向のレントゲンを撮って，痛み止めを出しておこう）「背中をぶつけたんですね．ではレントゲンを撮っておきましょう．お薬でアレルギーはありますか．」

　単純X線像では異常所見はなく，痛み止めを処方し帰そうとしていたところへ，B先生が通りかかった．A先生は，経過についてプレゼンし，帰宅させることを報告した．

B先生「バイタルサインは確認したのかい？」

研修医A「いえ，ふつうに話ができたので，とくには…」

B先生「外傷に限らず，常にちゃんとバイタルを確認しなきゃダメじゃないか．検尿はしたの？」

研修医A「いえ，…．痛そうだったので，骨折がないことを確認して痛み止めを出して帰そうかと…」

　バイタルサインは，意識清明，呼吸16/min，脈拍60/min，血圧130/70 mmHgであった．A先生が検尿を提出してみると潜血陽性であった．

B先生（やっぱり腎損傷があるかもしれない…）「ほら．潜血が出ているから腎損傷の可能性もあるよ．CTを撮って

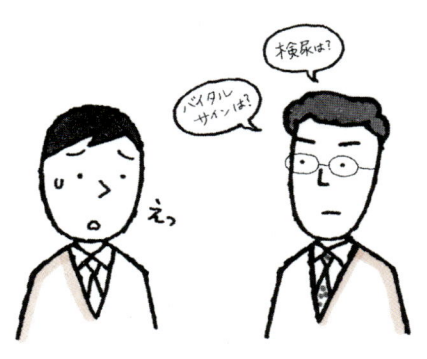

3. 腹部造影CTで血管外漏出像をどう見つけるか

　　おこう. バイタルサインも安定しているし, 単純CTでいいから.」
　腹部単純CT検査（❶）を施行した.
B先生「ほら, 左腎周囲に血腫があるよ. 入院して様子をみよう. バ
　　イタルも問題ないし, 歩けるから点滴はいらないよ」

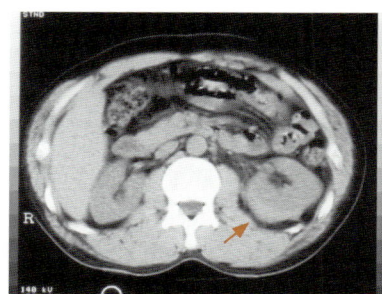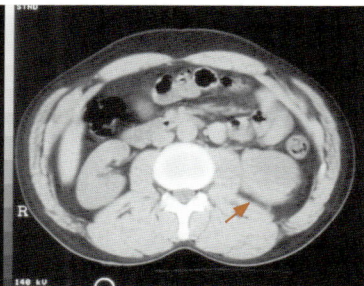

❶ 墜落外傷での腹部単純CT像
（35歳, 男性）
左腎周囲には腎実質より若干高吸収を示す軟部陰影（→）があり, 腎周囲腔の血腫と考えられる.

この項で学ぶこと

- その1　造影CT検査の利点と欠点を確認しよう
- その2　CT像を読影しよう
- その3　止血の戦略を知っておこう
- その4　外傷初療に対応しよう
- その5　TAEを極めるには

▶ この項でのいちばんの目標は, 造影CT像で血管外漏出像の見つけ方を学ぶことである.
▶ その前にCT検査について知っておく必要がある. ただ単になんでもかんでも「オーダーすればいいじゃん.」なんて安直に考えてはダメ！ きちんと考えてオーダーしよう.
▶ CT像の読影は他人（放射線科）任せではなく, 自分の目で確認しよう.
▶ 外傷のときにはCTを施行することが多いけれど, それをどう治療に結びつけるかを身につけておこう.

その1　造影CT検査の利点と欠点を確認しよう

まずはCT検査の適応を考えよう

● 外傷においても内因性疾患においてもCT検査を施行するならば, その適応があるか考えよう. 最近では比較的容易に撮影できる環境に

なってきているが，CT検査は被曝を伴う検査であり，施行前に必要性を吟味する．
- 外傷では一時的であれ，出血性ショックが存在した場合は迷う必要はない．経過中にショックが存在しなくても高エネルギー外傷の場合，腹部に強い外力が加わった場合，腹部の症状がみられる場合，いずれも施行する適応として異論はない．
- 内因性疾患では，「血管造影」を視野に入れたCT検査の適応としては，出血性ショックが疑われる場合，塞栓症による腹部臓器虚血（「11. 上腸間膜動脈閉塞症はどうしたら診断できるか」を参照）が疑われる場合となる．

CT装置の性能を知っておこう

CT装置は現在，大きく3つのタイプがある（❷）．自分の施設のCT装置の性能を知ろう．施設によってCT装置の性能は大きく異なり，その性能によって，撮影の仕方も大きく異なる．また何を見たいかによって，造影剤の注入の方法を変更する．

■ 従来のCT

従来のCTでは，1スライス（1断面）撮影するのに約1秒，CT台が移動するのに約1秒を要するため，腹部（横隔膜レベルから恥骨結合まで通常50cm程度）撮影するのに10mm幅のスキャンを行うと単純計算で撮影50秒＋移動50秒＝計100秒を要する（❸①）．もちろん途中で息継ぎが入るので，息止め時間を20秒，息継ぎ時間を15秒とすると合計3分ほど要する．造影剤を注入して3分も経過すれば造影効果は乏しくなる．したがって，従来のCTでは撮影の設定が難しく，範囲を絞って撮影しなければならない．

■ シングルヘリカルCT

90年代から普及したシングルヘリカルCTでは，ガントリー（丸い筒）

❷ CT装置のタイプ

1. 従来のCT
2. シングルヘリカルCT
3. マルチスライスCT

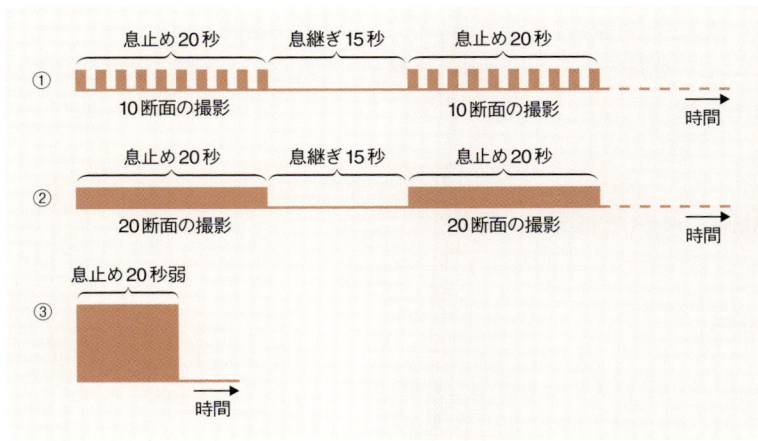

❸ 3タイプのCT装置の撮影時間と様式

CTの撮影時間を横軸にとり，撮影の様子を模式化したもの．①：従来のCT，②：シングルヘリカルCT，③：マルチスライスCT

従来のCTでは1回転1秒，移動1秒ならば，20秒息を止めると10断面の撮影が可能である．同じ20秒の息止めの間にシングルヘリカルCTでは20枚の撮影が可能である．息継ぎ時間は15秒ぐらいは必要なので，いずれにしても撮影には時間がかかる．一方，マルチスライスCTならば，1度の息止めで全腹部の撮影が可能である．

が回転しながら患者を載せた台が移動するため，螺旋を描くように撮影する．これにより，上記に比し半分の撮影時間で可能となった．これでも単純計算で50秒，息継ぎを入れると約90秒の撮影時間を要する（❸②）．動脈優位相と平衡相（静脈相）との使い分けは条件を考えなければ施行できない．また，CT装置がオーバーヒートすることがあり，無茶な条件で撮影を続けると途中でクールダウンのために5分待ちなどといった事態が生じることがある．

■ マルチスライス CT

2000年代に入って，急速に広まりつつあるマルチスライスCTは，MDCT（multi-detector CT）ともよばれ，検出器が複数列存在する．2列とか4列，8列，16列，32列……といった言葉を耳にしたことがあるだろう．単純に考えればシングルヘリカルCTの検出器が複数列存在していると考えればよい．すなわちn列のMDCTで施行すれば，同じ厚みのスキャンを行うと，撮影時間は$1/n$の時間で施行可能である（❸③）．逆に同じ時間での撮影に対して厚みを$1/n$にすることができる．MDCTを行えば1度の息止めで腹部の撮影は十分可能なのである．

以上のように端的にいえば撮影時間が短縮され非常に検査も行いやすくなった．撮影時間の短縮のみならず，MDCTにはさまざまな利点がある．多断面再構成画像（multi-planar reconstruction；MPR）を用いることによって従来では考えられなかった冠状断像や矢状断像での評価（❹）が可能となった．また立体構成像は骨や血管の立体的評価

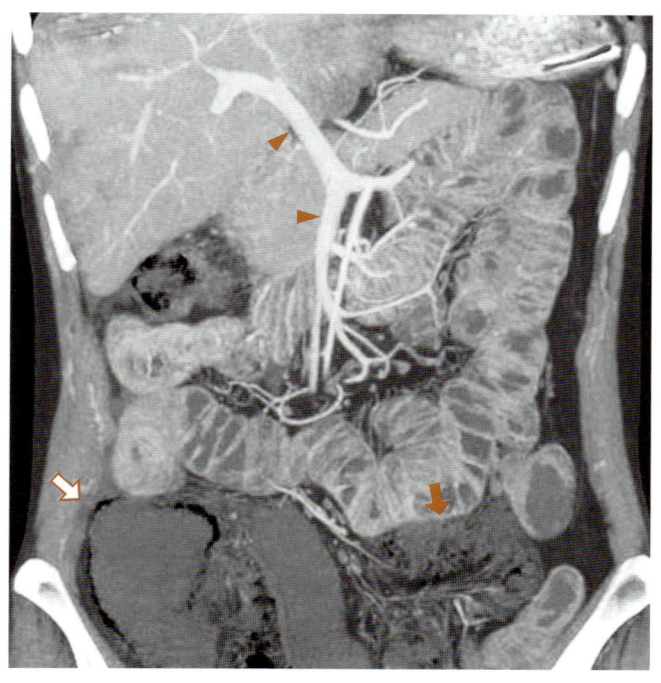

❹ 腹痛で施行したMDCT（64列）を用いた腹部造影CTのMPR像（矢状断像）（55歳，女性）
造影効果が乏しい腸管（➡）があり，造影効果を認めないだけでなく，壁内気腫を認める上行結腸（⇨）が描出されている．上腸間膜静脈から門脈にかけての造影効果（▶）は良好である．この症例は非閉塞性腸管虚血（non-occlusive mesenteric ischemia；NOMI）の症例で，腸管は壊死していた．門脈の走行は矢状断像で明瞭化しており評価も容易である．

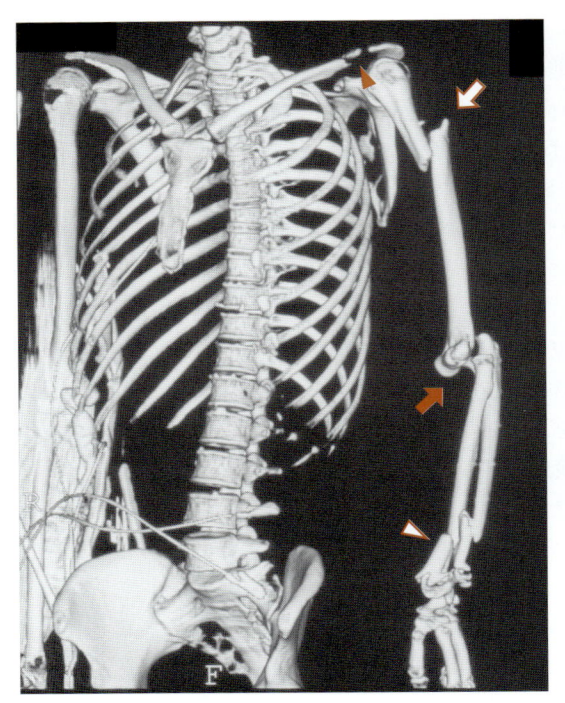

❺ 墜落外傷における体部CTの3D再構成像（25歳，女性）
上肢も体幹とともに撮影され，左上腕骨の骨幹部骨折（⇨），肘関節の脱臼（➡），橈尺骨の骨折（▷），鎖骨遠位端骨折（▶）などが描出されている．単純X線写真を施行する前に骨の評価を立体的に把握できる．

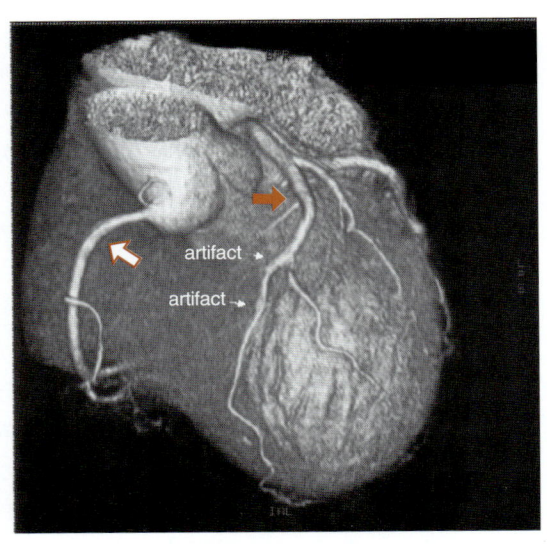

❻ 胸痛で来院した患者の冠動脈CT画像（50歳，女性）
右冠動脈（⇨），左前下行枝（➡）を中心に再構成しているが，有意な狭窄像はみられない．方向を変えることによって，回旋枝の評価も可能．

（❺）を可能にした．この項では関係ないが，64列のMDCTでは心電図を装着し心拍動に同期させた撮影を行うことにより冠動脈の評価を可能にし，冠動脈造影（❻）の代用になりつつある（「13. CTAとMRAがあればカテーテルはいらない？」を参照）．

造影CTの欠点を知ろう

- 造影CT検査の利点を知る前に欠点を知っておいたほうがよいだろう．血管造影検査でもCT検査でもヨード造影剤を使用する．造影剤には副作用がつきものであるが，詳細は「1. 造影剤の副作用をどのように防ぐか」を参照されたい．
- 造影剤を使用することによって，逆にわかりにくくなるものがある．造影剤は透過性が低いので，画面上は白くなる．したがって初めから白いものは，造影剤を使用する影響で隠れてしまう．尿路結石など体内の石灰化物は造影することによって不明瞭になる．
- 血管外漏出像に関しては後述するが，その時に現在進行形の血腫でなければ，造影CTを行っても血管外漏出像は認められない．

造影CTの利点を知ろう

- 静脈内に注入された造影剤は，右房・右室を経て肺循環に達し，さらに左房・左室を経て全身へ流れていく．動脈から毛細血管を経て各臓器に達し，静脈系から心臓へ戻ってくる．
- 造影剤は大部分が腎排泄であり，腎臓で濾過されて尿中に排泄される．造影剤は全身に流れれば血液と混ざって薄くなり，さらに腎臓からの排泄により時間が経てば経つほど薄くなり造影効果は弱まってくる．したがって，何を見たいかによって造影剤の注入速度と撮影のタイミングを考えなければならない．
- たとえば，動脈からの血管外漏出を見たい場合，動脈内に造影剤濃度が高い時期（これを「動脈優位相」，もしくは単に「動脈相」とよんでいる）を見計らって撮影する．肝損傷で肝動脈からの血管外漏出を疑っている場合は，肝臓を撮影しているときに造影剤濃度を高くする．造影剤注入速度は速め（2〜4 mL/sec）に設定し，造影剤注入開始から30〜40秒前後で撮影を開始するとよい．血圧が低めなら循環が遅いので，もう少しタイミングを遅らせてもよいだろう．このタイミングならば門脈内に造影剤は達していないため，肝動脈だけの評価を行うことができる．
- CT装置のタイプに応じてタイミングを決めないと造影剤が達していない状態での撮影をしてしまうことがあり注意しなければならない．ちなみに大血管内のCT値をモニタリングしながら十分濃度が達したタイミングで撮影することもできる機械も多く，放射線科医や放射線技師に相談してみるとよいだろう．

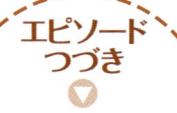

エピソードつづき

入院準備中に見つかったのは血腫？

B先生 「入院するし，血液検査は一応しておこうか」とA先生に話し，入院の準備をしていると，たまたま上級医C先生が通りかかった．

上級医C 「入院？」

B先生 「はい，転落外傷で左腎周囲に血腫があるので，経過観察入院です．バイタルも問題ありません．」

上級医C 〈CTを見ながら〉「造影はしていないのかい？外傷はやっぱり造影しておいたほうがいいよ．」

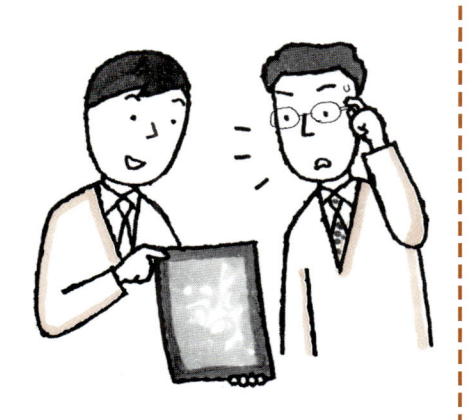

B先生「うーん，そうですか．わかりました．」
　この病院のCTはシングルヘリカルCTであり，B先生は動脈相と静脈相の撮影は時間がかかると思い，とりあえず，造影剤を全量静脈投与後に撮影を行った（注入開始から約90秒後）．
研修医A〈造影CT（**❼**）をみながら〉「なるほど，血腫は造影効果で白く写るんですね」
B先生〈CTを見てびっくりしながら〉「何を言っているの，これが血管外漏出像だよ！」B先生はあわてて静脈路を確保しモニタリングを開始した．

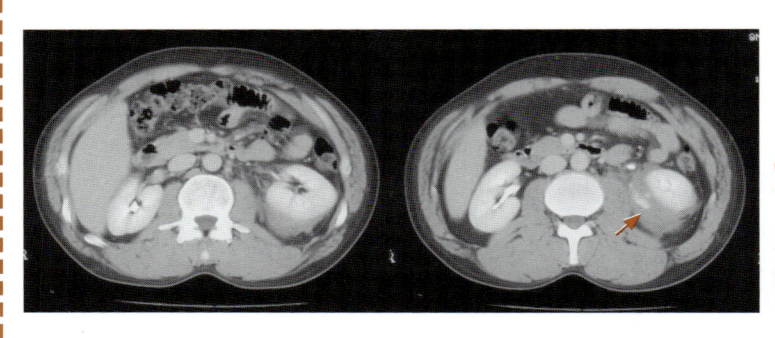

❼ ❶と同一症例の造影CT像
腎実質の造影効果により，左腎臓と腎周囲腔の血腫との境界が明瞭化している．血腫の中に，血管外漏出像（→）が認められ，活動性の出血が示唆される．

その2　CT像を読影しよう

読影の基本

- 解剖に詳しくなろう．なんといっても読影の基本は解剖である．臓器解剖のみならず，血管解剖を知らなくては，読影は成り立たない．学生時代の解剖実習や外科をローテーションした際の解剖を思い出し，その断面で描出された臓器が，次の断面でどう描出されているか連続性を考えよう．

読影のコツ

■血管外漏出とは

　本題の血管外漏出像に関して話を進めよう．血管外漏出像とは，血管内に注入したはずの造影剤が文字通り「血管の外に漏れ出てしまう像」である．造影剤は血液循環に乗って身体中をめぐり，腹腔内や後腹膜・筋層などに漏れ出ることはないが，漏れ出るということは血管が破綻しているわけで何らかの止血処置が必要になることが多い．すでに一

3. 腹部造影CTで血管外漏出像をどう見つけるか

次血栓などで出血が治まった後では血管外漏出像は認められない．とっくに止まっている血腫が，造影効果を示すことはないので，血腫の中に高吸収域があれば血管外漏出である．血腫が造影効果を認めるなんてことはない！（❽〜❿）

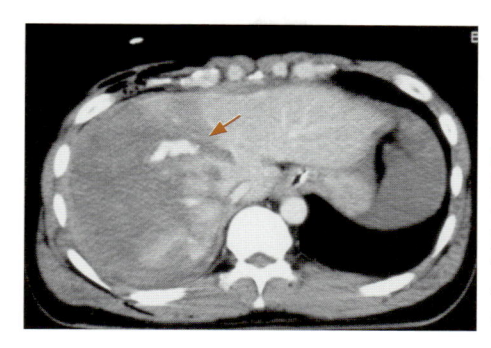

❽ 交通外傷における造影CT像（25歳，男性）
肝右葉は全体的に造影効果が不良で，S_8には血管外漏出像（→）がみられる．このタイミングの撮影だと動脈から出血しているのか，静脈（門脈）から出血しているのかわかりにくい．門脈が損傷している場合はTAEの適応にはならないが，門脈損傷の頻度は動脈損傷の頻度に比し低い．バイタルサインが安定するなら血管造影を考慮する．安定しないならば，開腹術が必要である．

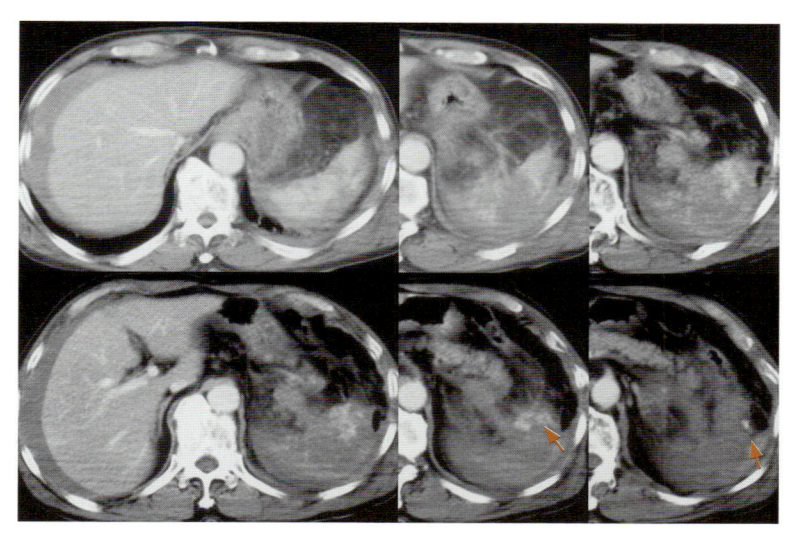

❾ 交通外傷における造影CT像（32歳，男性）
脾臓の下極は造影効果が斑状で，下方に血管外漏出像（→）がみられる．肝周囲にも血腫が認められるが，肝実質の損傷は明らかでない．脾門部血管損傷は明らかでなく，バイタルサインが安定するならTAE，安定しないならば，開腹術の適応である．

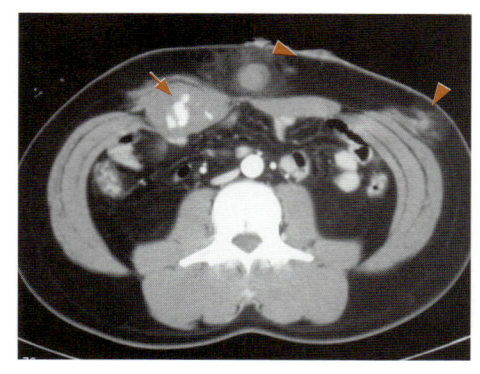

❿ 刺創における造影CT像（30歳，男性）
腹直筋は右側で腫大しており血腫があることが示唆されるが，内部に高吸収域（→）があり，大動脈と同様の造影効果を呈している．血管外漏出像であり，筋層内への活動性の出血を表している．腹部正中や左側腹部の皮下脂肪組織内にも血腫（▶）が認められる（血管外漏出像なし）．

■ 止血処置をどうするか

　造影CT像から緊急で止血処置を要するかどうかの判断の決め手とすることができる．また止血するにしてもどのように止血すればよいかの判断基準となりうるのである．CTの読影は1つの断面で判断するのではなく，連続断面で立体的に頭の中で構築して判断できるとよい．MDCTならば，プリントアウトされた出力画像のみならず，モニター画面からも読影できる．MDCTの場合はプリントアウトされた画像よりもコンピュータ内に収集された情報のほうが，薄い断面（1〜2mm）で再構成できる．厚みの薄い画像はプリントアウトすると膨大なフィルム枚数を要するので，フィルムにするときの画像は5〜10mmの厚みである．モニター画面で連続して断面を早送りすると，昔懐かしいペラペラ漫画のように腸管や血管などを立体的に把握することができる．プリントアウトされた画像で連続性がわかりにくければ，CT室へ自ら赴き，モニター画面で確認したほうがよい．

■ 血管が走行していないところに血腫!?

　血管外漏出像を見つけるには，やはり血管が走行していない部分に白く描出される部分がないか見ること（⑪）である．単純CT検査を施行しておくと比較できて読影しやすい（⑫）．また，血管の外に漏れ出た血液は単純CT像で若干ではあるものの高吸収に描出されるから，新鮮な血液かどうか鑑別できる．前述のエピソードは血腫が比較的新しく，やはり造影CT検査を施行すべきである．MDCTならば，造影後の撮影を二相（動脈優位相と静脈優位相など）行えば，破綻血管が動脈であるか静脈であるか判断できることもある．

■ pseudo-vein appearance

　CT像や血管造影像で，「pseudo-vein appearance」という言葉がある．これは，血管外漏出像が線状に描出され，あたかも静脈のようにみえる現象（⑬）である．これを静脈と見誤ってはいけない．その部分に血管が存在しているのか，流れ着く先にもきちんと静脈があるのか見極めなければならない．

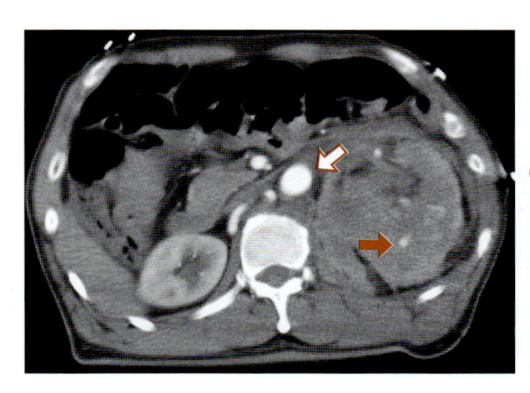

⑪ 腹部造影CT像（32歳，男性）
交通事故による出血性ショックで，初期輸液によりバイタルサインは安定化し腹部造影CT検査を施行した．大動脈内の造影効果は非常に高く（⇨），動脈優位相である．左腎周囲腔や前腎傍腔などにも血腫が広がっている．腎臓の造影効果は不良（右腎臓は染まっているのに左腎臓は染まっていない）で，左腎臓の背側（腎臓の外）にスポット状に造影効果がある（➡）．濃度も高く血管外漏出像と判断でき，左腎動脈損傷が疑われる．

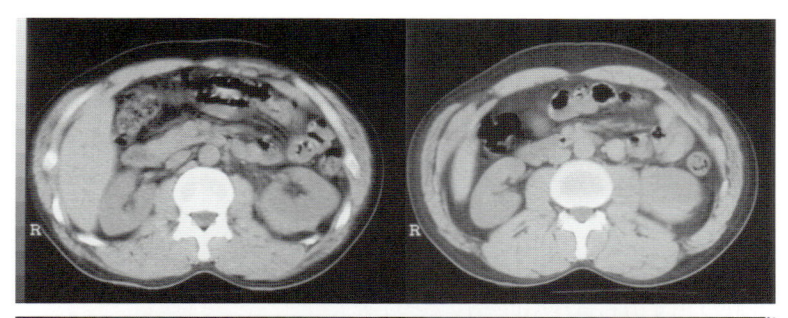

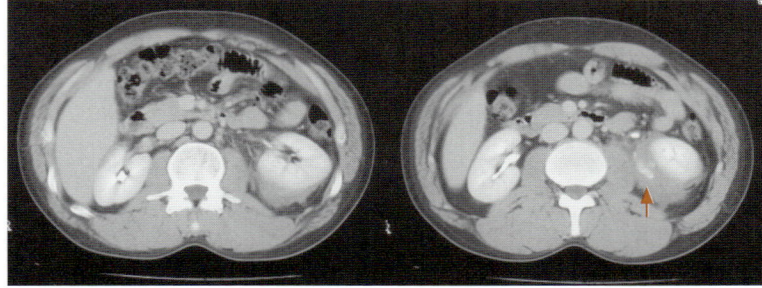

3. 腹部造影CTで血管外漏出像をどう見つけるか

⓬ ❶（上段：単純CT像）と❼（下段：造影CT像）の比較
ほぼ解剖学的に同一レベルであり、比較することによって血管漏出像（→）が明瞭である．造影CTは単純CT検査施行後30分ほどしてから撮影しており、腎周囲腔の血腫が増量していることからも、持続的に出血していたと判断できる．

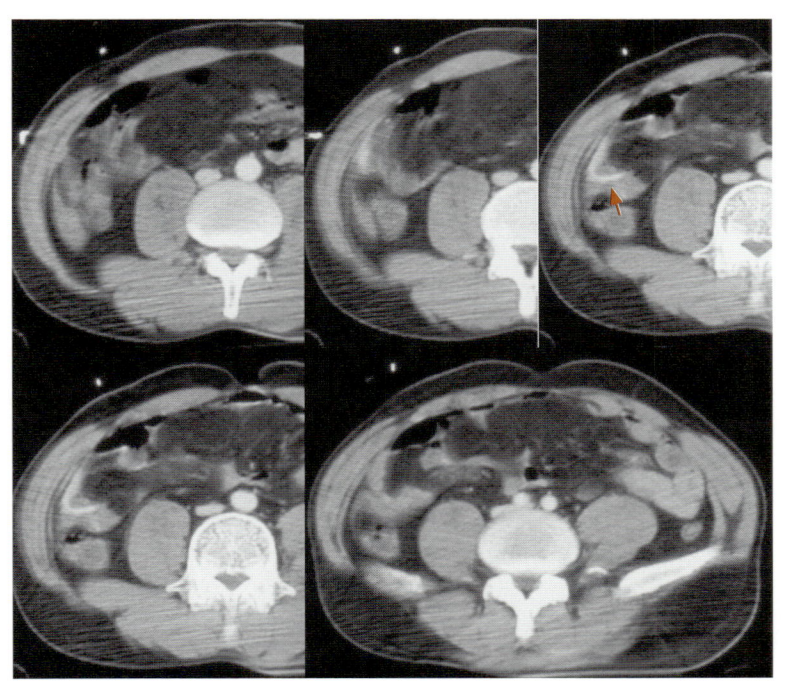

⓭ 墜落外傷における造影CT像（43歳，男性）
上行結腸の前面に造影効果の高い線状構造物（→）がみられ，一見すると血管様であるが、連続性が不明瞭であり血管外漏出像である．部位としては腸間膜の血管であり、腸管損傷を伴っている可能性が高いが，明らかな腹腔内遊離ガス像は認められなかった．

> **エピソードつづき**

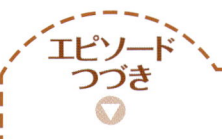

バイタルサインが安定していたのに緊急処置が必要

B先生（血管外漏出像はあるけどバイタルサインは安定しているし，血腫の量も多くはないから治療法をどうしようかな…）「夜中に泌尿器科や放射線科の先生を呼び出すのも気が引けるし，とりあえず朝までそのまま様子をみよう」と判断し，入院のうえ，経過観察となった．

その後，午前5時になってA先生が病棟から呼び起こされた．

研修医A「どうしました？」

看護師「はい，先ほど入院された患者さんなんですけど，結構痛がっていて眠れないと言うんです．」

研修医A（眠いなあ）「じゃあ，ソセゴン®とアタラックスP®を筋注しておいて．朝になったら見に行くから．」

さらに午前6時になって今度はB先生が呼び起こされた．

看護師「先生，緊急入院された患者さんの脈拍が110を越えて，血圧も若干落ちています．」

B先生「えっ！ホント!? 疼痛はどう？」

看護師「1時間前にA先生の指示でソセゴン®を筋注していますけどあまり効いていないみたいです」

B先生「えっ！A先生は診察したの？」

看護師「いえ，指示だけいただきました」

B先生が，急いで病棟へ行くと患者さんは冷や汗をかいていた．気がつくとB先生自身も冷や汗をかいていた．

B先生（あのとき，泌尿器科も放射線科も呼んでおけばよかった…．手術に行くか，TAEに行くかよくわかんないし，とりあえず両方呼んでおこう）「看護師さん，オンコールの先生を呼んで…」

その3　止血の戦略を知っておこう

外科的治療

- やはり止血といえばこれ．破綻している血管を直接見つけて止血してしまうこと．いちばん確実な方法であり，損傷した血管を直接結紮したり凝固したり修復したりすれば止血が得られる．止血術の基本である．
- 近年ではその他の治療方法も確立してきており，他の選択を行うこともある．

経カテーテル的治療

- TAE（transcatheter arterial embolization）は経皮的に血管内にカテーテルを挿入し，透視下で目的とする血管までカテーテルを進めて，止血する方法である．
- 最も有効性が確立しているのは骨盤骨折である．その他，脾損傷，腎損傷，肝損傷などの腹部実質臓器損傷や肝細胞癌破裂，腎腫瘍（腎血管筋脂肪腫）破裂など幅広く行われている．

保存的治療

- CT像で血管外漏出像がみられない，初期輸液（後述）でバイタルサインが安定している場合には保存的治療も可能である．すなわち積極的に止血術を行わなくても自然止血が得られる場合である．血管外漏出像がある場合はまず自然止血は得られない．閉ざされた空間で周囲からの圧排によって止血されることはあるが，CT像で血管外漏出像がある場合は，基本的には止血術が必要だと思っておこう．

その4　外傷初療に対応しよう

　外傷患者を診療する以前に，自分の施設内でどのような検査ができ，どのような治療方法ができるか知っておく．

まずはじめの画像

- 外傷初療の手順は，「外傷初期診療ガイドライン」が市販されているので参考にされたい．画像検査としては，まずは胸部と骨盤の単純X線写真を施行する．
- 単純X線写真のみでは，腹腔内出血を見つけることができないので，

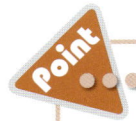

> **Point** 「バイタルサインの安定化」は数値で計れない
>
> バイタルサインは，通常救急領域では，意識レベル，呼吸数，脈拍，血圧，体温のことをさすが，本項では脈拍と血圧の安定化をもって，「バイタルサインの安定化」としている．では，実際にどの程度なら「安定」とするのだろうか．これにはグレーゾーンが非常に大きい．たとえば，脈拍130，血圧80/60ならだれしも「不安定」と答えるだろうし，脈拍70，血圧140/60なら誰しも「安定」と答えるだろう．患者背景（年齢，性別，基礎疾患，服薬歴など）によっても変わりうる．これは数字では表せないものと思っていい．
>
> 目安としては，ショックインデックス（脈拍/収縮期血圧）の値が1より大きいか小さいか，収縮期血圧が90 mmHgを下まわるか否かなどがあり，施設によって取り決めているようである．最終的にはその診療に携わった最上級医の判断になるだろう．

FAST（focused assessment with sonography for trauma）を施行し腹腔内出血の有無を調べる．
- 出血源検索と同時に行うのが輸液である．早期に2本の輸液ルートを確保し，急速輸液を開始する．初期輸液（成人で1～2L）によりバイタルサインが安定化しないようならば，緊急で止血術が必要になる．

緊急止血術を選択しよう

- 初期輸液を行ってもバイタルサインが安定化しない場合は，生命が切迫した状態であり，緊急で止血処置しなければ命を落とす．
- 出血性ショックで骨盤出血なら放射線科医にTAE，胸腔内出血や腹腔内出血なら外科オンコールを呼び外科的止血術を選択しよう．

さらなる画像検索を進めよう

- 初期輸液でバイタルサインが安定化するなら，造影CT検査を施行しよう．造影剤を使用し，血管外漏出像の有無を検査する．CT装置の性能によってどのように造影剤を注入し，どのようなタイミングで撮影するか設定しなければならない．
- シングルヘリカルCTであれば，造影剤を1～2 mL/secで注入し，注入開始から70～80秒後に撮影を開始する．このタイミングならば門脈の造影効果も認められ各臓器に十分な血流が達した後であり，かつ遅すぎないため必要十分な造影効果が得られる．破綻した血管の同定は困難であるが，血管外漏出の有無は判定可能である．
- MDCTであれば，動脈優位相と平衡相（静脈相）の二相（2回）の撮影や，さらには門脈優位相を加えた三相（3回）の撮影も可能である．
- バイタルサインが安定していても血管外漏出像がCT像でみられる

のであれば，基本的に TAE を選択する．血管外漏出があれば，現時点でバイタルサインが安定していても，早晩ショックに陥る可能性が高い．血管外漏出がみられなくても損傷形態（日本外傷学会分類での肝損傷Ⅲ型，脾損傷Ⅲ型など）によっては TAE を考慮しよう．
- 腹腔内遊離ガス像がみられれば，消化管穿孔であり，開腹術が必要になるので，外科的止血術が可能な部位からの出血があるならば外科的手術を選択することもあるが，先に TAE を行いバイタルサインの安定化を十分に図ってから開腹術に移行することもある．
- 腎臓は肝臓や脾臓と異なり，後腹膜臓器で Gerota 筋膜に囲まれているため血管外漏出像があっても保存的に経過観察ができることがあるが，基本的には CT 像で血管外漏出像があれば，止血術が必要なのだと考えておこう．

結局どのような時にTAEを行うのか

■ 骨盤骨折の場合
- 初期輸液でバイタルサインが安定化しない場合
- 初期輸液でバイタルサインが安定化するが，造影 CT 像で血管外漏出像がみられる場合
- 初期輸液でバイタルサインが安定化し，造影 CT 像で血管外漏出がみられないが，骨盤内の血腫が多い場合

■ 腹部実質臓器損傷（肝損傷・脾損傷・腎損傷）の場合
- 初期輸液によりバイタルサインは安定化するが，造影 CT で血管外漏出像がみられる場合
- 初期輸液によりバイタルサインは安定化し，造影 CT で血管外漏出像はみられないが，損傷形態がⅢ型の場合も考慮

■ 管腔臓器損傷の場合
- 基本的に TAE の適応はない．

手術を優先するのか，TAEを優先するのか

- 治療の原則は，まず生命予後が機能予後に優先する．したがって，循環の安定化が最も優先される．脳損傷（急性硬膜下血腫など）の治療や四肢の整復よりも循環動態を安定化させることに最大限の力を注ぐ．
- 出血部位が多数ある場合は主たる出血源から治療する．腹腔内出血と骨盤骨折を合併しているのであれば，出血量の多いほうから治療する．また大動脈遮断バルーン（intra-aortic balloon occlusion；IABO）を用いて出血源よりも上流側で大動脈を遮断し，治療までの時間を稼ぐことができる．

治療の優先順位
▶ 基本的な考え1：生命予後＞機能予後：脊椎損傷が存在し椎体の不安定性があっても出血性ショックの治療が優先される．
▶ 基本的な考え2：バイタルサインの安定化＞意識障害：ショックが遷延するなら頭部外傷があっても止血術を優先する．
▶ 基本的な考え3：主たる出血源から優先的に止血する．当然と言えば当然．

その5　TAEを極めるには

誰がTAEを行うのか

　現在，日本中のほとんどの施設では放射線科医がTAEを行っている．放射線科医のカバーしなければならない領域は非常に多くなり，放射線診断科と放射線治療科に大別されるが，主に放射線診断科が血管内カテーテル治療にあたる．放射線診断科の領域のなかでも，核医学，消化管造影，MRI，CT，エコー，血管造影など幅広く，外傷などにおいて緊急TAEに対応しにくい施設もある．

TAEの専門家になるにはどうしたらよいだろうか

　緊急TAEを行いにくい施設では，救急医や外科医がTAEを行っている場合も少なからず存在している．では，そのような医師はどのようなトレーニングをしたらよいのだろうか．

■放射線科医

　カテーテル操作に関しては，やはり放射線科で待機的な症例を中心に修練する必要がある．これは外傷外科医が，癌の手術を通して腹部の手術手技を学ぶのと共通している．しかしそれ以前にCT像を読影するというトレーニングを積む必要がある．カテーテル操作は一定期間従事していれば，ある程度誰でもできるようになるが，CT像からどのような場合にTAEを行うか，もしくは行わずに手術に行くべきかなどのトレーニングを放射線科医として修練する必要がある．

■救急医，外科医

　救急医や外科医がこのようなトレーニングを考えた場合，初期臨床研修終了後，いったん（1～2年）は救急や外科の現場で初期治療に関して知識・技能を深めたり，手術手技のトレーニングを積んだりして，その後，放射線科でトレーニングを積むのがよい．放射線科は，受け入れに関して比較的どの施設も寛容であり，トレーニングを積むことができるだろう．ただし，4～5年継続して放射線科に漬かるとそのまま放射線科医になるケースがある．もし救急医や外科医がTAEの専門家になることを希望するのであれば，2年程度の放射線科研修を，救急初療もしくは外科の現場と，交互に研修するのがよいのではないかと思う．

まとめ

- 造影CTでなければ血管外漏出像は見つけられない.
- 造影CTでは，血管外の部分に造影剤の白さがないか気をつける.
- 血管外漏出像を見つけたら，止血治療が必要になる.

（船曳知弘）

参考文献

1) 日本外傷学会外傷研修コース開発委員会編. 改訂外傷初期診療ガイドラインJATEC. 東京：へるす出版；2004.
2) 新美 浩, 松本純一, 箕輪良行ほか. 腹部・骨盤外傷における経カテーテル的動脈塞栓術（TAE）の適応. IVR会誌 2005；20（3）：301-305.

4 カテ抜去後の止血のポイントは？

エピソード

　内科研修医のA先生．今日は上級医のB先生といっしょに病棟当直である．何かあれば，まずはA先生にコールがあり，対応に困ればB先生を呼ぶことになっている．当直食を食べ終わり，ゆっくりしているところへPHSが鳴った．

看護師「当直のA先生ですか？　東病棟に入院中の○○さんのことです．今日の夕方に血管造影の検査をしましたが，穿刺した鼠径部から出血しています．みていただけませんか？」

研修医A（血管造影の穿刺部からということは動脈からの出血だろうな．よし行ってみよう…）「はい，わかりました．すぐ行きます．」

　研修医Aが急いで病棟に駆けつけると，ナースステーションで看護師が待っていた．

看護師「先生，こちらです．」

　病室に案内されると，患者の○○さんがベッドに横になっていた．右の鼠径部に当ててあるガーゼに血液が滲み出ている．

研修医A（わあ．確かに出血している．どうしたらいいかな？）「じゃあ，とりあえずガーゼを交換しましょう．ガーゼをください．」

　研修医Aが手袋をもらい，テープで固定されている滲みたガーゼをそーっと外してみると，鼠径部がぼっこり膨隆していて，その中央の穿刺部と思われる小さな穴から赤い血液が流れこぼれていた．

　もらったガーゼを丸めて枕子をつくり，分厚くして，膨隆した血腫の上に置いて押さえてみた．当てたばかりのガーゼがじわっと赤く滲みてきた．

研修医A「も，もっとガーゼを持ってきて．そうだ，砂囊もあれば持ってきてください．」

　ガーゼを受け取り，先ほど丸めたガーゼの上にさらに当てて，テープで固定．その上から砂囊を置くと，少し治まったようにみえる．

研修医A（ふーっ！なんとか止まった．どうにかなったな…）

　研修医Aは安心してナースステーションに引きあげた．

　そこへ，誰かから噂を聞きつけた上級医のB先生がやってきた．

4. カテ抜去後の止血のポイントは？

上級医B「何があったの？」
研修医A「はい．血管造影後の穿刺部からの出血です．もう止まったので大丈夫です．」
　そこへ病棟看護師がかけこんできた．
看護師「A先生，さっきのガーゼがまた真っ赤です．」
研修医A（えっ！）「ガーゼを丸めて枕子にしておけば，出血は止まると思ったのですが，止まりませんでした．なぜ止血できなかったのでしょうか？　それから，どうすれば止血できたのでしょうか？」
上級医B「動脈の穿刺部からの出血は，大出血に至ることがあるから安易に考えているととても危険だよ．枕子やガーゼを血腫の上から当てれば止血できると思って使っている人が多いけど，そうじゃない．とくに一度血腫をつくってしまうと，血管の出血部位にうまく圧力が加わらず，出血部位の圧迫になっていないことが多いんだ．
　まずは「圧迫止血」の原理を理解しよう．そして「3フィンガー法による圧迫止血」をマスターしよう．「圧迫止血」の原理を理解すれば，反対に止血困難な場合の理由も理解できるよ」

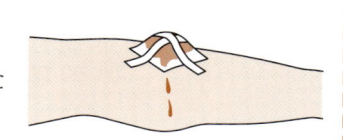

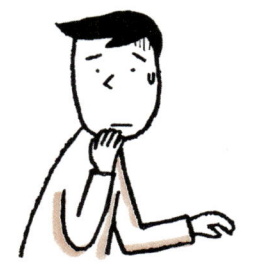

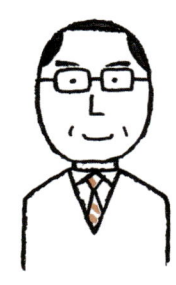

この項で学ぶこと

- その1　圧迫止血の原理を知れ！
- その2　自分の指で脈を確認しながら止めよ！　枕子やガーゼを貼って止めたと思うな
- その3　止まりにくい理由を考えよ──正しい「穿刺」と正しい「圧迫止血」であれば，いつか必ず出血は止まる

▶ この項では，動脈を穿刺した後の「圧迫止血」について考えてみよう．

▶ ただ上から押さえるだけ，と思われがちの「用手圧迫止血」．実際には止血まで思わぬ時間がかかったり，止血が不十分なため血腫や仮性動脈瘤をつくったりすることがある．時には大量出血に至り大事故を招くこともある．

▶ 血管穿刺は皮膚の上から盲目的に行われる．皮膚の下で穿刺された血管がどんな状態になっているのか．正しい止血とはどんな状態か．これを理解し，イメージできることが大切．これがわかれば，反対に，なぜ止まらないかを理解することができる．

▶ 動脈穿刺後の圧迫止血を安易にほかの人に頼んだり，枕子を貼ったりしているのを見かけることがあるが，頼んだ相手がきちんと正しい方法で圧迫しているとは限ら

ない．ましてや押さえた枕子がずれたことに気づかないこともある．
▶「いつもこの方法で大丈夫だから」という油断は禁物！　正しく止血が得られるためのいくつかのポイントを確認してみよう．

その1　圧迫止血の原理を知れ：血管に空けた穴からの出血の勢いを抑えること

- 鼠径部からの血管造影で用いられるシースは4〜5 Fr（内径約1.5 mm）が多い．血流の比較的多い大腿動脈（直径6〜7 mm）を穿刺した後でも，通常10〜15分程度の「用手圧迫止血」で止めることができる．
- 穿刺した血管から噴出する血液の流速が速ければ凝固しにくく，流速が遅ければ凝固しやすい（❶）．血管に空けた穴からの出血の勢いを低下させることで，出血は止まるのである．
- 動脈は静脈より圧が高いため，穴からの出血の流速が速くなる．このため，動脈からの出血は静脈からのものより止まりにくい．
- 皮膚の上から圧力をかけることで，穴から漏れ出る流速は低下する．これが止血につながるのである（❷）．

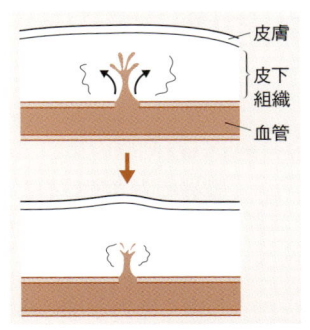

❶出血する勢いが低下すれば止血できる．

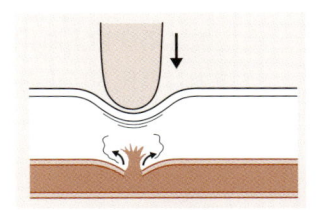

❷皮膚の上から指で圧をかけ血流の勢いを低下させる

その2　自分の指で脈を確認しながら止めよ！枕子やガーゼを貼って止めたと思うな

- 圧迫止血は正しい場所を指で押さえ，適正な圧をかけること．血管に空けた穴の大きさ，皮下の厚み，周辺組織，患者の血圧，凝固機能によって，止血にかかる時間は異なる．それを枕子やガーゼ，砂囊などで代用できるとはかぎらない．
- 穿刺後，安易に他の人に頼んでその場を立ち去るのを見かけるが，これも危険である．穿刺を施行した人が止血を確認するまで責任をもとう．

マスターしよう　血管造影後の用手圧迫止血法—3フィンガー法
用手圧迫止血の手技として基本的な方法はこれ！

手順（大腿動脈の場合）

1. 清潔な手袋を両手にはめる．
2. 人差し指，中指，薬指の3本の指の腹を血管の走行に沿って，次の手順でおく（❸）．
   まず，ⓒの皮膚穿刺に目印として指をおく．次に，頭側で脈を触れる位置にⓐをおく．血管穿刺部ⓑは，血腫のために拍動を触れにくいことがあるが，ⓐとⓒの間のどこかにあるはずである．刺した針の角度と深さを考えながら，ⓑに中指をおく．このⓑこそが，圧迫したいポイントである（❹）．

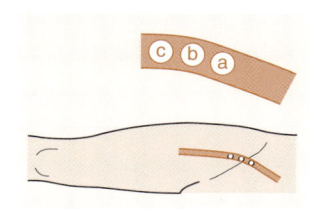

❸ 3フィンガー法の指のおき方

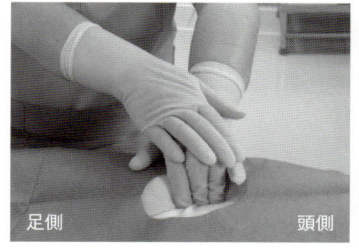

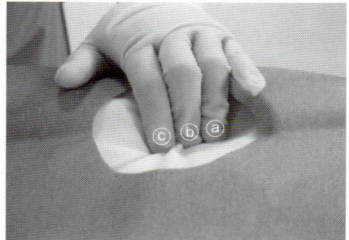

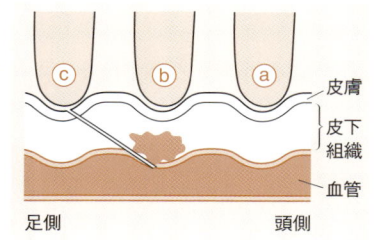

❹ ⓒとⓐの間に血管穿刺部はある！

3. これらの指の上にもう一方の手を重ねて圧力を補う．
4. もし，ⓒの指の下から出血していたり，皮下に血腫がふくらんできたらⓑポイントが正しく押さえられていない，ということ．そのままにせず，再度ⓒ→ⓐ→ⓑの順で止血ポイントを探すこと．
5. 患者の凝固機能や血圧，穿刺手技に問題がなければ，この方法で15分以内に止血できる．最初は強めに圧迫．血腫や出血がなければ徐々に圧力を弱めていくことができる．
6. 数分間強く圧迫した後は圧迫する力を少しゆるめて，足部等の末梢動脈の拍動を確認する．血管造影前の拍動との比較も大切である．
7. 血管内の操作や圧迫止血処置により，合併症を引き起こしていないかを確認する．

圧迫止血のポイント

1. 押さえている最中に穿刺部から出血がみられたり，血腫が大きくなるようなら，正しく圧迫止血ができていないと考えるべき．
2. 手が疲れて左右の手を交代する場合には，3本の指を1本ずつ丁寧に置き換える（他人と交代する場合も同様に）（❺）．

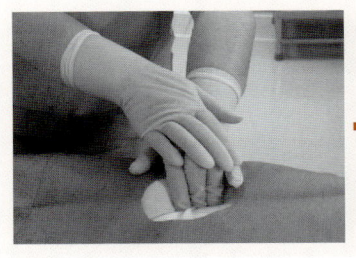

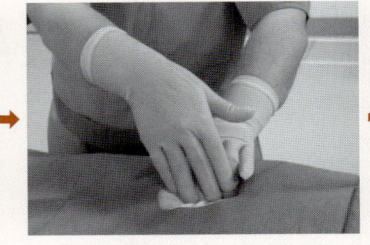

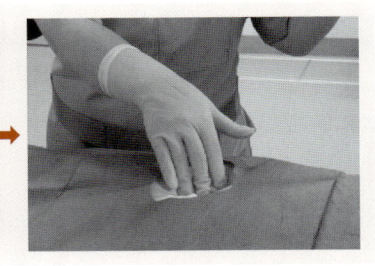

❺ 3フィンガー法で左右の手を交換する場合は，1本ずつ丁寧に置き換える

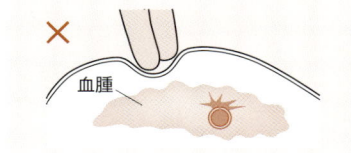

❻ 血腫を押さえても止血できない

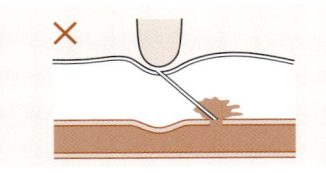

❼ 穿刺部位を押さえても，血管の穴を押さえていない

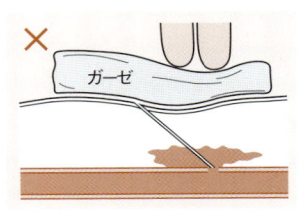

❽ 分厚いガーゼで押さえると，指で脈を確認できない

3. 血腫を押さえるのではない！「血管にあけた穴」を上から押さえるのでなければ意味がない．できてしまった血腫（❻）や皮膚の穿刺部（❼）を押さえるのではなく，動脈に開けた穴（もちろん見えない！）を押さえるつもりで．
4. 穿刺部位の上にガーゼや枕子を置き，その上から指で押さえてもダメ（❽）．ガーゼや枕子を指の下におくと，指で脈を確認しながら圧迫止血しにくくなる．指で血管の真上をきちんと押さえることが大切．
5. また，ガーゼを厚くして圧迫止血の代わりにしているのを見かけるが，**ガーゼにどんどん血液が染みこんでいる**状態は，**正しく圧迫されていない**ということ．ガーゼをどれだけかぶせようと意味がない．

Point 血管造影後の止血バンドの締め方

1. 血管造影のあと，通常，術者は指を使って10〜15分程度の圧迫止血を行う．
2. 止血を確認後に，枕子をおいて，骨盤に大きくテープで数時間固定を行うことがある（さらにゴムバンドも使うことがある）．固定は指で止血を行ったあと，補助的に行うものである．
3. 穿刺部位の上だけを軽くテープで止めても，動脈からの出血の勢いを押さえられるほどの十分な圧迫にはならない．

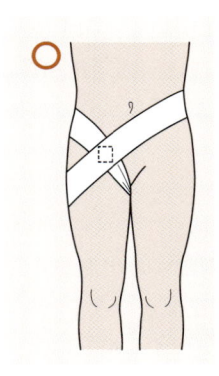

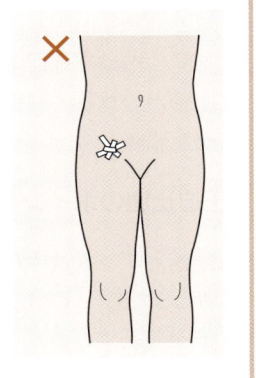

6. 動脈からの出血を止めるつもりが，誤って静脈を一緒に押さえていると，血管内に微小血栓を形成することがある（❾）．圧迫止血を解除したあとも血栓が大きくなり，のちのち肺塞栓を起こす恐れがある．
7. 強く動脈を押さえすぎると，末梢側の組織が虚血になることもあるため注意が必要である．そのため3フィンガー法では，末梢側でも拍動を確認する．

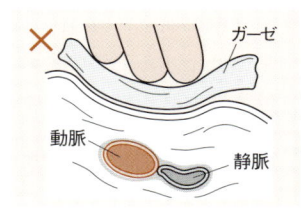

❾ ガーゼなどで圧をかけると，静脈も押さえ込まれてしまう

その3　止まりにくい理由を考えよ
——正しい穿刺と正しい圧迫止血であればいつか必ず出血は止まる

- 3フィンガー法で正しく圧迫止血を行っても，止血に時間を要する（15分以上かかる場合）ことがある．その理由を考えてみよう．

血管が左右に転がり，穿刺した穴が側面にある場合

- 通常，皮下の結合組織によって血管は固定されている．血管は転がりにくく，穿刺時や圧迫止血時にも，穿刺した穴は上方にある（❿）．
- ところが，やせた高齢者などで結合組織が薄く柔らかければ，血管自体がコロコロと左右に転がりやすい（⓫）．転がった状態で穿刺を行えば，血管の側面に穿刺したことになる．その後，圧迫止血のため上から押さえても横方向の穴では圧がかかりにくく，その結果，止血に時間がかかり，血腫をつくることにもなる．
- 皮下の結合組織がゆるく転がりやすい血管のときには，転がらないようにもう一方の手の指で血管を挟み込んで，動かないように固定して穿刺を行う．
- 圧迫止血のときも同様に，血管が転がらないように固定して，開けた穴を上から圧迫できるようにする必要がある（⓬）．

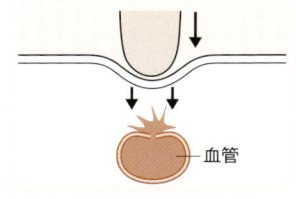

皮下組織が薄い・弾力性がない場合

- 皮膚および皮下組織は表皮，真皮，脂肪組織，血管周囲の結合組織が層構造になっている．ある程度の厚みをもった弾力性に富んだ皮下組織は，それ自体が血管の上に存在することで，圧迫効果をつくり出している（⓭）．

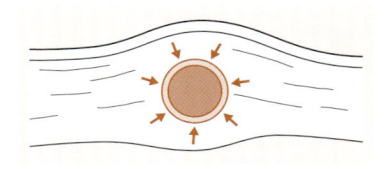

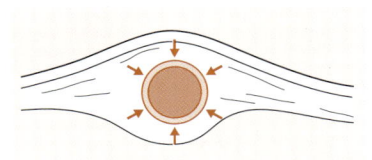

❿ 血管は皮下の結合組織によって固定されているため，穿刺した穴は上方にある

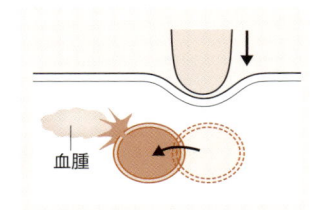

⓫ やせた高齢者では血管が転がりやすい

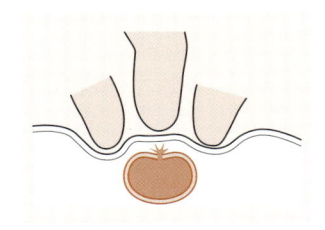

⓬ 血管が転がらないように，もう一方の2本の指で挟み込み，圧迫止血する

⓭ 弾力性に富んだ皮下組織（左）と薄く柔らかい皮下組織（右）では，圧迫効果に差がある

- やせた高齢者の場合，皮下組織が薄く柔らかいとそれ自体の圧迫効果は低下する．このため，きちんと止血部位を上から圧迫されていなければ血腫をつくりやすいことを覚えておこう．

穿刺する方向が垂直すぎる場合

- 通常，穿刺は45°の角度で行われる．斜めに穿刺する方法は，皮膚，皮下組織の層構造が弁の役割を果たし，血管からの上向きの圧力を分散することで止血に働く（⑭）．角度を大きくするほど（針を立てて穿刺するほど），この効果が下がる（⑮）．皮下組織が止血に果たす役割は大きい．

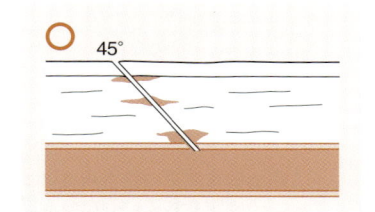

⑭ 斜めに穿刺することで出血の向きが分散し，止血されやすい

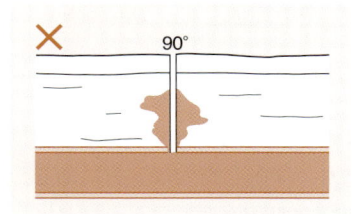

⑮ 垂直に穿刺すると出血の向きが分散されにくく，止血効果が下がる

Seldinger針とテフロン針

- Seldinger針は内筒・外筒いずれも，ステンレスでできている．以前は，滅菌し再利用していたため，先端が鈍くなり穿刺に力を要した．
（注：写真は現在販売されている使い捨て用）

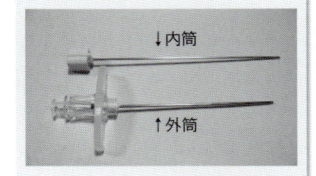

↓内筒
↑外筒

- 現在，使用されている使い捨てテフロン穿刺針（例）
（商品名クランプキャス）

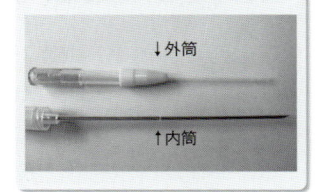

↓外筒
↑内筒

Point ダブルホール法とシングル法

1. 血管穿刺の際，穿刺針で血管の前壁，後壁をともに貫いた後，ゆっくり外筒を抜いて，血液の逆流の勢いが変化することで血管内腔がガイドワイヤーの挿入に支障ないスペースがあることを探す方法をダブルホール法という．一方，前壁のみを貫く方法をシングルホール法という．シングルホール法の場合，針の刃になっている先端のみが血管内に入っただけの状態でも逆流を確認してしまい，ガイドワイヤーを挿入したとき血管壁内に迷入する恐れがある．安全で確実な方法として，初心者には通常ダブルホールが勧められる．
2. ところで，ダブルホール法は血管後壁に穴を空けてしまうわけだが，後壁からの出血により血腫を形成することは通常ない．これは後壁側の結合組織が厚いため，圧迫止血の役割を果たしているからと考えられる．

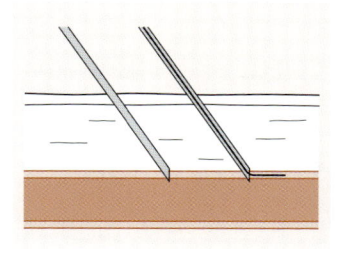

シングルホール法を用いてガイドワイヤーを血管壁内に迷入させてしまっている．

ダブルホール法．後壁を穿刺しても血腫を形成することは通常ない．

穿刺時の問題1：側面を穿刺して，血管を削いでしまった場合

- このほかにも，正しく穿刺できなかったことが，止血困難の原因となることがある．
- 正しく上から血管の正面に穿刺することができれば，楕円形の穴があく（⓰）．ところが，血管の側面を刺してしまうと，穴は長楕円に空いてしまう（⓱）．こうなると，当然穴は大きくなり，出血も多くなる．また側面の穴は上からの圧迫止血も効きにくくなる．

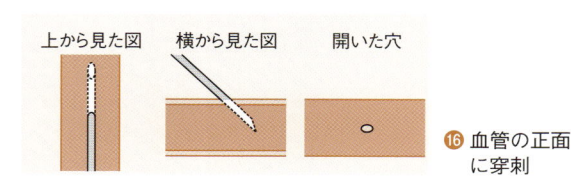

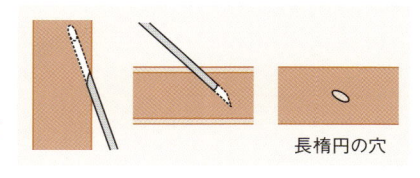

⓰ 血管の正面に穿刺
（上から見た図／横から見た図／開いた穴）

⓱ 血管の側面に穿刺
（長楕円の穴）

穿刺時の問題2：ほかの動脈を穿刺した場合

- 大腿動脈の周囲には，他の動脈も存在する（回旋動脈など）（⓲）．
- 大腿動脈を押さえているのにもかかわらず，血腫が増大したり止血に時間がかかったりする場合には，こうした他の動脈からの出血も原因として考えられる．
- しかし，ほかの動脈を穿刺したり，血管の側面を穿刺したりしても，皮膚の下の見えない世界のことであるため，確認することはできない．
- 患者サイドに問題（凝固機能低下や高血圧）がないのに，用手圧迫止血に通常よりも時間がかかる場合には，最初の穿刺時がスムーズにできたかどうか思い返してみるとよい．穿刺したときの血液の逆流がスムーズでなかったために，穿刺をやり直ししなかっただろうか？　こうした場合，時間を目安に圧迫止血を終了するのではなく，確実に止血が得られるまで継続する慎重さが大切である．

⓲ 大腿動脈の周囲の血管（内側大腿回旋動脈／大腿動脈）

穿刺時の問題3：末梢すぎる，あるいは中枢すぎると，血管が深くなる

- 穿刺部位が末梢側すぎても，中枢側すぎても，血管が深くなるため，圧迫しても出血部位が遠く，血腫をつくりやすい（⓳）．
- ほかの動脈を穿刺したり，血管の側面を穿刺したりしたことが，止血に時間がかかる原因となる．穿刺がうまくいけば，止血もうまくいくことになる．

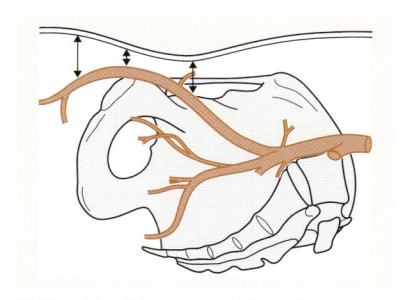

⓳ 鼠径部の血管の深さの違い（↕）

- 下手な術者ほど，止血に時間がかかるのも，これで納得!?

高度肥満の患者の穿刺上の問題点

1. 穿刺針が血管まで届きにくい．
2. 拍動が触れにくく，位置が確認しづらい．
3. 穿刺部位と血管の穴の位置に距離がある(⓴)．

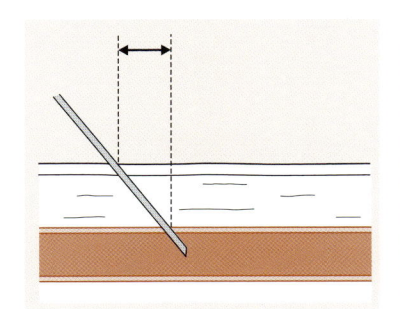

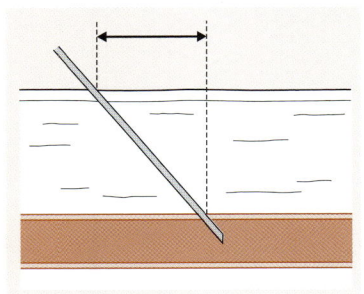

⓴ 皮下組織の厚みが違うと，穿刺部位から血管に空いた穴までの距離が異なる皮膚の深さと挿入した針の長さから考えて，血管を刺している位置を想像する必要がある．

動脈硬化の高度な患者の穿刺上の問題点

1. 壁の石灰化や内腔の狭窄のため拍動が触れにくく，血管の位置が確認しづらい．

止血時間が長くなる患者サイドの問題(㉑)

- 血管造影およびIVRは，手術侵襲が少ない優れた検査・治療方法である．凝固機能が低下した肝硬変や肝癌の患者にも用いられるが，止血に問題が生じることはほとんどないとされる．しかし，DICが生じている瀕死の状態などでは，シースを抜去せず翌日まで挿入したままとし，状態が改善してから抜去することもある．
- また，患者の血圧が高ければ，止血に時間がかかる．シース抜去後，正常血圧であれば，10～15分程度で止血できるはずが，ある高血圧の患者で，血圧が200/100 mmHgあったために，止血に30分以上要した事例もある．

針の太さと血管に空けた穴の大きさの関係

▶ 血管にあけた穴が小さいほど出血は止まりやすい．血管に空けた穴が大きいほど，漏れ出る血液の流速が速いため出血は止まりにくい．このため，最近ではより細い3Frのシースも開発されている．しかし通過させるカテーテルの種類がまだ限られてしまうことや，カテーテルの操作性も低下してしまうことがあり，一長一短である．

▶ 通常，血管造影やIVRに使用される穿刺針は18G（外径1.27 mm），シースは4Fr（内径1.35 mm），5Fr（内径1.68 mm），6Fr（内径2.00 mm）である．シースを抜去したときに，実際にこれだけの穴が血管に空いているかというと，そういうわけではない．血管には伸縮性があるため，5Frのシースを挿入したとしても，もっと穴は小さくなる．

▶ 例えば，紙に鉛筆で穴をあければ，鉛筆の太さの穴があく，しかし，風船のような伸縮性のあるゴムに鉛筆で穴を開けても，穴は鉛筆の太さよりも小さい．

　穿刺針18G　外径1.27 mm
　シース4Fr　内径1.35 mm
　シース5Fr　内径1.68 mm
　シース6Fr　内径2.00 mm

㉑ 患者サイドの問題

高度な凝固機能低下（DIC）

極端な高血圧

まとめ

- こうしてみると，短時間で止血できるためには，さまざまな要素があることがわかる．臨床現場で，止血困難と思われている事例では，その多くが，次の1または2がうまくできなかったことが原因である．

短時間で止血できるための条件
1. 前提条件：正しく穿刺が行われた
   （血管の中央を上方から適切な角度で穿刺が行われた）
2. 正しい止血方法：血管に空けた穴の上を指で圧迫を行う
3. 患者サイドの問題がない（DICなど高度な凝固機能異常，極端な高血圧）

- 正しい「圧迫止血」であれば，いつか必ず出血は止まるはずである．

（中村朋子，中村雄介）

参考文献
1) 日本IVR学会. 第6回技術教育セミナー シラバス. 2006.
2) 平松京一, 編. 造影手技のポイント. 東京：秀潤社；1993.

静脈も一緒に圧迫すると静脈血栓症を起こす！肺動脈血栓症の合併に注意！

▶ 用手的圧迫止血の後，安静臥床の姿勢で，枕子や固定テープ（または固定バンドや砂嚢）を用いてさらに数時間の圧迫を継続することがある．

▶ 鼠径動脈の穿刺で，5Frのシースを用いたときには6時間の圧迫を行われることが多いが，この圧迫時間についての正確なエビデンスはなく，慣習的に「安全」と考えられている時間が6時間である．

▶ 長時間の圧迫止血は深部静脈血栓症を引き起こすおそれがあり，短時間で確実な止血が得られることが理想的である．

▶ 実際には，用手圧迫止血に時間を要した場合や，患者の凝固機能，血圧などを考慮して調整すべきである．

▶ 深部静脈血栓症の予防のため，最近ではマッサージ器などを積極的に取り入れている施設もある．

5 血管造影の助手に初めて入る前に

エピソード1

研修医のA先生．今回は入院中の患者○○さんに対して，肝細胞癌（HCC）の経カテーテル的肝動脈化学塞栓療法（transcatheter arterial chemoembolization；TACE）を終え，指導医Bのもとでシースを抜去し用手的圧迫止血をしていた．

看護師「患者さんの心拍数が徐々に低下し60を切りました．血圧も少し低下してきていますが，90台はあります．」

研修医A（検査中は90前後だった．確かに少し前から脈の触れが弱くなってきていたような気がする．穿刺部周囲に血腫をつくったことばかり心配していたが）「○○さん大丈夫ですか？」

患者「…大丈夫です．」

研修医A（さっきより反応が鈍い．心拍数は？50を切りそうだ．）「血圧を測ってください．」

看護師「60台です．」

指導医B「アトロピンを1A静注し，輸液を全開にしてください．」
しばらくすると患者さんのバイタルは回復し，意識も清明に戻った．

指導医B「今回はおそらく迷走神経反射だったのではないかな．原因はTACEからくる疼痛でしょう．手技中はもちろん止血中も患者さんが血管造影室を退出するまで安心することなく，細心の注意が必要だね．とくに患者さんの変化，バイタルの確認をしてモニター類には常に注意していなくてはならない．今回は圧迫していたのだから脈の強さ，早さも認識できたと思う．何か変だと思ったら患者さんの全身状態，モニターを自分自身で確認するか看護師に確認しないと手遅れにもなりかねないね．」

迷走神経反射

- 迷走神経反射（vasovagal reflex；VVR）は，ストレス，強い疼痛，排泄，腹部内臓疾患などによる刺激が迷走神経求心枝を介して，脳幹血管運動中枢を刺激し，心拍数の低下や血管拡張による血圧低下などをきたす生理的反応をいう．脳幹血管運動中枢からの刺激は，末梢各臓器の運動枝を介して伝えられる．運動枝は骨盤内臓器を除く全臓器に分岐し，気管喉頭や消化管機能に影響を与える．
- 迷走神経反射は造影剤投与により起こすだけでなく，穿刺時，抗癌剤投与直後にも起こすことは少なくない．
- 嘔気・嘔吐，徐脈，血圧低下，失神などの症状が認められることがある．
- 治療には輸液，副交感神経遮断薬（硫酸アトロピン）投与などがある．

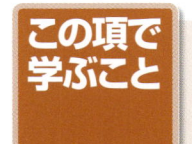

この項で学ぶこと

- **その1** 患者の声やモニターの音には耳を傾けろ
- **その2** 外回りナースおよび技師との役割分担を自覚する
- **その3** 不必要な合併症・副作用（患者急変）を避けることは可能か？

5. 血管造影の助手に初めて入る前に

- ▶ この項では，助手の役割として血管造影検査の基本手技である「患者急変時」対応について学ぶ．
- ▶ 血管撮影あるいはIVRにまつわる患者急変は手技中，手技後（圧迫中など）いつでも起こりうる．発見が遅れると大事故につながる．
- ▶ 急変といっても多岐にわたる．また，原因もさまざまである．したがって，患者の状態，意識，麻痺，痛み，血圧，脈拍数，心電図などの変動を正しく把握する．
- ▶ 急変時はすぐに人を呼ぶことが大事である．血管撮影室では上級の放射線科医師と主治医がまず該当するが，必要に応じて救急医，麻酔科医を呼ぶ（コードブルーなど院内救急チームの体制整備が必要）．

その1　患者の声やモニターの音には耳を傾けろ

- ● 手技の実施や評価に神経を集中している術者に代わって，とくに助手は術中，術後，常に患者に声かけをしなくてはならない．
- ● 術中は，モニター画面に目を奪われがちである．一方，モニター音は常に聞こえる．とくにサチュレーションモニター（❶）はその音が明瞭で特徴的である．聞き慣れてくると自然にSpO_2による音の違いに気づくようになり，心拍数の変化にも気づく．音による違いだけではわからなくとも時折モニター画面を目で確認するよう心がければ，患者の急変を早く発見できる．

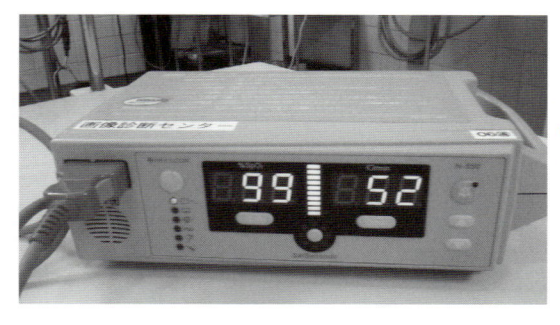

❶ パルスオキシメーター
SpO_2と脈拍数を測定できる．SpO_2は皮膚への十分な動脈血流に基づいて測定されている．ショック，血管収縮薬投与や低体温による血管収縮，測定部より中枢側での圧迫や止血などでは血流が低下し，センサーがSpO_2不正確となる．検査中は数値のみでなく，術者や助手はモニターを直視していないときでもその音にも注意を払う必要がある．

- ● 手技中は，何かをする際には常に患者に声かけをし（この時はふつう術者自身が手技を加える際に患者に声かけをするため助手が声かけをしなくともよい），その他の場面でも必要に応じて患者に声かけしていれば患者の急変に気づきやすい．

その2　外回りナースおよび技師との役割分担を自覚する

- ● 外回りナースは，バイタルサイン，手技の記録などをその仕事の一つ

としている．技師は適切な透視画面管理や造影のセッティングなどをしなくてはならない．それぞれ独自の役割がある．したがって常に決まった誰かが患者あるいはモニターを観察しているわけではないので，医師，看護師，技師のチームで，患者あるいはバイタルモニターを監視しなくてはならない．
- 術者は透視画面，手技に集中し，患者やバイタルモニターに対する注意が緩慢になりやすい．そこで助手は患者の変化にいち早く気づき術者に伝えることも重要な仕事の一つである．

その3　不必要な合併症・副作用（患者急変）を避けることは可能か？

- 前回の施行時に同様のイベントが起こっていたり，術前回診時にリスク（迷走神経反射によると思われる徐脈・血圧低下）を十分認識することができていれば，迅速かつ適切な対応につなげることが可能となり，大事に至らない．
- 同様に術前回診をすれば，アレルギーの既往歴なども確認できる．術前回診あるいは術前カンファレンス等で確認することによって術中・術後の合併症を防ぐことは可能となる．

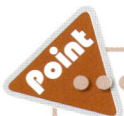

Point　事故を起こさないための心構えと管理

1. 検査中患者に不安を与えない．
   患者が術者を信頼し，精神的に安定していることが事故を防ぐ最低条件．血管造影はふつう意識のある状態で行われ，軽率な発言は慎まなければならない．
2. 合併症に対する十分な知識をもつ．通常の血管造影の合併症はもちろん，その手技や動脈領域の合併症について十分な知識があれば，危険回避や早期発見および対処が可能となる．具体的には肋間動脈，腰動脈からは脊髄枝が分枝し，そこを塞栓・損傷すると麻痺をきたすことや，下横隔動脈の塞栓（肝細胞癌の治療など）を行う場合も肺動静脈と交通している場合があることなどを知らないと危険である．
   ▶ うまくいかない場合は方法や用具を変更する．
3. 血圧などバイタルサインをモニターするのは術者以外であるのがふさわしい．術者はモニターのアラームが鳴るまで患者急変に気づかないことが多い．外回りナースや助手が常にモニターするのがよい．
4. 緊急時マニュアルの作成．血管撮影時の心肺停止は最も重篤な患者急変である．その際に術者が完璧に緊急時の対処ができるのが理想であるが，実際は困難を伴う．たとえ，救急や麻酔科で訓練していても，救急医や麻酔科医をコールすべきである．

検査としての血管造影の合併症

　合併症の頻度は，穿刺部位，患者の年齢，検査時間などでも異なる．高齢者，長引く検査時間は合併症の頻度を高める．合併症には，動脈血栓症，動脈解離，動脈の破裂，塞栓，血管攣縮，出血性ショック，脳梗塞，腎不全，感染，造影剤による副作用，死亡などがある．より細いカテーテルが開発され，血管造影の合併症の頻度は減少してきた．

> **カテーテルの外径を表示するとき，フレンチサイズを用いる**
> ▶カテーテルの外径はフレンチサイズ（French：F）で表され，1Fは1/3mmである．

エピソード2

　指導医B先生（術者）とともに血管撮影の助手の研修医A先生が検査に入っていた．

指導医B（そろそろマイクロカテーテルを使って選択していくか）「マイクロカテーテルにワイヤーをセットしておいてください．」

研修医A（あれ，ワイヤーがカテーテルの中で何かに当たって通過しないぞ！どうしたんだ．さっきはちゃんとワイヤーは通っていたぞ．）「すいません．ワイヤーを通せなくなりました．」

指導医B「血管内から抜去した後，ヘパ生（ヘパリン加生理食塩水）でフラッシュしたかな？」

研修医A（あ！）「忘れていました．」

指導医B「今からでも生食でフラッシュしてみて．」

研修医A（マイクロカテーテルの先端にガーゼをおき，生食でフラッシュすると凝血塊がガーゼの上にでてきた）

指導医B「血管内から取り出したあとは，カテーテル内には血液が入っていて，それが凝固しカテーテルを閉塞させてしまうので注意してください．それでは新しいカテーテルをもらってセッティングしてください．」

研修医A（新しいカテーテルを取り出し，ヘパ生でフラッシュし，ワイヤーを入れようとするとかなりの抵抗を感じた）

指導医B「カテーテルの途中で強い屈曲があるから，取り出すときに折った（キンクさせた）可能性が高いね．カテーテル類は大事に扱おうね．」

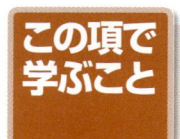

この項で学ぶこと
- **その1** 用具を準備する際の注意
- **その2** カテーテル内を凝血させない

- ここでは，カテーテルやガイドワイヤーなどの取り扱いについて考えてみる．
- 血管造影検査特有の道具の扱い方を知れば，不必要な道具の破損を避けることができる．
- 血管造影にて使用される用具には，主にシースイントロデューサー（以下シース），カテーテル，ガイドワイヤーなどがあげられる．
- 用具を安全に使用できるように凝血させないことが重要であり，そのためにヘパ生が必要となってくる．

その1　用具を準備する際の注意

- カテーテル類はていねいに扱う．当たり前だが，用具は乱暴に扱ってはならない．梱包された用具（カテーテルやシースなど）はていねいに固定をはずす．いったん折れたカテーテル（❷）やガイドワイヤーは操作性を悪くするだけでなく，血管内で切断され体内に異物として残ってしまう危険がある．
- 用具が多いときは大きなワゴンか複数のワゴンを使用する（❸）．血管撮影では多数の用具が必要となってくる．また，カテーテルやガイドワイヤーなど長さがあるものもある．これらを清潔操作で扱うにはある程度広いワゴンなどの上で保存・操作する必要がある．たとえ広いワゴンの上で用具を整理していても，不注意で床に落とすこともある（❹）．
- 初めて使う用具はよく学んでから使用する．当然のことながら用具の使用方法は熟知しておかなければならない．用具の特性を知ることにより，どういう場面で必要になってくるかがわかるが，助手で入る場合はあらかじめ使用方法を知っておきたい．

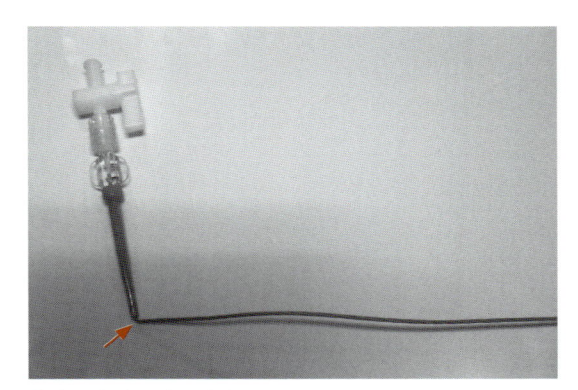

❷ キンク（kink）したカテーテル

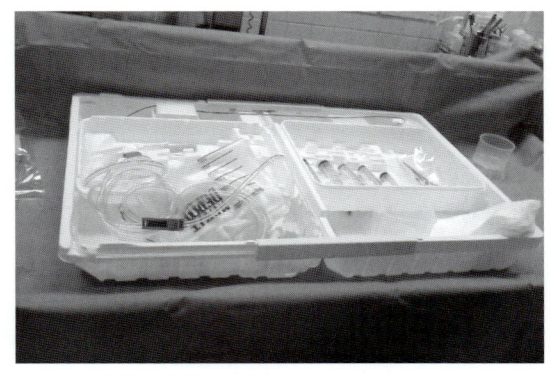

❸ ワゴンを使った用具の整理
広いワゴンの上に清潔な置布を敷き，そのうえに道具一式を並べる．最近ではカテーテル，シリンジ，ワイヤーなどが一式となったものも発売され，使用されている

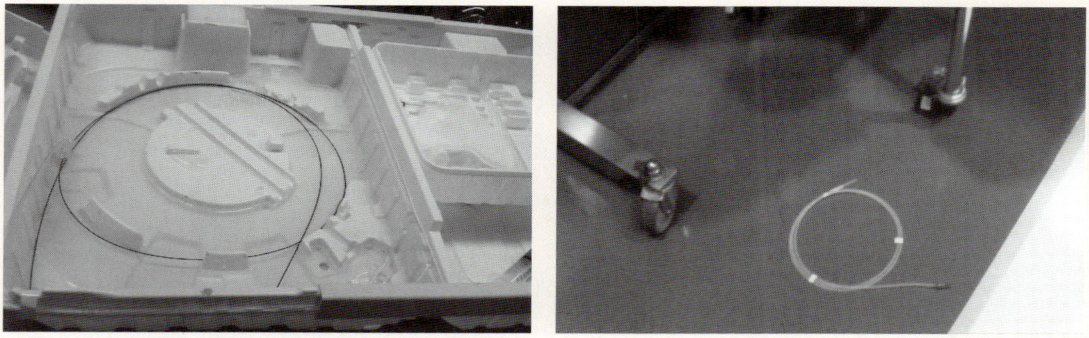

5. 血管造影の助手に初めて入る前に

❹ 長さのある道具への工夫
ガイドワイヤーなど長さのある道具は左図のように保存するなどの工夫が必要である．ちょっとした不注意で右図のように落下，不潔になり，使用できなる．

その2　カテーテル内を凝血させない

- ガイドワイヤーをカテーテル（血管内にすでに入っている）に入れる際は可能なかぎり血液の逆流を少なくする．
- シースから抜去した際は，十分なヘパ生によるフラッシュが必要．
シースからカテーテルを抜去した後は，血液でシースおよびカテーテルの内腔が満たされていると血液が凝固して，閉塞させてしまうおそれがある．閉塞してしまうとカテーテルを交換しなくてはならなくなり手技のやり直しとなる．あるいは血栓が付着した状態では，その血栓を飛ばしてしまい，有害な血栓塞栓を起こしかねない．

▶シースからカテーテルを抜去した場合は必ず血液で満たされていると考え，フラッシュすることが重要かつ安全である．カテーテル内にワイヤーが入らないとか，フラッシュあるいは造影時に注入困難となって気づくことは少なくない．

エピソード3

　今回は研修医のA先生がはじめて動脈穿刺から行うこととなった．
研修医A（十分シミュレーションはしてきた．落ち着いてやればできる．）
　局所麻酔，穿刺まで順調に進んできた．穿刺針の内筒を抜去し，ガイドワイヤーを手に取ろうとした．
研修医A「痛っ！」
　そう，このとき研修医A先生は針刺し事故を起こしてしまった．穿刺後の針をシースやガイドワイヤーのわきの操作野になにげなく置いてしまっていたのである．

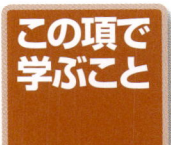

> **この項で学ぶこと**
> その1　針，メスなど危険物の取り扱い
> その2　針刺し事故直後の対処の仕方
> その3　感染源による感染確率の違い

▶ ここでは，針刺し事故の予防およびその対応の仕方に考えてみる．
▶ まず，血液をばらまかないようにしよう．穿刺後に吹き出る動脈血はガーゼなどで受け止め（❺），ドレープをなるべく血液で汚さない工夫が必要．
▶ 眼鏡か液体シールド付きのマスクの着用が望まれる．わずかな血液でも眼瞼結膜から感染する可能性がある．また，シリンジカテーテルから外れることにより血液を含んだ造影剤などをまき散らすことがあると眼に入って感染する可能性もある．

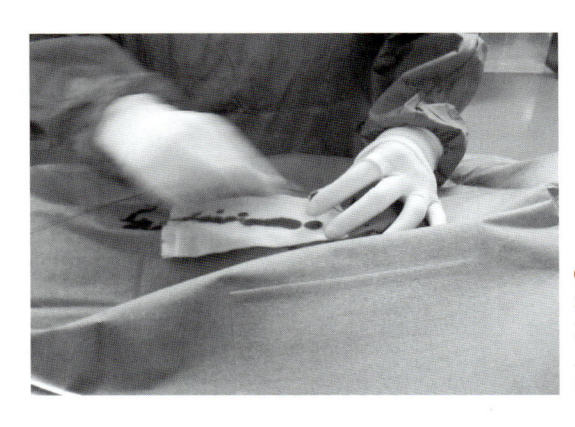

❺ 血液の飛散を防ぐ
穿刺後に吹き出る動脈血はガーゼなどで受け止め，血液をばらまかないようにする．

その1　針，メスなど危険物の取り扱い

- 血液をできる限り周囲にまき散らさないことや，眼鏡やシールド付きのマスクなどを着用することに加え，不要となった針やメスはすぐに捨てなくてはならない．
- エピソード3にもあるように，穿刺後に穿刺針を術操作野に放置したままにしていることがよくある．その際，穿刺部に神経が集中しているためガイドワイヤーを手にしようとして誤って針刺し事故を起こしかねない．

その2　針刺し事故直後の対処の仕方

1. 患者の安全を確保し，作業を中止する．
2. 針刺し創部の確認を行う．

3. 血液・体液が付着した針などを皮膚に刺した場合は，石鹸と大量の水で洗う．可能であれば消毒薬による消毒を行う（イソジン®液や消毒用エタノールが適している）．
4. 血液・体液が眼に入った場合は，ただちに水で洗う．
5. 血液・体液が口に入った場合は，ただちに大量の水ですすぐ．
6. 病原体によっては事故後の速やかな対処（投薬など）により感染率が減少するものがあるため，患者（汚染源）の感染性と事故当事者の予防抗体有無の迅速な把握が必須となる．

その3　感染源による感染確率の違い

汚染事故によるウイルスなどの感染リスク

　HBV，HCV，HIV陽性の血液・体液が事故対策上，とくに重要である．そのなかでHIV対策は最も迅速性を要する．また，HIV陽性血液は高率にHCV陽性を合併することにも注意する必要がある．HBVは強い感染力をもち，環境表面乾燥血液内で1週間感染性を維持する．HTLV-I抗体陽性の血液・体液による汚染でATLが発症する率はきわめて低い．

　梅毒血清反応陽性血液汚染による感染例は未報告だが，理論的にはありうる．目安として，針刺し事故による感染確率はHBV 30％，HCV 3％，HIV 0.3％と覚えておくとよい．

HBV

　具体的なHBV針刺し事故時の対応として，患者がHBe抗原陽性であってもHBe抗体陽性であっても，原則的にはHBワクチンの追加接種（1回）のみで十分である．ただし，ワクチン接種によるHBs抗体の陽性化の既往がない場合（ワクチン未接種者を含む）については，従来から示されているように，HBワクチン接種（事故時，1か月後，3か月後の3回接種）とともに，事故直後できるかぎり速やかに（48時間内にとらわれることなく）HBIG（高力価HBs抗体含有免疫グロブリン）の筋注が必要である．事故後の追跡としては月1回，HBs抗原およびALT（GPT）の検査を6か月後まで行う．

HCV

　HCV感染に対しては，HBVにおけるHBIGやHBワクチンのように特異的に予防する方法はない．ただし，先にも述べたようにHBVに比してHCVは感染力が弱い．ただし，感染発病時のインターフェロン治

HB抗原，抗体と感染

▶HBs抗原陽性：HBVに感染していることを示す．

▶HBs抗体陽性：HBV感染の既往があったことを示す．中和抗体としてHBVの感染防御に役立つ．

▶HBc抗体陽性：HBV感染の既往があったことを示す．とくにHBc抗体の著増は現在HBVに感染していることを示す．

▶IgM型HBc抗体陽性：低抗体価は，B型急性肝炎の回復期，あるいはB型慢性肝炎の増悪期を示す．高抗体価は，B型急性肝炎の発症期を示す．

▶HBe抗原陽性：血清HBV濃度が高いとされ，感染力が高いことを示す．

▶HBe抗体陽性：感染性は低いか，あるいはほとんどない．HBs抗原陽性でHBe抗体陽性の場合は，血中にはHBVがほとんど認められなく，感染性は低くなる．

▶HBV-DNAとHBV関連DNAポリメラーゼ：HBV増殖のマーカーで，血中HBV量を示します．また，抗ウイルス薬投与後の効果の指標となる．

▶B型肝炎の感染源の90％以上は性的接触とされているが，割合としては低いものの医療従事者の針刺し事故もその感染源として重要である．潜伏期間は平均45日（20〜180日）で劇症化率は1％といわれている．

療は有効である．HCVの針刺し事故後には，月1回，ALT，時にHCV-RNA（定性）検査を加えて，6〜12か月間追跡する．

HIV

感染確率は先にも述べたようにかなり低いが，予防内服を事故後1〜2時間以内に開始することによって，感染確率はさらに1/5に低下するとされている．

まとめ

- 事故を起こさないための心構えと管理として，術者，助手に共通することであるが，とくに助手は①検査中患者に不安を与えない，②合併症に対する十分な知識をもつ，③血圧などバイタルモニターの監視は術者以外の人がふさわしいことがあげられる．検査の性格上，助手の役割の重要性が高くなってくる．
- 当然のことながら，カテーテル類はていねいに扱いながら検査を進めなければならない．
- 針刺し事故については，まず起こさないような工夫・注意が必要である．針刺し等の汚染事故が発生した場合，速やかに感染対策マネージャーに報告する．あらかじめ各施設での汚染事故発生時の共通フローチャートなどを作成し，そのフローチャートに従って検査，予防，治療等を行うなどの工夫が必要である．

（船窪正勝，松本純一，中島康雄）

●参考文献
1) 大友 邦編．腹部血管造影ハンドブック．東京：中外医学社；1999．p.29-40.
2) 大友 邦監訳．画像診断シークレット．東京：メディカル・サイエンス・インターナショナル；2000．p.583-644.
3) Kandarpa K, et al. Handbook of Interventional Radiologic Procedures. 3rd edition. Philadelphia: Lippincott Williams & Wilkins; 2001. p.525-602.

6　中大脳動脈瘤はどのように読影するか

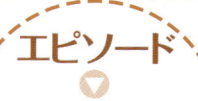

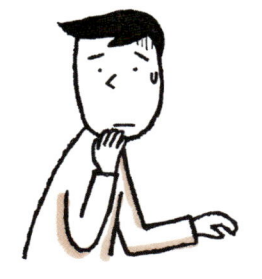

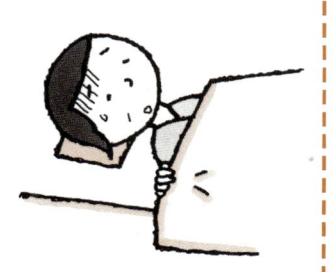

> **エピソード**
>
> 　研修医Aが救急当直をしていると，早朝に1人の中年女性（患者B）が歩いて来院した．
>
> **患者B**「なんだか頭の後ろあたりが痛くて…もともと頭痛持ちなので，病院が開くまで待っていられないこともなかったのですが，早く痛みを止めてもらいたくて来ました．」
>
> **研修医A**「熱はありますか．」
>
> **患者B**「とくにありません．」
>
> 　バイタルサインは安定している．神経学的所見をとるが，特別な異常を認めない．頭痛が主訴だから，髄膜刺激症状もしっかり診た．項部硬直もない．
>
> **研修医A**「肩は凝っていますか．」
>
> **患者B**「ええ，肩こりも頭痛も長いつきあいですから．このところ決算で仕事が忙しかったので，肩こりがつらく感じます．」
>
> **研修医A**「症状もとくに強いわけではないので，緊張性頭痛でしょう．肩こりからきていると思われますので，なるべく運動することを心がけて，痛みががまんできないようなら，薬を服用してください．」
>
> 　研修医Aは肩こりからくる頭痛だから，よくリラックス体操するように説明し，筋弛緩薬と鎮痛薬を処方して帰宅させた．さて，研修医Aの診察は的確だったろうか….
>
> 　頭痛の診察で最も大切なのは十分な病歴をとることだ．頭痛が①いつから起こったか，②どのような頭痛か，③随伴症状はないか，④症状は持続的か，間欠的か．
>
> 　頭痛の鑑別診断で致命的という視点から，まず考えなければならないのがくも膜下出血（SAH）である．SAHの頭痛は急性，重症，全般性，持続性である．悪心・嘔吐も伴うことがある．さらには意識障害をきたすこともしばしばである．その爆発的な頭痛は"人生最悪の頭痛"とも表現される．このようにSAHは重症であることが多いのだが，一方で比較的軽い訴えの場合もあるのだ．
>
> 　研修医Aが当直を終え，帰り支度をして救急室の前を通りすぎる

> とCT画像を前に，脳神経外科医が「中大脳動脈瘤だな．」と話していた．意識障害で運びこまれた患者さんの顔を見て，息をのんだ．さっき帰した緊張性頭痛の患者さんだった…

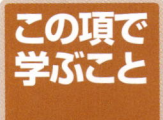

この項で学ぶこと
- その1　くも膜下出血を見逃すな
- その2　脳動脈瘤の好発部位を知る
- その3　脳血管造影の実際と読影
- その4　脳動脈瘤に対する治療

その1　くも膜下出血を見逃すな

最も大切な病歴

- くも膜下出血（subarachnoid hemorrhage；SAH）の診断でまず大切なのは病歴をしっかりとることである．SAHの好発年齢は40〜50代に最も多いが，20代からみられる．
- 症状の特徴として，突然の激しい頭痛，嘔気，嘔吐，しばしば意識障害を伴う．さらには心肺停止状態になることもある．一方で軽い頭痛で発症することもある．
- 頭痛が急に発症した場合は発症時刻，あるいは何かをしているときに痛くなったなどを必ず聴取しなければならない．患者が発症時のことをはっきり訴えられることもある．そのような場合は，SAHを疑ってCTをとるべきである．もちろん意識障害をきたした患者ではすべてCTをとる．
- 項部硬直は発症初期にみられないことも多いため注意を要する．
- SAHはCT上，脳底槽を中心に高吸収域に描出されるため診断は容易な場合が多い（❶）．

診断が難しいケース

■警告症状

- 重篤な出血をきたす前に少量の出血による警告症状を呈する例があり，注意が必要である．頭痛が最も多く，これに悪心・嘔吐，意識消失，めまいなどが加わればくも膜下出血が強く疑われる．
- 脳卒中患者のうち，突然の頭痛に加えて，局所神経症状（片麻痺など）を欠き，項部硬直，痙攣などがみられればくも膜下出血の可能性が

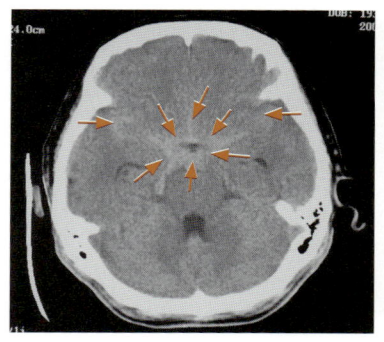

❶ 典型的なくも膜下出血の単純CT
脳底槽に，びまん性に出血がみられる（→）．

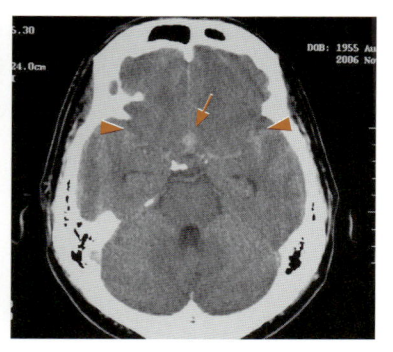

❷ 読影がやや困難な症例
発症2日目のくも膜下出血症例．患者は歩いて外来受診した．出血部位は前交通動脈瘤．前交通動脈の部位に高吸収域がみられる（→）．またSylvius裂にも高吸収域がみられる（▶）．

高くなる．
- 動脈瘤が，直接に動眼神経を圧迫して動眼神経麻痺（眼瞼下垂）をきたすこともある（内頸動脈-後交通動脈分岐部動脈瘤，脳底動脈-上小脳動脈分岐部動脈瘤など）．

■ CTでSAHがはっきりとらえられないケース

① わずかな出血であるため，CTでとらえきれない場合，② 発症から数日が経過している場合（SAHが脳槽から洗い流され，消失してしまう），③ まれだが，前駆症状として痛む場合（解離性動脈瘤で，解離が起こっているときなど）である（❷）．

- CTで明らかでないが，臨床症状でSAHや，警告症状が考えられるケースでは，腰椎穿刺を行い，髄液を調べるべきである．髄液が血性やキサントクロミーでなく水様透明であれば，SAHは否定できる．

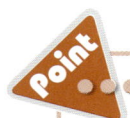

Point …… SAHを見逃さないために

- 中高年の突発する激しい頭痛はくも膜下出血を疑い，CTをとる．
- 警告症状や，発症から時間がたった場合にはCTでSAHがはっきりしない場合がある．
  → 腰椎穿刺も考慮する（手技に自信がなければ専門医にコンサルト）．

その2　脳動脈瘤の好発部位を知る

- 脳の主幹動脈を❸に示す．主な動脈は，略語をよく使うため知っておくべきである．

- 多くの囊状動脈瘤は分岐部で生じる．①前交通動脈瘤，②内頸動脈-後交通動脈分岐部動脈瘤，③中大脳動脈瘤，④脳底動脈尖端部動脈瘤，⑤脳底動脈-上小脳動脈分岐部動脈瘤，⑥椎骨動脈-後下小脳動脈分岐部動脈瘤などである（❹〜❻）．

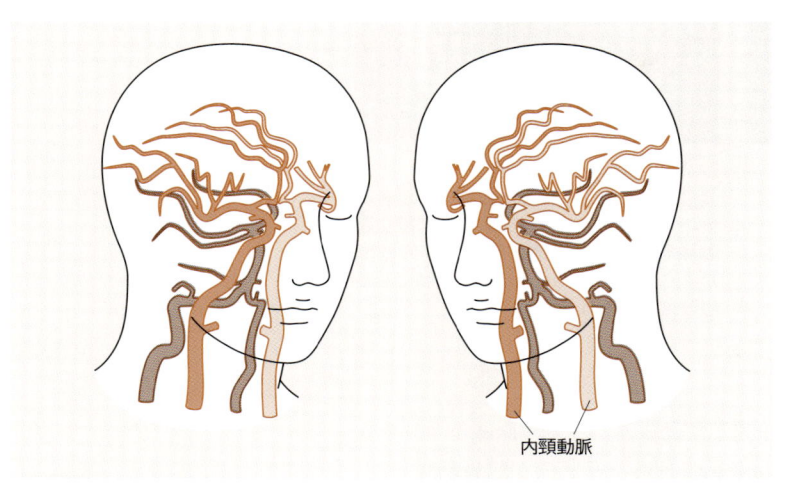

❸ 脳の主幹動脈（立体的なイメージ）

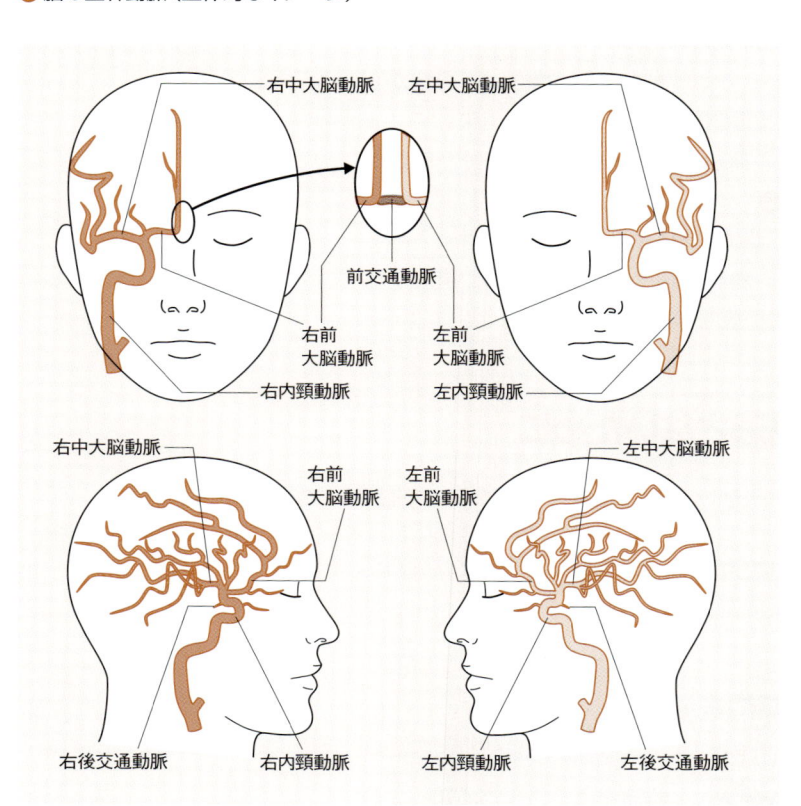

❹ 内頸動脈（ICA），前大脳動脈（ACA），前交通動脈（Acom），中大脳動脈（MCA）

主な動脈の略語
内頸動脈：internal carotid artery (ICA)
前大脳動脈：anterior cerebral artery (ACA)
中大脳動脈：middle cerebral artery (MCA)
後大脳動脈：posterior cerebral artery (PCA)
前交通動脈：anterior communicating artery (Acom) "エーコム"
後交通動脈：posterior communicating artery (Pcom) "ピーコム"
脳底動脈：basilar artery (BA)
椎骨動脈：vertebral artery (VA)
上小脳動脈：superior cerebellar artery (SCA)
後下小脳動脈：posterior inferior cerebellar artery (PICA) "パイカ"
前下小脳動脈：anterior inferior cerebellar artery (AICA) "アイカ"

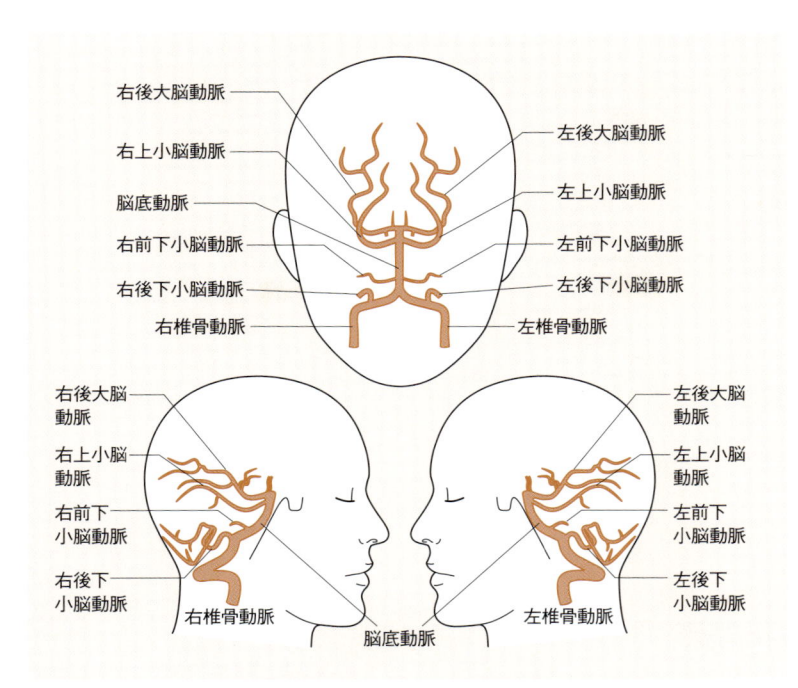

6. 中大脳動脈瘤はどのように読影するか

❺ 椎骨動脈（VA），脳底動脈（BA），後下小脳動脈（PICA），前下小脳動脈（AICA），上小脳動脈（SCA），後大脳動脈（PCA）

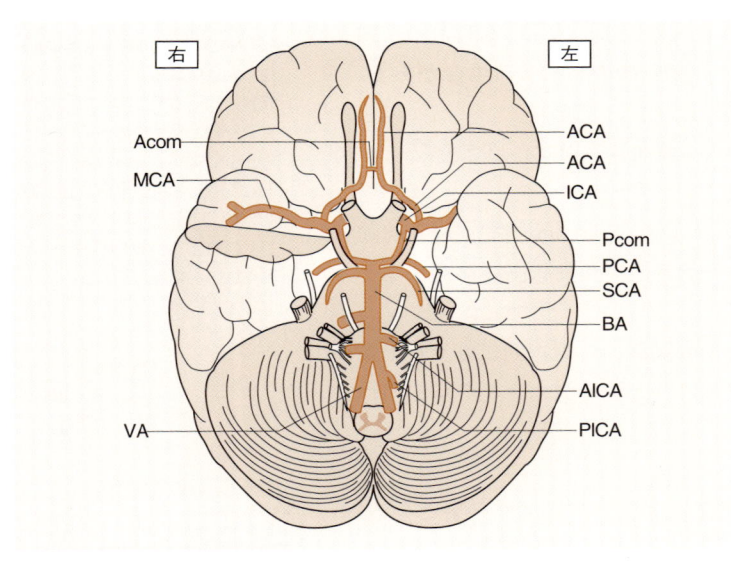

❻ 頭蓋底からみた脳の主幹動脈

3大好発部位

- とくに，前交通動脈瘤（30％），内頸動脈-後交通動脈分岐部動脈瘤（25％），中大脳動脈分岐部動脈瘤（13％）は頻度が高い（❼）．

動脈瘤の種類

- 囊状動脈瘤：肉眼的に，体部（body, doom），頸部（neck），鶏冠（bleb）よりなる．
- 紡錘状動脈瘤：紡錘状（fusiform）に拡張している．破裂する動脈瘤はほとんど囊状のもので，鶏冠の部分で破裂することが多い．頸部が破裂することは非常にまれである（❽）．紡錘状のものは，ほとんど破裂しない．動脈瘤壁には中膜の欠損がみられる．

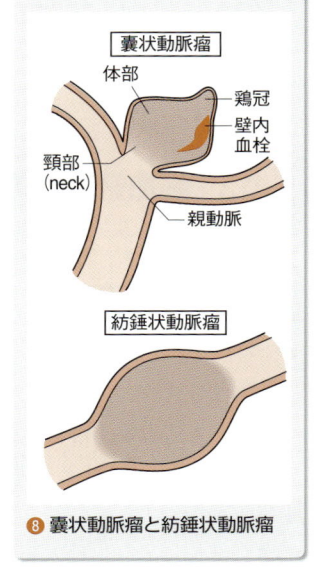

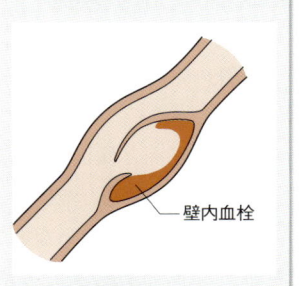

❽ 囊状動脈瘤と紡錘状動脈瘤

解離性動脈瘤

- 男性に優位にみられ，発生部位は内頸動脈系よりはるかに椎骨脳底動脈系に多い．出血発症と虚血発症がある（❾）．

❾ 解離性動脈瘤

❼ 破裂・未破裂動脈瘤の部位分布（Locksley, 1966）

部位	破裂動脈瘤	未破裂動脈瘤
内頸動脈	38%	64%
後交通動脈分岐部（IC-PC）	25	29
後交通動脈分岐部まで	4.3	
後交通動脈分岐部より内頸動脈分岐部まで	4.3	
内頸動脈分岐部	4.5	
前大脳動脈	36%	16%
前交通動脈部	30	12
前交通動脈部まで	1.5	
その他	4.3	
中大脳動脈	21%	14%
分岐部	13	6
分岐部まで	3.9	
その他	3.9	
椎骨・脳底動脈	5.5%	6%

（太田富雄，2000[1]）より引用）

その3　脳血管造影の実際と読影

脳血管造影の適応

- SAHと診断がついたら，出血源の検索が必要となる．CT台から動かさず，そのまま3D-CTAを行い，動脈瘤を検索する場合がある．このとき造影剤を静注する必要がある．
- 基本的には，SAHと診断がついたら，脳血管造影は必須である．

■ 穿刺部位

- 穿刺部位により，経大腿動脈カテーテル法（Seldinger法），経上腕動脈カテーテル法，経橈骨動脈カテーテル法，頸動脈直接穿刺法などがある．
- 脳動脈瘤の診断には，内頸動脈，椎骨動脈に，選択的にカテーテルを進めて造影する必要があり，筆者は経大腿動脈カテーテル法で行っている．

■ 原則は2方向の撮影

- 脳血管造影は基本的に，前後と側方の2方向の撮像が必要となる．血管の重なりが動脈瘤様に見えることがあり，1方向だけではそれを判別できない．
- 原則は正面と側面の2方向で行う．正面は，OM line（orbitomeatal line）より約12°～30°上方から撮影する．中大脳動脈が骨（眼窩上縁や錐体骨）と重ならないようになる（❿）．
- 脳動脈瘤を血管から分離して造影するため，いろいろな角度で造影する．最近は回転DSAにより，より精密な三次元画像が得られるよ

脳血管造影中の脳動脈瘤破裂

▶ Komiyamaら（1993）：脳血管撮影中の再出血はたいていの場合，day0にみられ（78%），最終発作から6時間以内に脳血管撮影を行った例に限ってみると再出血はさらに多くなる（89%）．一方，Saith（1996）は6時間以内でも再破裂率（4.8%）で，これまでいわれていたほど高くないと報告している．

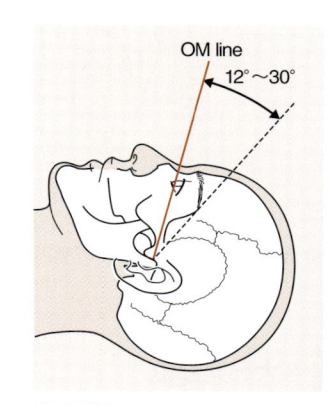

❿ **OM line**
正面はOM lineから頭側（cranial）12°～30°で撮影する．

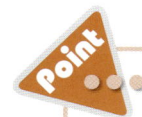

6. 中大脳動脈瘤はどのように読影するか

> **Point** **CTA, MRAとの違い**
>
> 3D-CTAはヨード造影剤の急速静脈投与後，頭部のヘリカルCT撮影を行う血管造影である．造影剤の初回循環時，目的とする血管内の造影剤濃度が最高になるタイミングを予測して，撮像する．三次元的に表示することで，頭蓋内の動脈を任意の方向から立体的に観察することが可能．動脈瘤の診断に有用である．ただし，頭蓋底の骨構造に隣接した血管や穿通動脈の描出には限界がある．3D-CTAは純粋に血管形態を評価するmodalityであり，循環動態に関する情報は得られない．しかし層流や乱流，著しく遅延した血流などの正常・異常な循環動態にほとんど影響されず血管形態をとらえられる．
>
> MRAは血流を描出する方法．造影剤が不要で簡便．非侵襲的．脳ドックなどで行われる．10mm以上の脳動脈瘤の検出率は99%とされる．
>
> 読影上の留意点として，次の2点があげられる．
>
> ① **flow voidによる影響**
> 動脈瘤（とくに巨大動脈瘤）内の信号低下．
> 狭窄病変の過大評価．
> 血管蛇行部や分岐部での偽狭窄像として描出される．
>
> ② **MIP処理による影響**
> 閾値を設定した信号のピクセルのみを1つの投影方向に沿って画像をつくるので，それ以外の情報は捨て去ることになる．このため，血流の遅い血管（例：細い血管や，血管辺縁）は消れたり，狭窄が強調される．

うになっている．
- 実際の造影像を示す．
  ① 中大脳動脈瘤（⑪⑫）
  ② 前交通動脈瘤（⑬）
  ③ 内頸動脈-後交通動脈分岐部動脈瘤（⑭）

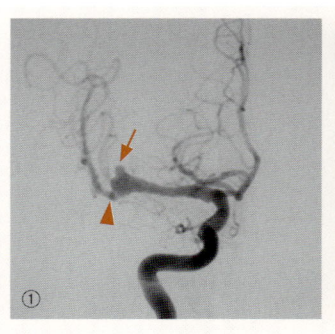

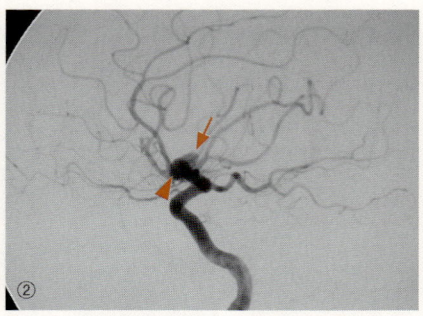

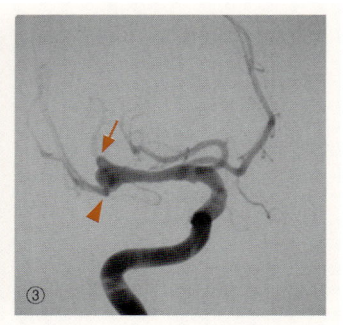

⑪ **右中大脳動脈瘤（破裂例）**
①正面像cranial 25°，②側面像，③斜位oblique RAO 20°cranial 25°．
嚢状動脈瘤（▶）にbleb（→）を伴っている．親血管との分離が困難であったためコイル塞栓術ではなく開頭，クリッピングとなった．

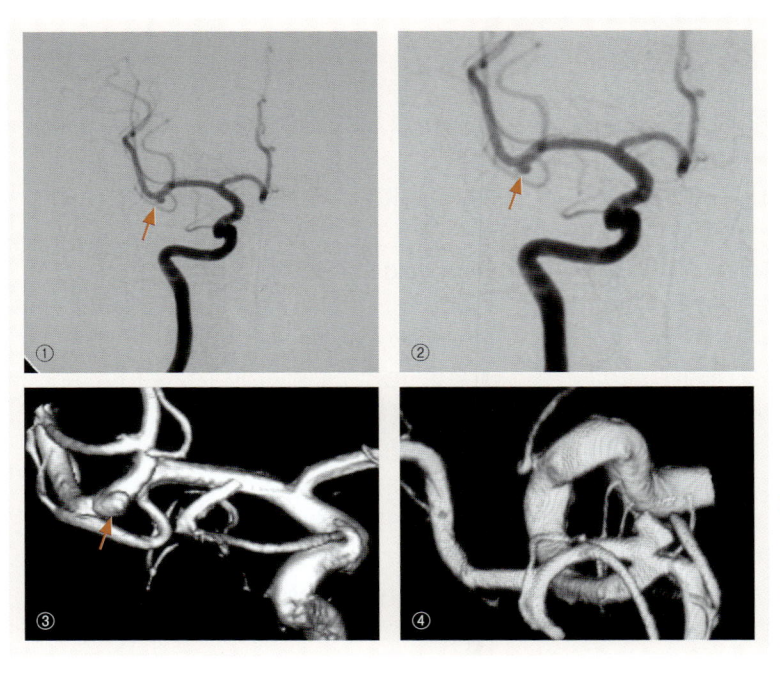

⓬ 比較的小さい右中大脳動脈瘤（破裂例）
①正面像 cranial 25°，②正面像 cranial 0°，③④ 3D-DSA．
この例も親血管との分離が困難で，開頭クリッピングとなった．

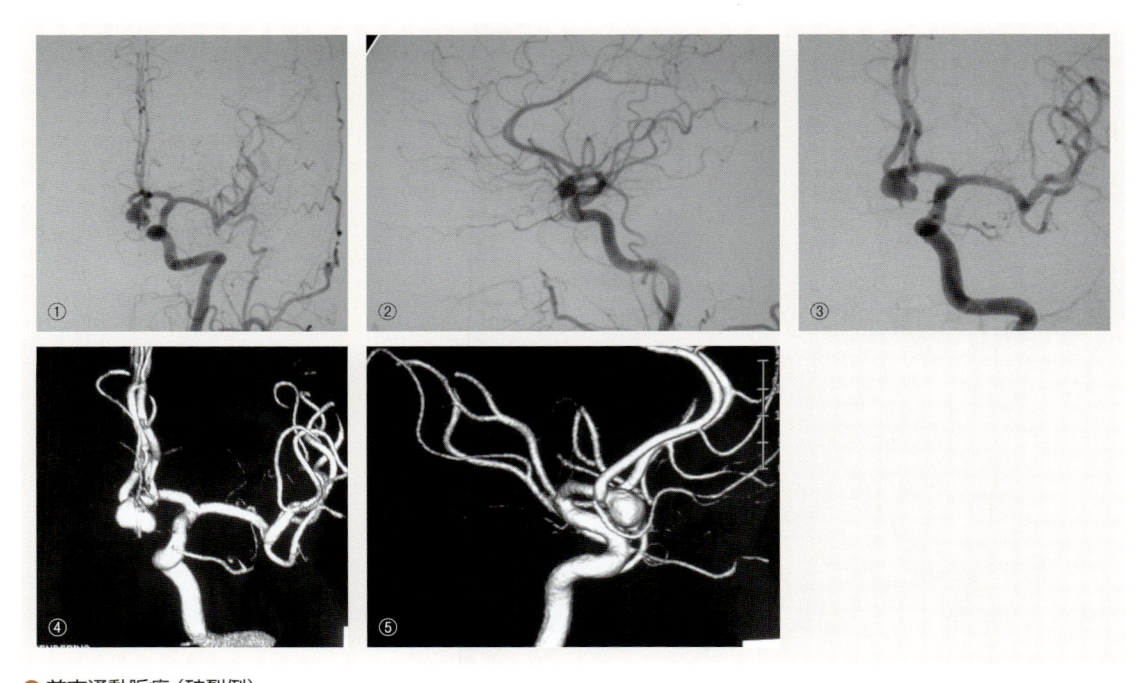

⓭ 前交通動脈瘤（破裂例）
① 正面像 cranial 25°，② 側面像，③ 正面像 cranial 0°（拡大），④⑤ 3D-DSA
前方，やや下向き．コイル塞栓術，クリッピングどちらも可能と思われる．この症例はクリッピングを行った．

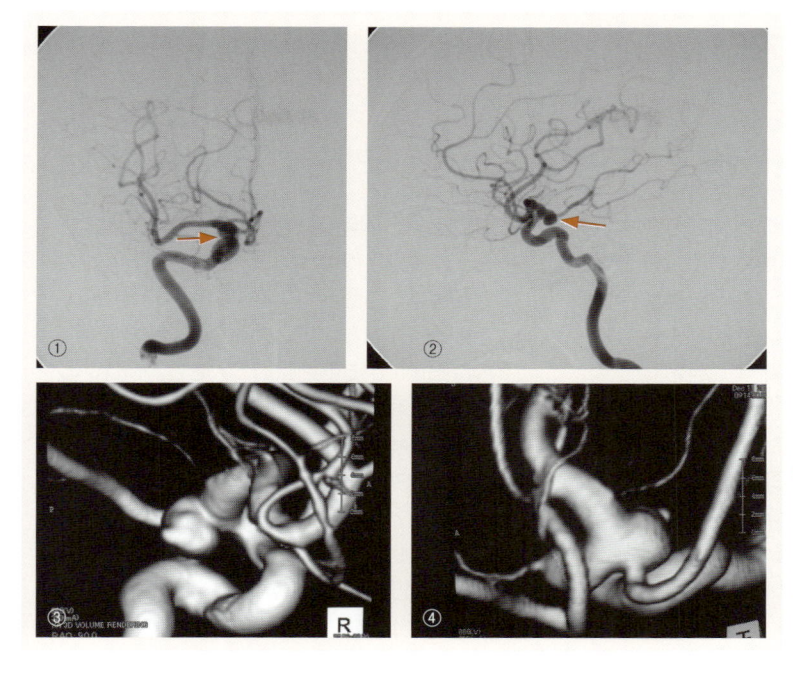

6. 中大脳動脈瘤はどのように読影するか

⓮ 左内頸動脈-後交通動脈分岐部動脈瘤（破裂例）
① 正面像 cranial 25°，② 側面像，③④ 3D-DSA．
正面像では親血管と重なってわかりにくい．この症例はコイル塞栓術を行った．

その4　脳動脈瘤に対する治療

- 従来から行われている方法として，開頭して行う動脈瘤頸部クリッピング術がある．クリッピング術は開頭して行う治療では最良の根治術式である．動脈瘤頸部の状態がクリッピング不能な場合には，次善の策として動脈瘤全体補強（コーティング，ラッピング）や，トラッピングする場合もある．
- 最近は，離脱可能なコイルが開発されて以来，瘤内コイル塞栓術が急速に広まっている（⓯）．

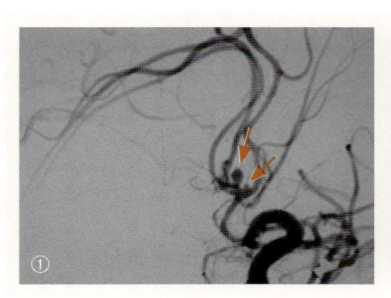

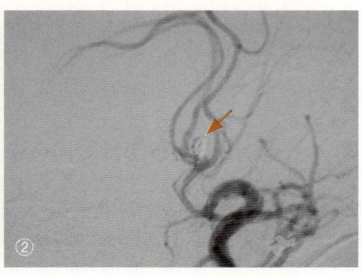

⓯ 前交通動脈瘤（破裂例）
① 術前，② コイル塞栓術中．
経過観察の方針とした．

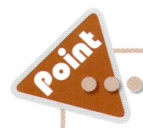

Point 無症候性未破裂脳動脈瘤の扱い方

　未破裂動脈瘤の年間破裂率は，overall では1％程度といわれている．しかし動脈瘤の部位や性状により破裂率は異なる．また治療による合併症の可能性もある．個々の症例で十分なインフォームドコンセントが必要である．無症候性未破裂脳動脈瘤については，脳ドック学会から以下のガイドラインが出されている．

　　　　　無症候性未破裂動脈瘤（抜粋）
（推奨）
1. 未破裂動脈瘤が発見された場合は，その医学的情報について正確かつ詳細なインフォームドコンセントが必要である．
2. 脳動脈瘤が硬膜内にある場合は，原則として手術的治療（開頭術あるいは血管内手術）を検討する．
3. 一般的には脳動脈瘤の最大径が5mm前後より大きく，年齢がほぼ70歳以下で，その他の条件が治療を妨げない場合は手術的治療が勧められるが，3，4mmの病変，また70歳以上の場合にも，脳動脈瘤の大きさ，形，部位，手術のリスク，患者の平均余命などを考慮して個別的に判断する．
4. 手術が行われない場合は発見後，約6か月以内に画像による脳動脈瘤の大きさ，形の変化，症候の出現の観察が必要で，増大あるいは突出部（bleb）の形成が認められた場合には手術的治療を勧める．変化のない場合は，その後少なくとも1年間隔で経過観察を行う．観察期間中は喫煙，高血圧などの脳動脈瘤破裂の危険因子の除去に努める．脳動脈瘤が発見されなかった場合，3年以内の再検査の必要性は低い．

まとめ

　エピソードの症例は，警告症状を呈した症例であった．研修医は緊張性頭痛を想定したため，発症時間を確認せず，初診時に診断できなかった痛恨の一例である．幸い，患者の意識障害は改善し，検査・治療することができ，転帰も良好であった．しかし今度，SAHを見逃したら違う結果になるかもしれない．SAHは診断の遅れが予後の悪化につながるため，的確な診断が必要である．
- 成人において，突然発症する激しい頭痛に対してはCTを行いSAHの有無をみなければならない．またCTでSAHがはっきりとらえられないときでも，警告症状である可能性がある．臨床的にSAHが否定しきれない場合は，腰椎穿刺を行って診断するか専門医にコンサルトすべきである．
- 主要血管の名称と分岐部を知り，動脈瘤が発生する部位を理解する．中大脳動脈瘤など，好発部位の脳血管造影所見を理解する．
- 脳動脈瘤に対し，現在行われている治療を理解する．

　　　　　　　　　　　　　　　　　　（内藤博道）

●参考文献
1) 太田富雄. 脳血管造影法. 太田富雄, 松谷雅生編. 脳神経外科学. 京都：金芳堂；2000. p.301-335, p.408-524.
2) 吉峰俊樹ほか. 診療ガイドライン. 吉峰俊樹編. 科学的根拠に基づくくも膜下出血診療ガイドライン. 脳卒中の外科 31 増刊 2003；Ⅰ：3-8.
3) Huber P. Cerebral Angiography. Krayenbuhl H, Yasargil MG, editors. Stuttgart: Georg Thieme Verlag; p.312-366.
4) 宮地　茂. 脳血管撮影法. 吉田　純編. 脳神経外科学大系2検査・診断法. 東京：中山書店；2006. p.212-231.
5) 深津　博. MRI, MRA. 吉田　純編. 脳神経外科学大系2検査・診断法. 東京：中山書店；2006. p.172-184.
6) Taveras JM, Wood EH. Diagnositic Neuroradiology. Baltimore: Williams and Wilkins; 1964.

7 君はリタを知っているか

> **エピソード**
>
> 内科の初期研修2年目のA先生．来年度に循環器内科の研修を希望し，出身大学のクラブの先輩B医師が勤務する，都内の循環器病センター併設の総合病院に見学に来ている．そこでの症例検討会を傍聴しているA先生は，現在は心臓外科がない地域中核病院で研修しているため，カンファレンスで使われている専門用語が理解できず，とまどいを感じているようだ．
>
> ## 症例提供
>
> C医師「症例は65歳男性で，5年前に下壁梗塞で○○病院に入院し，RCA 2番に3 mmのベアメタルステントが留置されています．Max CPKは1860でした．この時LAD 6番に50％狭窄を認めております．その後しばらく近医にてフォローされていましたが，自覚症状もないため約1年後には通院を自己中断しております．最近，時々胸やけがするとのことで，近医で胃カメラを施行したところ進行胃癌が見つかり，○○病院に再紹介され，術前検査で狭心症の合併が疑われ心カテを施行しました．RCA 2番の梗塞部がtotalになっており，LAD 6番の近位部のほうも90％狭窄に進行し，ジェオパダイズドコラテラールになっていたため当センターに紹介になりました．当院で施行した負荷心筋シンチのブルズアイでは，前壁領域の広範な虚血所見と下壁領域の残存心筋を認めております．」
>
> ## 症例の心カテが供覧された後のディスカッション
>
> 循環器内科X講師「冠動脈リスクファクターはないのですか？」
> C医師「すいません，言い忘れました．喫煙20本40年間とHbA$_{1c}$ 8.5の放置された2型糖尿病がありますが，高血圧や高脂血症はありません．」
> 循環器内科X講師「胃癌の進行度はどの程度なのですか？」
> C医師「腹部の造影CT上では遠隔転移巣は見つかっていませんが，

病変が Borrmann Ⅲ型で大きく出血しやすい状態で，Hb 10.2 と軽い貧血を認めています．」

循環器内科 X 講師「それでは，デスのサイファーステントの適応はなさそうですね…」

C 医師「私としましては，IABP 下にまず胃切をしていただき，同日にリタとジーイーエーをつないでいただけたらと考えていますが…」

心臓外科 Y 助教授「人工心肺を回すと免疫能が低下し，後で癌が急速に転移することがあるよ．先に LAD に対してミニキャブのみ施行して胃切するという手もあるが，LAD が糖尿病のせいか全体に細いので，オフポンプで両方つないでおいたほうが安心だね．」

研修医 A（小声で）「先輩，ジェオパなんとかとか，リタってなんですか？」

B 医師「おいおい，さすがクラブ活動ばかりしていたやつは違うな．後でいろいろ教えてやるから心配するな．」

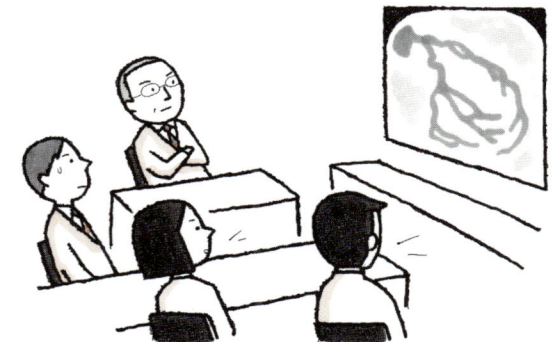

この項で学ぶこと

- **その1** 冠動脈の解剖と名称
- **その2** 心カテの狭窄評価，PCI の適応・手技
- **その3** PCI 後に注意すべき観察項目
- **その4** DES か CABG か
- **その5** 緊急心カテ時の注意点

▶この項では，循環器専門病院などで行われている，合同症例検討会でのディスカッションを研修医が理解できるよう，専門用語や略語を解説する．

▶CABG や PCI の適応や合併症について考えてみよう．

▶近年，薬剤溶出性ステント（DES）の出現により，PCI の適応が急速に拡大してきている．再狭窄が減少するので CABG は必要ないのではと豪語する医師もいるが，それぞれ，長所と短所が存在するので解説する．

その1　冠動脈の解剖と名称

- ヒトの冠動脈は左右1本ずつ（LCAとRCA）あり，それぞれValsalva洞の左冠尖と右冠尖から分岐する．LCAは，心臓の前面から心尖部を走るLADと，心臓の後面を栄養するLCXの2本に分岐するが，分岐までをLMTとよぶ．RCAとLADとLCXを"主要3本枝"とよび，各本枝に有意狭窄があるかで，1枝病変，2枝病変などと評価する．よってLMT病変は，2枝分あるのでその治療法に関して特別な意味をもつ．

- AHA（American Heart Association）による冠動脈の解剖と名称（Segment分類）を❶と❷に示す．日本ではこの分類がよく使用されるが，欧米では，近位（proximal），中位（middle），遠位（distal）という言葉で表現されることが多い．

- CABG時に使用する動脈グラフトとの関係を❸に示す．以前は，大伏在静脈（saphenous vein graft；SVG）が，よく使われていたが，10年後の開存率が約50％と動脈グラフトの80％以上に比べて劣るため，現在は動脈グラフトが主流となっている．

- 負荷心筋シンチのBull's eye表示と冠動脈の関係を❹に示す．Bull's eye表示は，左室心筋短軸像を平面表示したものである．心筋虚血状態を，運動負荷中と負荷後のカラー表示を見比べることにより把握

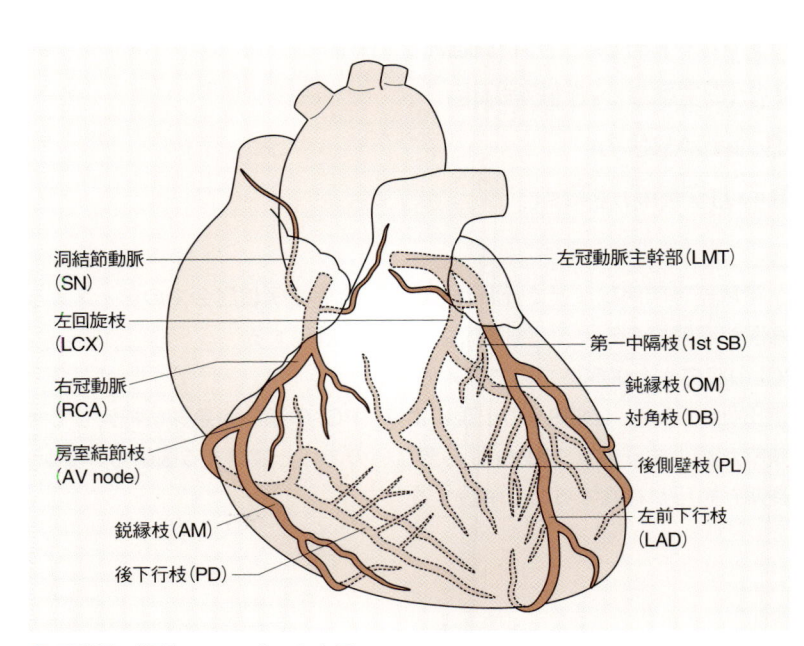

❶ 冠動脈の解剖 RAO 30°での走行
（ゲッツブラザーズ，2004[1]）

- RCA：right coronary artery（右冠動脈）の略．❷参照．
- ベアメタルステント：bare metal stentのこと．DESに対して，それ以前の金属ステントを意味し，BMSと略される．
- LAD：left anterior descending artery（左前下行枝）の略．❷参照．
- ジェオパダイズドコラテラール：jeopardized collaterals. 危険にさらされた側副血行路と訳されるが，和文が使われることはほとんどない．提示症例のごとく，側副血行路を供給している血管に有意狭窄を認める場合にこうよぶ．
- ブルズアイ：Bull's eye. 本文"その1"と❹参照．
- デス：DES. drug eluting stent（薬剤溶出性ステント）の略．
- サイファーステント：Cypher Stent®のこと．免疫抑制薬（シロリムス）をBx Velocity Stentにコーティングしたもので，現在わが国で唯一使用可能なDESの商品名．
- IABP：intra aortic balloon pumping（大動脈内バルーンパンピング）．
- リタ：LITA（left internal thoracic artery）．本文"その1"と❸参照．
- ジーイーエー：GEA（gastroepiploic artery）．本文"その1"と❸参照．
- ミニキャブ：mini CABG（coronary artery bypass graft）．本文"その4"参照．mid CABGは，ミッドキャブとよぶ．
- オフポンプ：off pump. 本文"その4"参照．
- PCI：percutaneous coronary intervention（経皮的冠動脈インターベンション）．
- LCA：left coronary artery（左冠動脈）の略．
- LCX：left circumflex（左回旋枝）の略で，サーカム（Cx）ともよぶ．
- LMT：left main trunk（左主幹部）の略．

7. 君はリタを知っているか

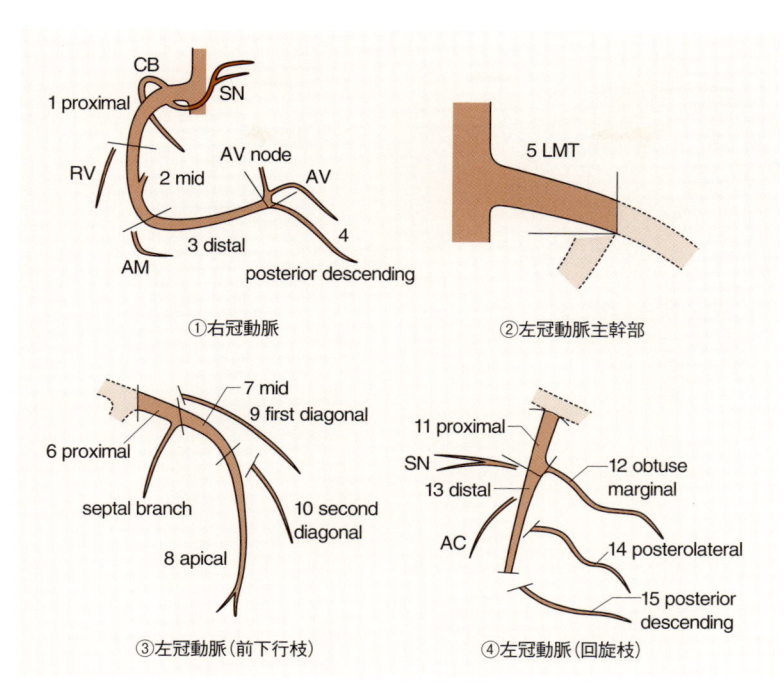

❷ AHAによるSegment分類
（AHA Committee Report. 1975[2]）

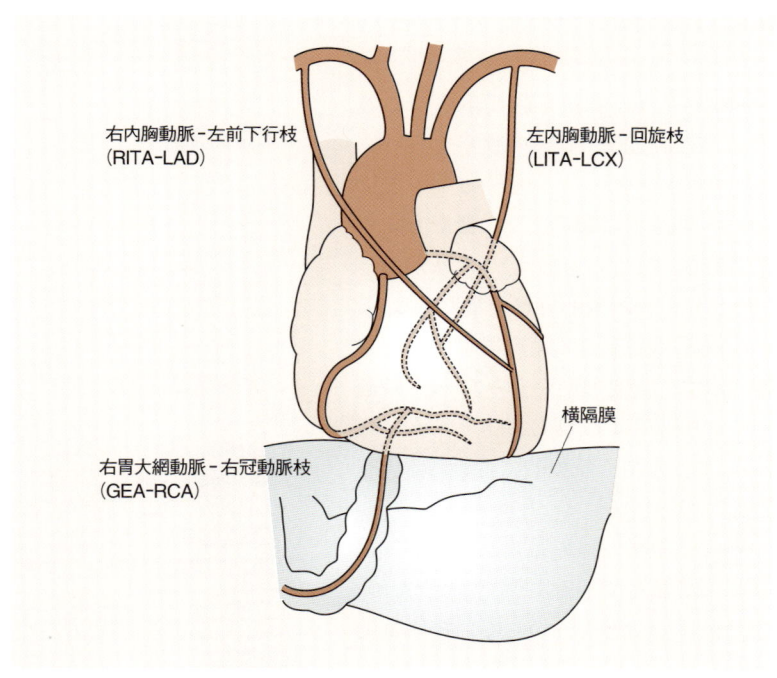

①右冠動脈
②左冠動脈主幹部
③左冠動脈（前下行枝）
④左冠動脈（回旋枝）

❸ 動脈グラフトによるCABG
（ゲッツブラザーズ. 2004[1]）

77

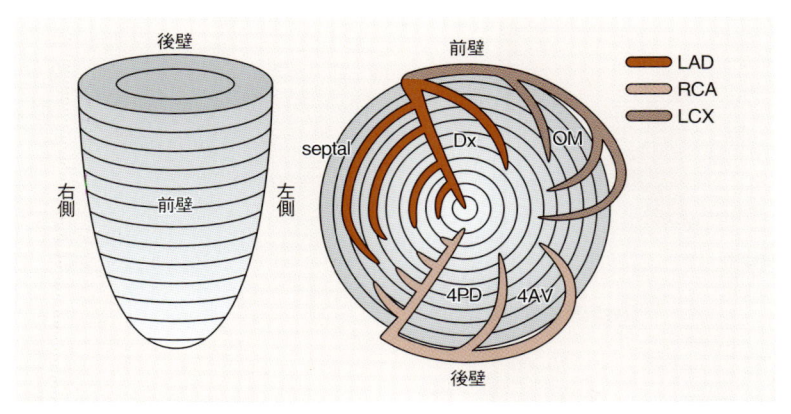

❹ Bull's eye 表示と冠動脈の関係
（中川　晋，石田雄一．2000³⁾）

できるため，罹患冠動脈部位の推定にきわめて有用である．CAG 所見と Bull's eye 表示を，心エコーの所見とともに，心筋の viability の有無を含めて立体的かつ機能的に把握できるようにすることが肝要である．

その2　心カテの狭窄評価，PCIの適応・手技

- 最も普及している AHA の冠動脈狭窄の評価法を❺に示す．この AHA 分類は，25％以下の狭窄を 25％，26～50％の狭窄を 50％，51～75％の狭窄を 75％，76～90％の狭窄を 90％，91～99％の狭窄を 99％，完全閉塞を 100％と表す．狭窄度は❻のように撮影方向で変化するので，最も狭い所で評価する．PCIの適応は，（症状があって）虚血が証明されている実測 70％以上の器質的有意狭窄である．
- 罹患枝数による PCI と CABG の適応に関する日本循環器学会学術委員会のガイドラインの要点を❼に示す．病変形態からみた PCI の適応に関しては，デバイスの進歩により以前は CABG 向きと考えられていた慢性完全閉塞病変（CTO）に対しても積極的に行われるようになり，成功率も飛躍的に向上している．
- 心カテのアプローチ方法は，従来は鼠径部大腿動脈であったが，近年 PCI がより細い（6 F）カテーテルで施行できるようになったため，出血性合併症が少なく術後の安静臥床がほとんどいらない経橈骨動脈インターベンション（TRI）が主流になっている．

> **CTO**
> ▶慢性完全閉塞（chronic total occlusion；CTO）の定義は，①診断カテ時と PCI 時の両方で完全閉塞，②TIMI 0 血流か，ブリッジ側副血行のみ，③閉塞してから 1 か月以上経過している，の3つを満たすものとしている．

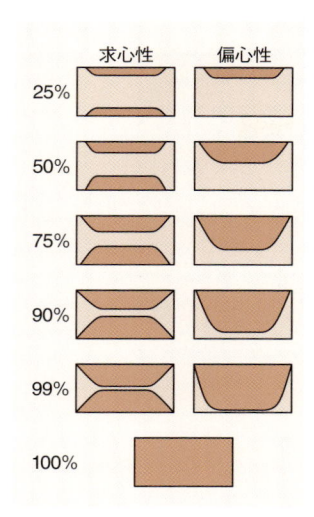

❺ AHA 冠動脈狭窄度および病変形態
（宇井　進. 2002[4]）

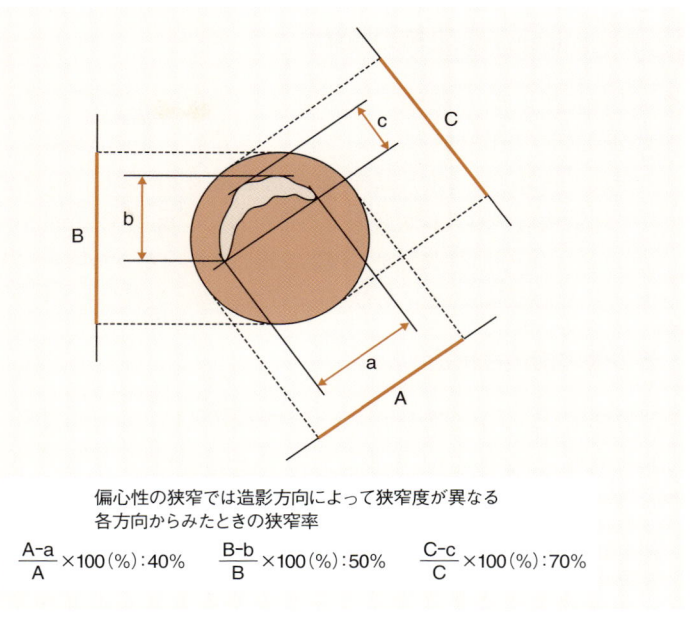

❻ 撮影方向による狭窄度の変化
（土師一夫. 1994[5]）

偏心性の狭窄では造影方向によって狭窄度が異なる
各方向からみたときの狭窄率

$\dfrac{A-a}{A} \times 100\,(\%) : 40\%$　　$\dfrac{B-b}{B} \times 100\,(\%) : 50\%$　　$\dfrac{C-c}{C} \times 100\,(\%) : 70\%$

❼ 罹患枝数（AHA分類90％以上）によるPCI/CABGの適応

1枝病変	一般的にPCIのよい適応
2枝病変	PCIの適応だが，左前下行枝近位部病変を含む場合や，jeopardized collaterals を含む場合はCABGを考慮する．
3枝病変	原則的にはCABGの適応
LMT病変	原則的にはCABGの適応

その3　PCI後に注意すべき観察項目

出血合併症（「4. カテ抜去後の止血のポイントは？」参照）

- 大腿動脈アプローチの場合は，ヘパリンや抗血小板薬の投与をしているので，出血合併症が起こりやすい．スタッフが頻回に観察チェックすることが大切であるが，患者本人や付き添いの家族にも，痛みや生ぬるい感じや気分不良があったらすぐコールするよう説明することが大切である．
- 体表に出血や血腫がなくても，まれに骨盤内に出血していることがあるので，ショックや異常な貧血がみられたら，直ちに腹部CT検査を施行してチェックすべきである．

sub optimal result時の胸痛

- PCI後に起こる，帰室後の気分不良・徐脈・血圧低下の多くは，迷走神経反射の過緊張によることが多い．この場合は，硫酸アトロピンの静注で対処できるが，必ず12誘導心電図を記録し，心カテ前のものと比較検討することが必要である．とくにsub optimal result（期待したレベルの血行改善が，PCIで達成されなかった場合）時の胸痛はトラブルが多いので，あらかじめCCU等に収容しておくこと．

その他の術後合併症

- 冠動脈穿孔による心タンポナーゼや側枝閉塞による心筋梗塞の合併：術中合併症なのでCCUに収容．前者は心臓外科医と相談．
- A-Vシャントや大腿動脈仮性動脈瘤形成：大腿動脈アプローチの場合で，穿刺時のトラブルや止血時のトラブルで起こる．エコーで観察するとシャントや噴出し口がわかるので血管外科医と対処法を検討する．
- 静脈血栓症による肺血栓塞栓症：大腿動脈からの心カテが施行されるようになった初期の時代に，長期圧迫と長期臥床のために発症し報告されたが，圧迫帯解除が早くなった現在ほとんど報告されていない．術者は，このような合併症を起こさぬよう，ハイリスク症例には弾性ストッキングをはかせるなどの予防対策をとるべきである．

その4 DESかCABGか

DESの功罪

- 従来，LMT病変と重症3枝病変はCABG適応と考えられてきた．近年，DESが使用できるようになり，それまで20％前後みられたステント再狭窄率が，数％に抑えられるようになったためPCIの適応が拡大され，これまで禁忌と考えられてきたLMT病変に対してもPCIを施行する循環器専門施設が増加している．
- しかしながらDESの場合，狭窄病変をIVUS（血管内エコー）で評価して軽度の狭窄部位までステントで覆う方針のため，従来のものより長いステントを留置するようになった．
- さらに，ステントが長期にわたって内膜に覆われない症例が存在することが判明し，抗血小板薬を自己中断した症例を中心に長期間にわたって"ステント血栓症"が発症し，急性心筋梗塞や突然死症例が散見されるに至った．

ステント後再狭窄

▶ステント後再狭窄に関しては，従来は，カッティングバルーンによるPTCAや，DCA（directional coronary atherectomy）やRotablatorなどの新しいデバイスによって粥腫を切除してきたが，最近では，DESによるstent in stentが積極的に施行されている．

- 現在は，当初考えていた期間より長期にわたる抗血小板薬の内服が推奨され，その適応にも再検討が加えられているのが実情である．

CABGの適応

現在，CABG適応として一般的には❼が考えられている．3枝病変でも安全かつ容易にPCIが可能な病変であればPCIでも問題ないが，陳旧性心筋梗塞などで心機能が50％以下の症例や糖尿病患者のびまん性の多発病変の場合は，CABGのほうがPCIより長期予後が良いとされている．

CABGの問題点

- CABGの問題点として，①侵襲性が高く，②死亡率が高く（2％以下），③脳血管障害や心筋梗塞の合併率（各2〜3％）が高いことがあげられる．しかし，より重症例にCABGが施行されている事実を考えると，これらの合併症の発生率は必ずしも高くはないし，施設により差があるのも事実である．
- 近年，できるだけ手術侵襲を軽減する試みとして，「傷が小さい」「人工心肺なし」「大動脈遮断なし」の3大要因を兼ね備えた手術法 mid CABG（minimally invasive direct CABG＝mini CABG）が心臓外科の手術症例が多い施設で行われている．これには，左開胸小切開でLITA-LAD吻合と胸骨下部切開でGEA-RCA吻合の2つの術式がある．
- 本法の絶対条件として，比較的大きな動脈グラフトが得られること，冠動脈に石灰化がなく，心臓の表面を走行していることが必要であるためその適応に制限がある．
- 最近では，従来どおりの胸骨縦切開で開胸するものの，人工心肺は回さず（off pump），スタビライザーにて冠動脈を固定し，徐脈化させた自己心拍下で血管縫合を行う方法（OPCAB）が増加しており，脳血管障害の発生率を低下させている．

その5 緊急心カテ時の注意点

急性心筋梗塞などの急性冠症候群に対して緊急心カテを施行するときの注意点として以下のような項目があげられる．

- 自施設でフォローされていない症例も多いので，感染症のチェックと腎不全のチェックが間に合わないことが多い．前者は，感染症患者として取り扱えばすむが，後者の場合，透析が不可能な施設での心カテは薦められない．

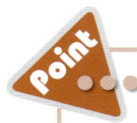

> ### Point: 施設認定（学会認定）と術者資格
>
> 日本心血管インターベンション学会は，独立して心血管インターベンション治療を行うのに十分な経験と知識を備えた"学会認定医"と，さらに高い水準で循環器病学に関する広い知識に裏打ちされた診療能力と心血管インターベンションに関する指導力を備えた"学会指導医"からなる学会認定医制度を発足させている．これに平行して研修施設，研修関連施設の認定も行っている．指導医や研修施設名は，学会ホームページ（http://www.jsichp.org）で公開されている．なお，最近の制度改定規則では，研修施設ではPCIの全施行例がJSIC registry systemに登録されていることが条件になっている．

- ショック状態や意識レベル低下で運ばれ，関係者がいない場合，可能な限りの関係者（親族や友人）へのインフォームドコンセントをとるよう努力し，その旨をカルテに記載する．
- 循環器専門施設に緊急心カテ目的で搬送する場合，できるだけ紹介先の循環器医から指示をもらい，救急車に同乗するのが原則である．とくにt-PA等を投与した場合は，搬送途中で再灌流障害を起こしてVT/Vfになる可能性が高いので，DC（除細動）が施行できる体制が必要である．
- まれに，下壁梗塞やLMT梗塞のショック症例の原因が急性大動脈解離（DA）であることがあるので，心エコーでDAが否定できていない症例には，t-PAは投与すべきでない（緊急手術ができなくなる！）．

まとめ

- DES時代の到来でPCIの適応が一段と拡がっているが，off pumpによるCABGの進歩もすばらしい．臨床医は目の前の患者にとって本当に良いと思われる治療法を選択すべきである．

（藤井幹久）

● 文献
1) 冠動脈インターベンションマニュアル第8版．東京：ゲッツブラザーズCI事業推進部；2004.
2) AHA Committee Report. A reporting system on patients evaluated for coronary artery disease. Circulation 51: 1975.
3) 中川　晋，石田雄一．心筋シンチマスターガイド．東京：診断と治療社；2000.
4) 宇井　進．心カテーテル法マスターガイド．東京：診断と治療社；2002.
5) 土師一夫．冠動脈造影を活かす．東京：文光堂；1994.

●参考文献
1）細田瑳一，総編．今日の循環器疾患治療指針．第2版．東京：医学書院；2003．
2）循環器病の診断と治療に関するガイドライン．Jpn Circ J 2001; 65（suppl）Ⅳ：835-839.
3）ACC/AHA/SCAI. 2005 Guideline Update for Percutaneous Coronary Intervention: Summary Article. Circulation 2006; 113（1）: 156-175.
4）藤井健一，大柳光正．Sirolimus溶出ステントの長期成績—シリウス試験3年での成績．循環器専門医 2006；14（2）：207-211.
5）中村　淳，Jang-Ho Bae, Wasan Udayachalerm．非保護左冠動脈主幹部病変に対するsirolimus-eluting stentの短期および長期臨床成績— Multicenter Registry in Asia．循環器専門医 2006；14（2）：213-219.

8 肝腫瘍を疑ったらどういう造影法を選ぶか

> **エピソード**
>
> 血管造影を研修し6か月が経過したA先生．今日はCTAP（経動脈的門脈造影下CT）を行うこととなった．
>
> **研修医A**（CTAPの場合は，肝実質に動脈血を流入させないために，腹腔動脈は後回しだな．まずは上腸間膜動脈〈SMA〉にカテを引っかけてと．L1上縁のSMAにうまくカテが入ったぞ．テストインジェクションも少量にして）「それではCTAP撮影お願いしま～す．」
>
> その後CTAPが撮影された．撮像されたCT画像をみると（❶），肝右葉が強く濃染し，外側区の肝腫瘍の門脈血欠損像が不明瞭である．
>
> **研修医A**「何か変だぞ．」
>
> そこに，上級医B先生が入ってきた．
>
> **上級医B**（浮かぬ顔をしているA先生をみて，撮像されたCTAP像をみながら）「右葉は動脈造影になっているぞ．肝動脈の分岐には個人差があることに注意しないといけないね．この患者さんは右肝動脈がSMAから分岐するreplaced right hepatic arteryじゃないか．CTAPでは純粋な肝内の門脈本幹血流を評価するのが目的だろう．SMAの近位からは下膵十二指腸動脈が分岐するし，右肝動脈がSMAから分岐する変異だってあるんだ．これらの動脈を越えたところにカテ先をおいてCTAPを撮影しなければダメだぞ．」
>
> 急に顔が青ざめたA先生．もう一度SMAから圧をかけてテストインジェクションすると，右肝動脈がSMAから分岐しているのが確認された．
>
> ❶ 肝腫瘍の門脈欠損像

この項で学ぶこと

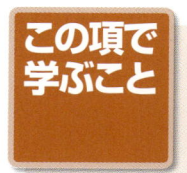

- その1　腹部血管造影と正常変異，さらには動注CTについて熟知しよう
- その2　肝腫瘍の画像の特徴を理解せよ
- その3　TAEの適応，手法，合併症を知ろう

その1　腹部血管造影と正常変異，さらには動注CTについて熟知しよう

- 肝腫瘍に対する血管造影の位置づけには大きな変革がみられている．すなわち，ヘリカルCTからさらにはMDCT（multi detector-row CT）への進歩，またMRIの高速化が図られ，侵襲のある血管造影法そのものの意義は低下してきている．
- しかし，動脈造影下でのCT（動注CT，後述）は肝癌（肝細胞癌）を含めた肝細胞結節の検出や質的診断を行ううえで精度の高い方法であり，治療方針を考えるうえで重要な情報を提供してくれる．
- 現在では血管造影は，単なる診断目的というより，肝癌に対する肝動脈塞栓術を代表としたIVR（interventional radiology）治療目的で施行されることが多い．

マスターしよう　腹腔動脈造影，上腸間膜動脈造影，固有肝動脈造影

　肝腫瘍の血管造影法を安全かつ効率よく進め，目的とする血管像を明確に描出するためには，腹腔動脈，上腸間膜動脈，固有肝動脈などの代表的な動脈の血管造影法を正確にマスターすることがまず大切である．さらには正常変異を含めた血管解剖の把握も重要となる．

腹腔動脈造影

　腹腔動脈幹部にカテーテルを留置し，肝動脈の解剖学的変異の有無を確認し，肝全体の腫瘍濃染像を観察する．肝動脈は変異が多く，詳細は成書にゆずるが，右肝動脈が上腸間膜動脈から派生する変異（replaced right hepatic artery；replaced RHA）（頻度：約14％）（❷②）や，左肝動脈が副左肝動脈として左胃動脈から派生している変異（accessory left hepatic artery；accessory LHA）（❷③）（頻度：約25％）などがよく経験される．

上腸間膜動脈造影下門脈造影

　上腸間膜動脈からの造影でプロスタグランジン E_1 製剤（アルプロスタジル）を注入し撮影を行う．上腸間膜静脈（SMV）からのリターンに

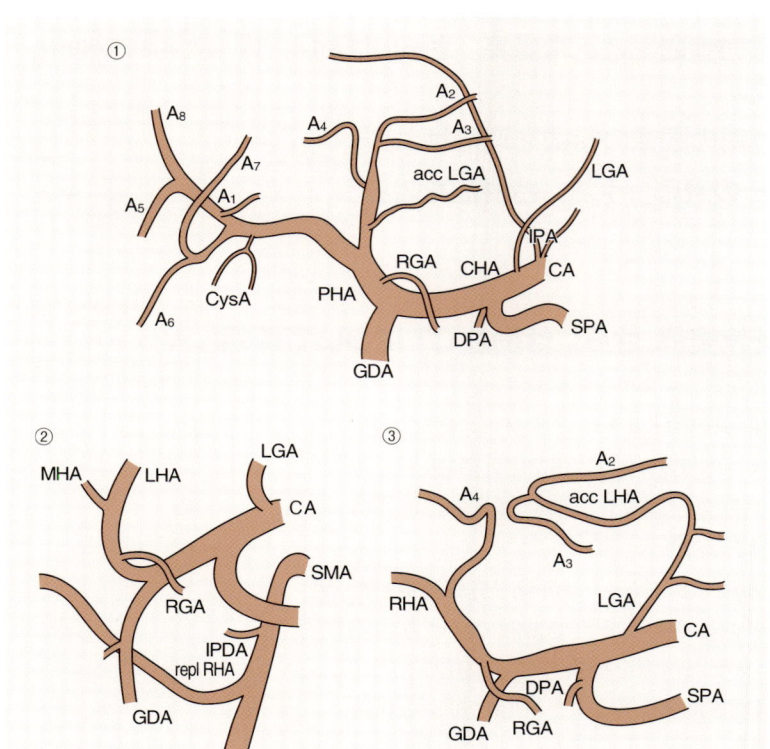

❷ 肝動脈の正常変異
① 腹腔動脈の分岐形式（典型例）
② 右肝動脈が上腸間膜動脈から分岐（replaced RHA）
③ 左肝動脈が副左肝動脈として左胃動脈から分岐（accessory LHA）

CA：腹腔動脈，IPA：下横隔膜動脈，SPA：脾動脈，LGA：左胃動脈，DPA：背側膵動脈，CHA：総肝動脈，GDA：胃十二指腸動脈，RGA：右胃動脈，PHA：固有肝動脈，RHA：右肝動脈，MHA：中肝動脈，LHA：左肝動脈，acc LGA：副左胃動脈，CysA：胆嚢動脈，IPDA：下膵十二指腸動脈，repl RHA：転位右肝動脈

Point 造影時のカテ先の目安

●腹腔動脈へのカニュレーション法

腹腔動脈は大動脈前面でTh12下部からL1のレベルで分岐する．シェファードフック型のカテーテルを使用するが，その分岐根部はやや左方にある．カテーテルを正中よりやや左方へ傾けTh12から尾側に引くとすんなりカニュレーションできるケースが多い．

●上腸間膜動脈へのカニュレーション法

上腸間膜動脈は腹腔動脈から半椎体ほど尾側，Th12下部からL2腰椎のレベルで前下方やや右方へ向かって走行する．ただし，動脈硬化の強い患者では腹部大動脈が蛇行するため，左方へ走行するようにみえる場合もある．

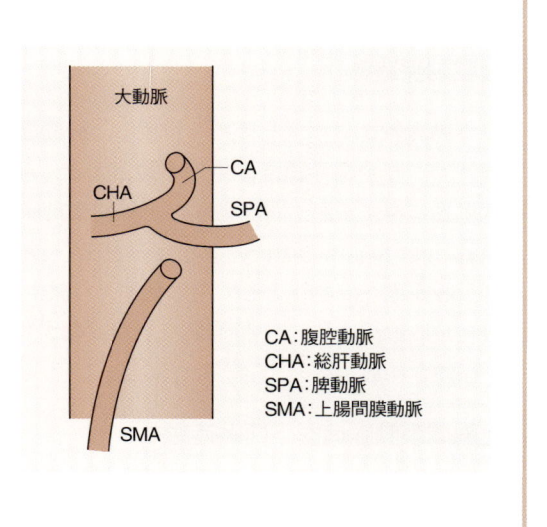

CA：腹腔動脈
CHA：総肝動脈
SPA：脾動脈
SMA：上腸間膜動脈

よる血流成分が反映される．なおCTAPを予定している場合は，腹腔動脈撮影の前に施行するのが原則であり，肝内に動脈性に造影剤が流入しないように注意が必要で，カテーテルを下膵十二指腸動脈分岐部よりも深く挿入するようにする（エピソード参照）．

求肝性および遠肝性門脈血流の状態と門脈腫瘍栓の有無の確認は必須であり，肝内門脈枝（本幹から少なくとも二次分枝まで）の開存性を確認し，食道，胃静脈瘤となりうる側副血行路の有無も確認する．

固有肝動脈造影

固有肝動脈造影では，A_1（尾状葉枝）を含め，各々の肝動脈枝を同定する．また肝動脈から分岐する右胃動脈，左肝動脈から分岐する副左胃動脈の有無，胆嚢動脈を同定する（❷① 参照）．

肝腫瘍の場合，栄養動脈が亜区域枝の1本か，複数かそれとも区域枝か，また他の亜区域枝の栄養を受けていないかを正確に同定することが重要で，拡大撮影や斜位撮影との組み合わせや，後述する肝動脈造影下CT（CTHA）が有用な症例もある．

一方，副左胃動脈枝で栄養される胃壁の一部が肝腫瘍の濃染と誤認する可能性があり，注意が必要である．

動注CT

動注CTとは，動脈造影下でCTを撮像する血流画像である．経動脈性門脈造影下CT（CT during arterial portography；CTAP）と肝動脈造影下CT（CT during hepatic arteriography；CTHA）に大別される．

CTAPはカテーテルを上腸間膜動脈に挿入し，門脈造影のタイミングで全肝をCTにて撮像する方法である．門脈血が減少した領域は造影低下，欠損域として描出される．CTHAは総肝動脈あるいは固有肝動脈に挿入されたカテーテルから造影剤を注入しながら，全肝をCTにて撮影し腫瘍の動脈血流をCT上で評価する手法である．

マスターしよう ▶ 手技に起因する合併症

出血，血腫

シース抜去後の出血，血腫の回避にはまず，正確な穿刺が大事である．肥満患者の場合，穿刺部位と大腿動脈との距離があり，拍動が触れにくく，適正な穿刺ポイントが確認しづらくなる．さらに肝腫瘍，とくに肝細胞癌（肝癌）患者では背景に肝硬変がある場合がほとんどで，血小板，凝固機能の低下があることが多く，正確な穿刺を行うことはシース抜去後の穿刺部からの出血のリスクを大幅に軽減する．

血管攣縮

乱暴なカテーテル，ガイドワイヤー操作により血管攣縮をきたすことがある．インターベンションを加えようとしている肝動脈枝に血管攣縮をきたすと，同部位からの治療が不能となることがある．カテーテル，ガイドワイヤー操作をする際には透視下で，愛護的に扱う慎重さが大切である．

内膜損傷

血管内膜下にカテーテルやガイドワイヤーが入り込んで起きることがある．また血管壁にカテーテル先端が密着した状態で造影剤注入を行えば内膜下注入となり，内膜剥離を起こしかねない．造影剤注入時にはバックフローを確認してからという大原則を常に忘れてはならない．

その2　肝腫瘍の画像の特徴を理解せよ

マスターしよう　肝腫瘍の分類と画像の特徴

肝細胞癌

中分化から低分化型肝細胞癌（いわゆる古典的肝癌）では，周囲肝組織より動脈血が増多することは周知の事実であり，これらは多血性（hypervascular）肝癌とよばれる．肝動脈造影の動脈相で腫瘍の辺縁部から内部に流入する腫瘍血管が豊富に認められ，実質相では非癌部に比して濃染する（❸）．血管造影法は肝動脈からの直接造影法であるため，

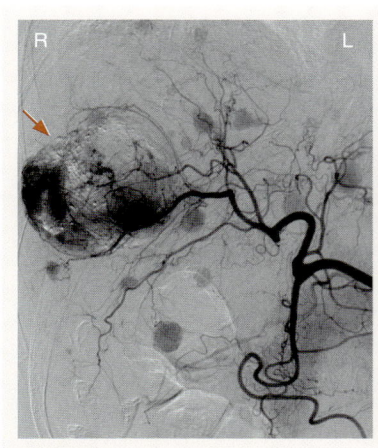

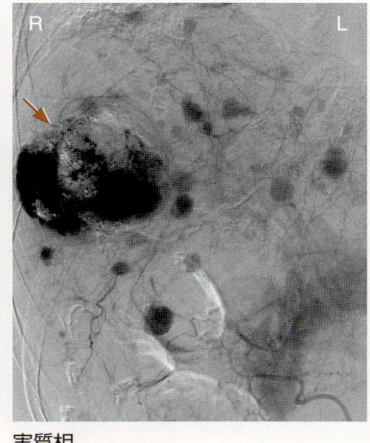

動脈相　　　　　実質相

❸ 肝内転移を伴った古典的肝細胞癌（→）の血管造影所見

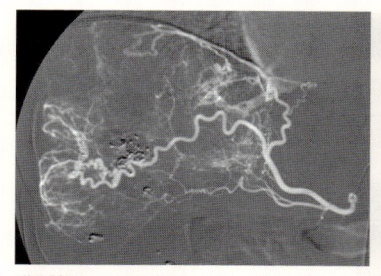

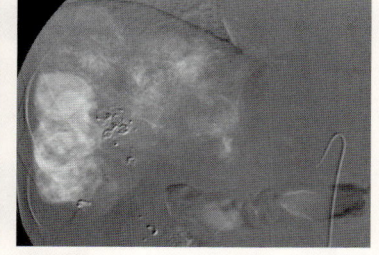

動脈相　　　　　実質相

❹ 右下横隔膜動脈から栄養された多発性肝細胞癌

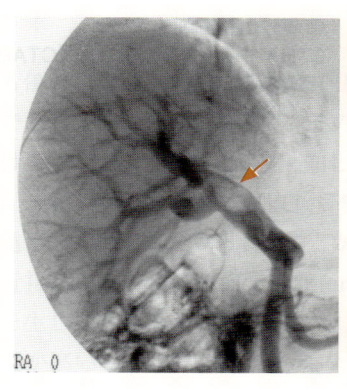

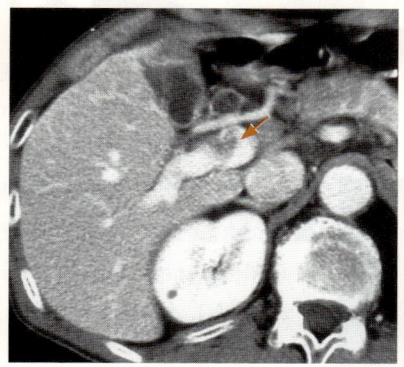

❺ 門脈本幹腫瘍塞栓（→）を有する肝細胞癌（Vp₄）
左葉は萎縮し、原発巣は同定しがたい．

濃染結節の検出感度は高い．

　通常の肝癌は非癌部肝実質を圧排性に増殖していくのに対し，びまん型肝癌は非癌部を置換性に発育していくため，血管造影上明らかな腫瘍濃染として現れず，境界不明瞭で不均一な濃染として認められることにも留意が必要である．

　なお，肝癌に対して頻回に肝動脈塞栓術（TAE）が繰り返されている場合は，肝動脈以外の動脈が栄養動脈となることがあり，右下横隔膜動脈（❹），肋間動脈，内胸動脈，胃十二指腸動脈などの撮影が必要となる．

　門脈腫瘍塞栓は門脈造影にて造影欠損域（❺）として描出される．なお，門脈本幹が腫瘍塞栓で完全閉塞した場合，求肝性の門脈側副血行路が発達し"cavernous transformation"といわれる．一方，肝動脈造影後期から腫瘍栓に沿って細い束状の栄養動脈の発達がみられる．これが"thread & streaks sign"と称される．

■ 肝細胞癌の動注 CT 診断

　動注 CT を用いて結節の動脈血，門脈血の多寡を評価することで，肝細胞性結節の組織学的悪性度の推定が可能となった．

　多血性肝癌では結節内門脈血は完全欠損し，100％動脈支配となって

MDCT などが発達した現在，転移性肝腫瘍診断目的のみで血管造影が施行されることはない．大腸癌からの転移では単発性であることがあり，治療方針（切除適応の可否）決定目的に CTAP が施行される場合が多い．CTAP では門脈血流が低下または欠損している領域を明瞭に描出可能であり，数ミリの微小転移も検出できることが多い．

肝特異性造影剤 SPIO を用いた MRI は，微小な肝転移の診断において CT を明らかに凌駕し，CTAP に匹敵するとされ侵襲的な CTAP は次第に行われなくなりつつある．

肝海綿状血管腫

良性肝腫瘍のなかでいちばん日常診療で遭遇することが多い結節である．その典型的な血管造影所見は綿花様濃染（cotton wool appearance）といわれ，早期より点状，斑状の pooling を認め，後期まで濃染が持続するのが特徴である（❾）．ただし比較的小さな血管腫では腫瘍自体が濃染し，肝細胞癌との鑑別に難渋することも少なくない．

限局性結節性過形成

限局性結節性過形成（focal nodular hyperplasia；FNH）は非腫瘍性の過形成病変であり，多血性を呈す．血管造影では，中心から末梢に車軸状に広がる栄養動脈（spoke-wheel appearance）が特徴的である（❿）．これは拡張した血管が中心性瘢痕内から線維性隔壁に分布する像を表している．

動門脈シャント（AP シャント）

肝動脈造影の早期相において門脈枝が造影される場合をいう．肝細胞癌に伴う AP シャントや，肝硬変に認められる AP シャントなどがあ

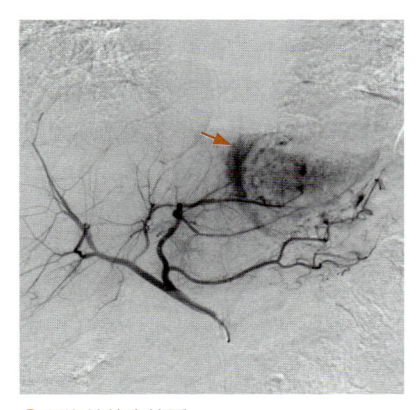

❾ 肝海綿状血管腫
cotton wool appearance が描出されている．

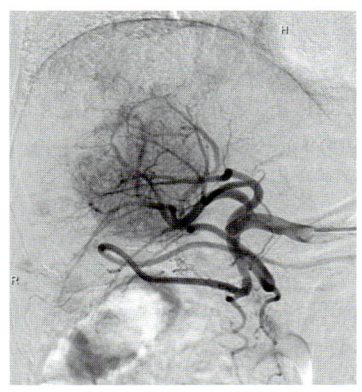

❿ 限局性結節性過形成（FNH）
車軸状濃染が特徴的である．

る．肝癌で AP シャントを合併している場合，腫瘍の門脈浸潤を伴うことが多く，AP シャント量が多い場合，動脈性の区域性濃染が生じ腫瘍濃染自体が隠れてしまう場合があるので注意が必要である．

　慢性障害肝に認められた 2 cm 以下の早期濃染のうち，半数程度が AP シャントなどの偽病変であったとの報告もある．このような場合，SPIO-MRI を施行すれば AP シャントでは他の肝実質と同等に SPIO の取り込みを認め，多血性肝癌と容易に鑑別ができる．

その3　TAE の適応，手法，合併症を知ろう

原理，方法

　肝動脈塞栓術（transcatheter arterial embolization；TAE）は肝癌治療のなかで最も適応が広く，かつ診断から治療までが一連に短時間に行えるため，肝癌治療全体のなかで最も高頻度に施行されている治療法である．古典的肝細胞癌の腫瘍血管は豊富で，その栄養はほぼ 100％肝動脈からの供給を受けている．一方，非癌部肝組織の血流支配は門脈から 70％前後，動脈から 30％前後である．この原理により，腫瘍の栄養動脈から抗癌剤を含んだ薬剤を注入し，塞栓することで腫瘍を壊死に至らしめるのが TAE である．

　方法としては，注入塞栓物質として抗癌剤混合リピオドール（Lp）を用いた後，ゼラチンスポンジにて塞栓を行うリピオドール-TAE（Lp-TAE）が主流である．近年ではマイクロカテーテルの開発により亜区域枝からの超選択的な Lp-TAE（subsegmental TAE）が標準的となり，その局所制御能は向上し肝機能に及ぼす影響も低下している（⓫）．

　TAE の効果は腫瘍の形態により異なる．被膜を有する結節型はその効果が得られやすいが，被膜外浸潤をきたした場合や被膜形成のない置換型発育の場合は，非癌部との境界部は，動脈血と門脈血の両者がその栄養に関与して，動脈のみ TAE をしても同部に癌が残存する結果となり，根治は難しい．また，微小転移，門脈腫瘍栓には効果が低いとされている．

適応，禁忌

　TAE が可能となるには動脈血流の豊富な肝癌であり，その適応は ① 多発例，② 肝機能不良，年齢などにより肝切除術の適応とならない例，③ 解剖学的に経皮的アプローチが困難な例，④ 他の治療後の再発例，などに考慮される．なお，経動脈性造影で濃染を示さない高分化肝癌は適応とならない．また門脈本幹腫瘍塞栓例（Vp₄）で求肝性の門脈血

リピオドール
▶ 油性造影剤．もともとはリンパ管造影や子宮卵管造影に用いられていた．

TAE 施行する際の心構え
▶ TAE を行うにあたっては，局所制御能をできるだけ上げつつも，進行度分類（tumor stage），肝障害度，そのほか腫瘍の分化度，腫瘍濃染の有無，局在，年齢，全身状態などのさまざまな要素を考慮に入れる必要がある．

TAE 施行前には，静脈瘤の有無を確認する
▶ 背景肝が肝硬変の場合は，門脈圧亢進症を合併していることが多く，TAE 前の上部消化管内視鏡にて RC サイン陽性の静脈瘤が確認されれば，術前に内視鏡治療を行っておくほうが望ましい．

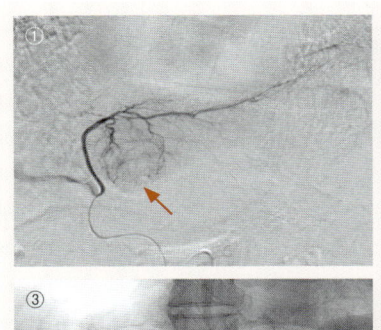

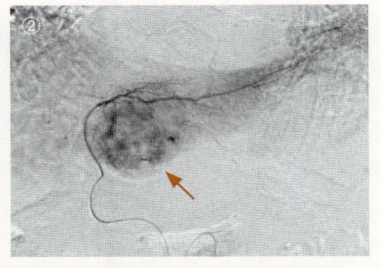

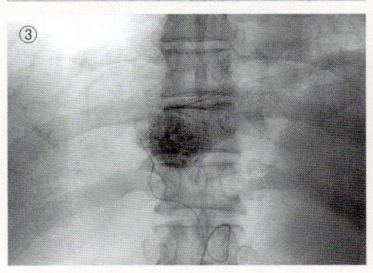

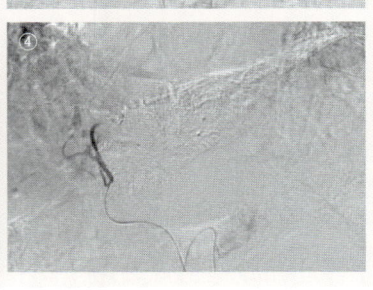

⓫ Lp-TAE
①② A_2 からの選択的な造影で腫瘍濃染を確認（→）．
③ 腫瘍に一致してリピオドール集積あり．
④ TAE後，A_2 は良好に塞栓されている．

が保たれていない場合は絶対禁忌となる．
　① 総ビリルビン値は 3 mg/dL 以下，② コントロール不能な腹水がない，③ PS（performance status）3 まで，が必須条件である．

手順

　腫瘍の栄養動脈にマイクロカテーテルを超選択的に進め，抗癌剤（エピルビシン，マイトマイシンC，アドリアマイシン，シスプラチン）と混和した油性の造影剤であるリピオドールを同ルートから注入する．筆者はシスプラチン粉末製剤であるアイエーコール® 30～60 mg とリピオドール 3～6 mL を目安に適時増減して用いる場合が多い．その後スポンゼル® などのゼラチンスポンジを 1 mm 角以下の細片に切り刻み，ヨード造影剤に染み込ませ用いて塞栓する．この一連の手技が Lp-TAE と称される（⓫）．

　腫瘍内にリピオドールと抗癌剤が停滞することで，その徐放作用により抗腫瘍効果が期待でき，ゼラチンスポンジにて栄養動脈を閉塞することで阻血効果が得られ，腫瘍を壊死へと導いていく．

　また，TAE 後はできるだけ早い時期（直後～10日後）にCTを撮影し，腫瘍へのリピオドール（CT上高吸収域として描出）の集積具合，および周囲肝実質へのリピオドール分布を確認する．また術前不明であった衛星結節も明瞭に高吸収域として描出される．

> **リピオドール，抗癌剤，ゼラチンスポンジの投与量**
> ▶これら投与量の決定には，腫瘍径，個数，vascularity，非塞栓肝容積，肝機能などを考慮し総合的に評価する．リピオドールの投与量は腫瘍径 D cm につき d mL（$d \geq D$）を用いる場合が多い．

副作用，合併症

　TAE を施行した場合，発熱，腹痛，嘔吐などの症状は必発であるが，

通常一過性であり，数日で軽快する．しかし，非癌部肝組織への影響は肝予備能と塞栓範囲によりさまざまであるが，長時間虚血にさらされることで生じる肝障害は必ずしも一過性とはいえず，肝不全が進行し，腹水，黄疸，肝性脳症，食道静脈瘤破裂などが出現する場合がある．

手技上起こりうる合併症としては胆囊動脈に塞栓子が流れたことによる急性胆囊炎，左肝動脈から分岐している副左胃動脈が存在し，術中に認識できず塞栓子が流れてしまうことによる胃潰瘍などがある．その他，腫瘍近傍の胆管壁障害による biloma，肝膿瘍などがあげられる．

TAE の合併症
肝障害・肝不全
急性胆囊炎
biloma，肝膿瘍
胃潰瘍

まとめ

- 肝腫瘍の血管造影を安全かつ効率よく行うためには，replaced RHA や accessory LHA など正常変異を含めた血管解剖を把握する．
- 肝腫瘍および偽病変の特異的な画像を理解する．
- TAE は高頻度に施行されている肝癌治療であるが，患者の腫瘍因子ならびに肝機能をみて，他の治療法も考慮に入れる．

（大久保裕直）

● 文献
1) Ueda K, Matsui O, Kawamori Y, et al. Hypervascular hepatocellular carcinoma: Evaluation of hemodynamics with dynamic CT during hepatic arteriography. Radiology 1998; 206: 161-166.
2) Murakami T, Oi H, Hori M, et al. Helical CT during arterial portography and hepatic arteriography for detecting hypervascular hepatocellular carcinoma. AJR 1997; 169: 131-135.
3) 大久保裕直，國分茂博．肝癌の診療―最新の進歩．多血性肝癌の診断アルゴリズム．臨床消化器内科 2006；21（7）：937-943．

9 心カテ後のSwan-Ganzカテーテル挿入と評価のポイントは？

エピソード

　先週から循環器内科を選択ローテーションしている2年目研修医のA先生，専門医のB先生と一緒に緊急心臓カテーテル検査に入ることになった．無事PCI（percutaneous coronary intervention）が終了したところで，B先生はA先生にこう言った．

専門医B「君ももう2週間目に入って，心カテにも慣れたよね？」
研修医A（なんとか心カテの流れをつかむのがやっとだよ）「は，はい．先生．な，なんとか」
専門医B「じゃあ，Swan-Ganzを使った右心カテも経験してるよね？」
研修医A（何回か見たな〜．静脈だと動脈と違って安心かな）「はい．もちろんです．」
専門医B「よーし．じゃあ，やってみるか？」
研修医A「は，はい〜！」
　いいところを見せようと，A先生はおもむろにSwan-Ganzカテーテルを手に取り，静脈シースに挿入しようとした．
専門医B「ちょっと待って！エア抜きをしてある？バルーンの確認はしてあるのかな？」
研修医A（え？そんなことしてたっけ？）「あ，もう確認してあるものだと思ってました．」
患者Y（…この医者，大丈夫なのかな？）
専門医B「エアを血管内に大量に入れると大変なことになるからね．」
　A先生は指導を受けながらSwan-Ganzカテーテルの準備を行った．
研修医A「はい．確認できました．挿入していきます．んっと，ひっかかってなかなか進まないなぁ…」
専門医B「進まないって，そのままぐいぐい押し続けたら静脈壁はもろいんだから穴をあけてしまうよ」
研修医A（え！静脈も出血するんだ！怖くなってきた…）「は，はい…」
専門医B「そのためにバルーンがついてるんだろ！」
研修医A「そ，そうでした！」（ウェッジのためだけにあるんじゃない

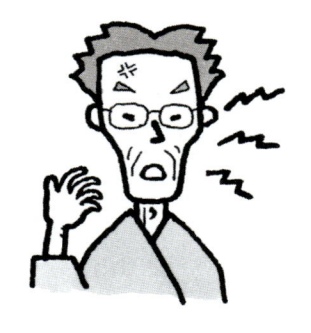

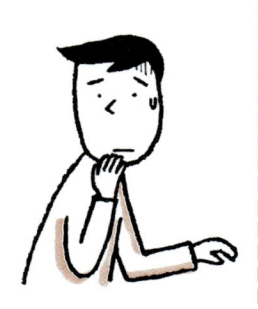

んだ〜)
患者Y(……)
　しかし，この後の操作も，手技の手順や確認についてあやふやなことが多く，A先生はB先生からそのつど注意を受けることになってしまった．そんなことが続いたあと，患者Yさんが怒り出した．
患者Y「わしゃ〜モルモットか！ええかげんにしてくれ！」
専門医B「申し訳ありません．A君！全然わかってないじゃないか！次までに《血管造影のABC》でも読んで勉強してくるように！」
　そんなこんなで右心カテが終わったが，測定の結果PCWPは高く心拍出量は低い重症の心不全であった．volume管理のため一時的にSwan-Ganzカテーテルを留置したままCCUに入室することになった．入室してしばらくしてCCUの担当看護師から研修医Aにコールがあった．
看護師「先ほど入室したYさんなんですが，Swan-Ganzのバルーンをふくらませてもウェッジがかからないんですよ．ちょっと見てもらえますか？」
研修医A(え〜大丈夫かなぁ…)「はい，すぐ行きます！」
　研修医Aが見てみると，留置・固定した位置から数cm抜けていた．ベッド移動時にずれてしまったらしい．勝手に触ると危険だと判断し，研修医Aは専門医BをコールしてCCUまで来てもらった．
専門医B「よしよし．さっきも話したように，肺動脈先端位置は下手に触ると危ないからな．よく呼んでくれた．浅くなってるみたいだからちょっと挿入しようか．」
　そういいながら専門医Bは刺入部のガーゼをよけた．するとSwan-Ganzカテーテルが直接シースに入っているのが見えた．
専門医B「おいおい，保護カバーをつけてないから不潔になって，再挿入できないじゃないか!!　A先生，一時的にSwan-Ganzを留置する可能性があるときは，保護カバーをしておくのはイロハのイだよ！」
研修医A「ひ〜〜〜〜！すみません〜〜〜〜」

PCWP(pulmonary capillary wedge pressure；肺動脈楔入圧)
▶肺動脈カテーテル遠位端にあるバルーンを膨らませることによって血流を遮る．このときにカテーテル先端で測定した圧を肺動脈楔入圧という．バルーンによって血流が遮られると，カテーテル先端と左房間は毛細血管を介して同じ圧を示すと考えられ，間接的に左房圧を測定できる．

CO(cardiac output；心拍出量)
▶1分あたりに心臓から拍出される血液量のことを心拍出量という．Swan-Ganzカテーテルを用いた熱希釈法による測定がよく知られている．ヨーロッパではPICPにより1回拍出量を測定し，心拍数をかけあわせて持続的に測定することが一般的になりつつある．体格による差を補正した指標としてCOをBSA(体表面積)で割った数値をCI(cardiac index)として用いる．

この項で学ぶこと

- その1 Swan-Ganzカテーテルの構造を熟知する！
- その2 挿入時には透視と圧波形を確認しながら
- その3 Swan-Ganzカテーテルで測定できること，評価できることを知る
- その4 ピットフォールと適応

▶ この項では，冠動脈造影/PCI後に行うSwan-Ganzカテーテルの操作について説明する．

▶ 準備を怠ったり，操作を誤ったりすると生命に関わる合併症を起こす可能性があることを肝に銘じる．

▶ 圧波形とカテーテル先端の位置の関係について覚えよう．透視のない環境で内頸動脈からのカテーテル挿入に応用できる．

▶ 熱希釈法の原理を知り，測定時のコツについて学ぼう．

▶ 一時期と比べて集中治療領域での使用頻度が低くなってきている．何が測定できるか，何の役に立つか考えよう．

その1　Swan-Ganzカテーテルの構造を熟知する！

Swan-Ganzカテーテルの歴史

　血管内にカテーテルを挿入して造影したり圧を測定したりする手技は，比較的新しい手技である．肺動脈カテーテルもその例外ではなく，バルーンつきの肺動脈カテーテルはSwanさんとGanzさんが1970年に開発・発表したものである（本当）．

　心機能や血行動態を連続的に測定できるためICUでは必須手技といわれた時代もあるが，救命に役立っているかどうかという議論が起こり，メタアナリシスにより，救命に寄与しているという明らかなエビデンスはない，という結果が出たため，以前のようにルーチンでICUで使用されるようなことはなくなっている．ただし，急性期の虚血性心疾患に対する心臓カテーテル検査時に心機能を評価したり，心不全時の心機能を把握し治療戦略を立てたりするのに一時的に用いるには有用な検査であるといえよう．

　ヨーロッパでは，心腔内にカテーテルを挿入する必要のないPICO（持続心拍出量測定装置）が広まってきている．PICOは中心静脈から肺を経由した熱希釈法と末梢動脈圧波形からリアルタイムに心拍出量を計測するシステムである．

▶ 風を帆に受けて帆走するヨットを見て思いついた，というのは有名な話．バクスター社（現エドワーズ社）は商品名に開発者の名前をとってSwan-Ganzカテーテルと名づけて発売し，その後，肺動脈カテーテル全般がSwan-Ganzカテーテルという通称でよばれることが多くなった．商品名が一般名よりも有名になった例は，アンビューバッグ（商品名）とバッグ・バルブ・マスク（一般名）や，宅急便（商品名）と宅配便（一般名）の関係と同じ．

9. 心カテ後のSwan-Ganzカテーテル挿入と評価のポイントは？

準備をしっかり行おう．使用方法を誤ると危険！

　Swan-Ganzカテーテルは1本のカテーテルにみえるが，内腔は三重構造になっており，別に温度センサーのコネクターがついている．3つの内腔はそれぞれ，先端バルーン（温度センサーつき），PAPライン，RA・CVPラインにつながっている（❶）．カテーテル外壁がヘパリンコーティングされた製品があり，操作中に血栓ができにくくなっている．

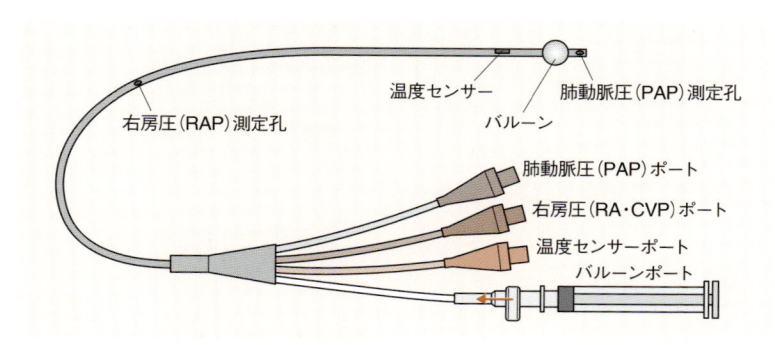

❶ Swan-Ganzカテーテルの基本構造
肺動脈圧（PAP）と右房圧（RA・CVP）を測定するルートは必ずついている．肺動脈楔入圧（PCWP）バルーン用ポートと心拍出量（CO）測定用温度センサーも欠かせない．

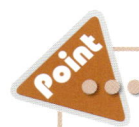

Point　エアの誤注入は絶対禁忌

　血管内で操作するカテーテルの使用時に絶対あってはならないこと．それはエアを注入すること．肺動脈カテーテルでエアを注入した場合，肺塞栓を起こして死に至る可能性がある．またASD（心房中隔欠損症）やVSD（心室中隔欠損症）など心腔内に短絡があると，エアが動脈系に入り，心筋梗塞や脳梗塞で死に至る可能性がある（❷）．誤ってエアを注入するようなことがないように，準備時にはしっかりチェックが必要だ．

　また，ヘパリンコーティングが施されているため，ヘパリン過敏症の有無にも気をつける必要がある．気づかずに使用して血小板減少！なんてことにならないように！

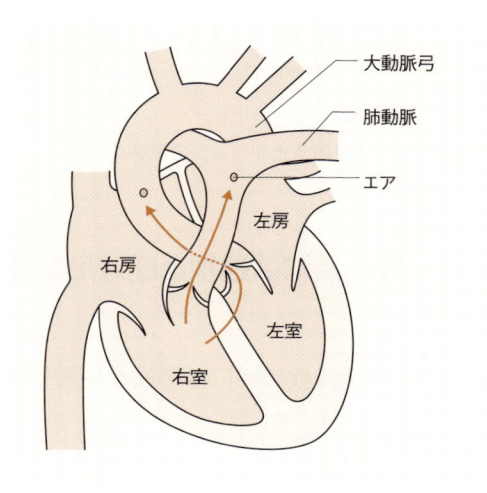

❷ エアの誤注入
誤ってエアを注入すると塞栓子となって死亡事故となりうる．

マスターしよう

準備の手順

1. Swan-Ganzカテーテルをケースから取り出し，セットが揃っているか確認する．
2. バルーンポートに専用シリンジを取りつける（❸）．
3. カテーテル先端を水の中に入れて先端バルーンをふくらませ，破れがないか不良品でないかをチェックする（エアを入れたときにポートのロックが効くかどうかもチェックする）．
    → このときカテーテル先端がケースに入ったままだとから破裂する恐れあり！
4. PAPラインのポート，RA・CVPラインのポートに三方活栓をつける．
5. PAPライン，RA・CVPラインに輸液を注入してエア抜きをする．このとき三方活栓を用いてエアが入らないようにロックする．
6. 測定のための圧トランスデューサー，温度測定端子を準備する．熱希釈法に用いる輸液製剤を0℃になるように氷水で冷やしておく．

以後，PAPライン，RA・CVPラインの操作をするときは，エアが入らないように留意しながら三方活栓の操作をする

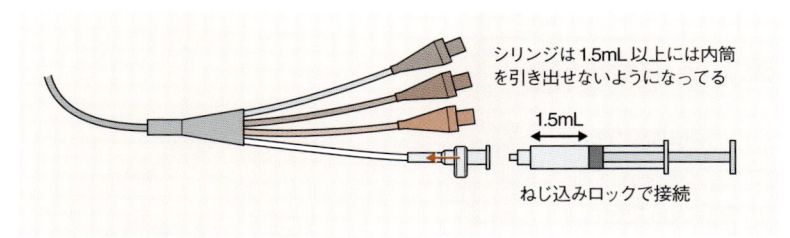

❸ バルーンへのエア注入とシリンジの関係

その2　挿入時には透視と圧波形を確認しながら

心臓カテーテル検査時には透視と圧波形の双方を確認しながらの挿入が可能！

　Swan-Ganzカテーテルを挿入するためには，事前に静脈シースを留置しておく必要がある．操作はすべて清潔操作で行う．清潔操作での静脈シース挿入および留置については他項を参照されたい．
　Swan-Ganzカテーテルは自然な彎曲がつけられており，内頸動脈から挿入すると解剖学的に右房から右室，そして肺動脈に進むような形状

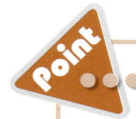

9. 心カテ後のSwan-Ganzカテーテル挿入と評価のポイントは？

Point 挿入時には合併症に注意！

1. 静脈壁は薄くて弱い．挿入時に無理に力を加えると，簡単に裂けてしまう．風を受けて帆走する帆かけ舟のように，ふくらませたバルーンで血流に乗り，心臓まで到達させるようにしよう．またカテーテルを後退させるときはバルーンのエアをいったん抜くことが必要．ふくらませたままで後退させると静脈壁や弁を傷つけることになる．

2. 大腿静脈からは血流に乗せて右室まで挿入することは比較的容易だが，そのままだとカテーテル先端が心尖部方向を向いてしまう．右室から肺動脈に進めるときにはコツが必要．無理に力を加えると心室壁に当たって刺激し，期外収縮や心室頻拍を誘発してしまう．以下の挿入の手順をしっかりマスターしよう．

となっている（❹）．そのため緊急時には各部位での圧波形を把握していれば，圧波形のみを確認しながらカテーテルを挿入することもできる．

心臓カテーテル検査時には一時的に心機能を評価することが多く，留置する場合でも短期であることが多いため，大腿静脈から挿入することが多い．大腿静脈から挿入するときには右室から肺動脈に進めるときにコツと注意が必要だ．透視と圧波形の双方を確認しながら挿入し，各部位での圧波形をしっかり頭に入れるように努力しよう．

▶まだ挿入手技に慣れないうちは，カテーテル先端位置とカテーテルの挿入距離，それに圧波形を常に見比べながら操作しよう．先端位置と圧波形の関係をマスターすれば，緊急時に透視がない状況で挿入を行うことができるようになる．

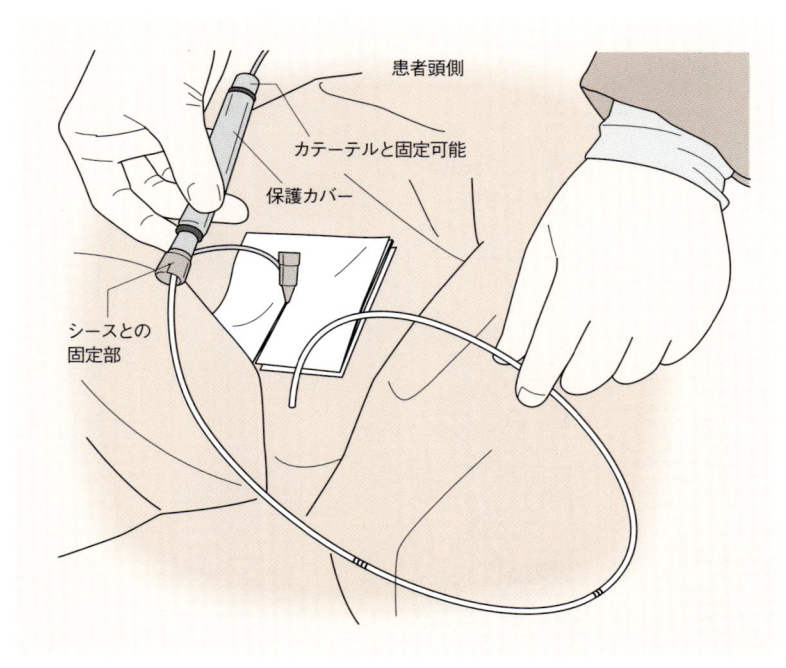

❹ Swan-Ganzカテーテルに保護カバーを装着し，内頸動脈から挿入する

マスターしよう

挿入の手順

1. シースから Swan-Ganz カテーテルを挿入する．一時的な心機能測定だけではなくカテーテルを留置する可能性があれば，清潔な保護カバーを装着してから挿入を開始する（❹）．
2. 透視下でシース先端からカテーテル先端が完全に出たことを確認し，バルーンをふくらませる（シース内でバルーンをふくらませようとすれば，最悪の場合，破裂する可能性がある）．
3. 血流に乗せてカテーテルを進める．腎静脈や腹腔静脈などに先端が引っかかることがあるので，透視で確認しながら進める．
4. カテーテル先端が右房にまで達すれば，PA ラインの三方活栓のエア抜きをしながら圧トランスデューサーと接続して先端の圧波形を出す（❺）．大腿静脈からの挿入の場合，平均的な成人男性でここまで約 30 cm である．以下，右房，右室，肺動脈，PCWP（肺動脈楔入圧）内でそれぞれの圧波形を記録する．
5. カテーテル先端が右室内に達したところでバルーンのエアを抜く（❻①）．
6. カテーテルを軸方向にねじって回転させ，先端を肺動脈方向に向ける（❻②）．このとき，期外収縮や心室頻拍が発生しないかモニタ

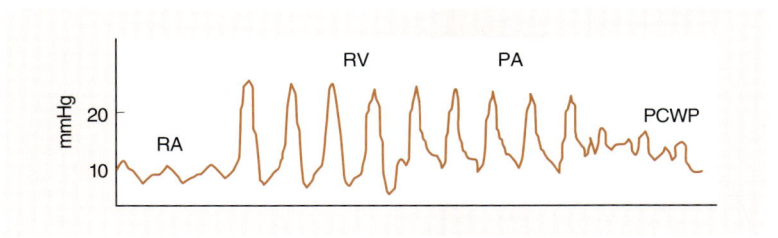

❺ RA→RV→PA→PCWP までの連続圧波形

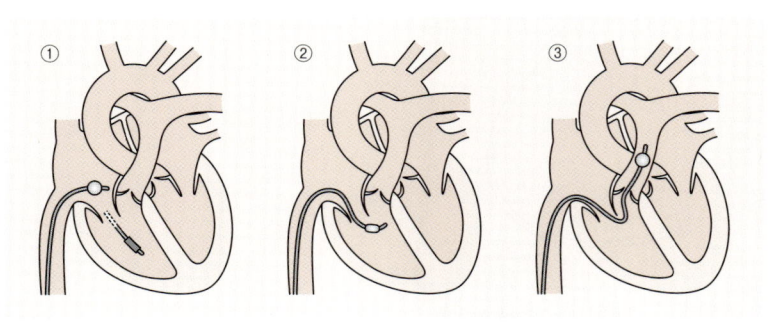

❻ Swan-Ganz カテーテル操作

ーに注意する．
7. カテーテル先端が肺動脈の方向を向いたらすかさず先端バルーンをふくらませ，肺動脈内に進める（❻③）．
8. 左右いずれかの肺動脈にカテーテルを進め，圧波形がPCWPを示すまで進める．このときカテーテルを進めすぎて圧がかからないように注意する（圧がかかった状態で入ると，次のステップでバルーンのエアを抜いたときに，カテーテル先端がより深い部位に突っ込まれる結果となり，最悪の場合，肺出血を起こして死に至る）．
9. PCWPの圧波形記録が終われば，いったんバルーンのエアを抜いてカテーテル先端を肺動脈分岐部まで後退させる．
10. PAラインから混合静脈血，心臓カテーテル検査で使用した動脈シースから動脈血を採血し，血液ガス分析をオーダーする．
11. 熱希釈法で心拍出量を測定する（方法は後述）．
12. 測定が終わってカテーテルを留置する必要がある場合，カテーテルカバーをシースの挿入口に固定し，カテーテル本体もシースの挿入口で固定する．

その3　Swan-Ganzカテーテルで測定できること，評価できることを知る

圧測定

カテーテルの位置により，心腔内のさまざまな部位の圧測定と記録を行うことができる（❼）．PCWPによって間接的にLAPを測定することができ，測定することができないのはLVPのみである．
- RAP（右房圧）：大静脈から右房へは弁が存在しないため，CVP（中心静脈圧）と同じ圧である．右房内で測定したものをRAPとよぶ．
- RVP（右室圧）：右房-右室間に閉塞や狭窄がなければ，右房圧と右室拡張終期圧（RVEDP）は等しくなるはずである．
- PAP（肺動脈圧）：右室-肺動脈間に閉塞や狭窄がなければ，右室収縮期圧と肺動脈収縮期圧は等しくなるはずである．
- PCWP（肺動脈楔入圧）：遠位肺動脈の管内でバルーンをふくらませると，肺動脈内の圧が遮断される．これによりカテーテル先端の遠位肺動脈と毛細血管，左房までは同じ圧でつながっていることになる．左房-左室内に閉塞や狭窄がなければ，PCWPはLAP（左房圧）やLVEDP（左室拡張終期圧）と等しくなるはずである．

❼ RAP, RVP, PAP, PCWPの正常範囲

圧	正常値（mmHg）
RAP	2〜6
RVP	15〜30/2〜6
PAP	15〜30/4〜12
平均PAP	10〜18
PCWP	4〜12

深部体温測定/心拍出量（CO）測定

PAラインの先端付近には温度センサーがついており，深部体温を測

エピソード2

　症例は50歳代女性，B型肝炎・肝硬変の患者Bさん．肝細胞癌が疑われ，血管造影およびアンギオCT（CTAPとCTHA）を施行した後，多発病変が確認されたら肝動脈動注化学塞栓療法（TACE）を施行するよう依頼されていた．Bさんは肝腫瘍とだけ説明されており，病変の状態によってはラジオ波焼灼療法（radiofrequency ablation therapy；RFA）を施行する予定でもあった．

　型通りアンギオCTを施行し，肝細胞癌と思われる病変が多発していることを確認した．

研修医N「肝臓の中に病気の影がいくつか認められましたので，これからカテーテルを使った治療を行いますね．」

患者B「そんなにたくさんあるのですか．治りますか？」

研修医N「今日は腫瘍を治療するお薬と腫瘍を栄養する血液の流れを止めるお薬を投与します．同時に治療のお薬の分布をみることができる薬も使いますので，1週間以内に造影剤を使わないCTの検査を行って，今日の治療の効果を判定します．」

患者B「治療する薬ってどんな薬ですか？抗癌剤ですか？病気は癌ですか？」

研修医N「えっ？」（確かこの患者さんのムンテラは，肝腫瘍ってことだったよな．こういう中途半端な説明が一番困るんだよね．嘘をつくのも嫌だし，でも肝細胞癌という告知はされていないし，困ったな．）

助け船を出した**T医師**「…今日の検査ですべてがはっきりするわけではないのですが，悪性の可能性も否定できませんので，この場で可能な限りの治療を行っておきますね．」

患者B「主治医のC先生からは追加の治療を行うかもしれないと言われていますが？」

T医師「次のCT検査で今回の治療が不十分な箇所を特定して，そちらを重点的に追加治療することになると思いますが，詳しくは主治医の先生に確認してください．」

　引き続き肝動脈動注化学塞栓療法を開始したT医師．左肝動脈領域の腫瘍を塞栓し，右肝動脈領域の病変の治療を開始したとこ

アンギオCT
- カテーテルから造影剤を注入した状態で撮影するCTの総称で，CTAPとCTHAの2つが代表的なものである．
- CTAP（CT during arterial portography）
門脈CTともいわれる．通常は上腸間膜動脈にカテーテルを挿入し，造影剤を注入．上腸間膜静脈から門脈に還流する造影剤により肝臓の造影効果が得られた状態で撮影するCTをさす．肝腫瘍の多くは門脈血流を受けないため，腫瘍は造影欠損部（perfusion defect）として描出される．
- CTHA（CT during hepatic arteriography）
動脈CTともいわれる．通常は固有肝動脈にカテーテルを挿入し，造影剤を注入．動脈優位相のCTが撮影可能であり，多血性肝腫瘍を検出することを目的とする．
- 古典的肝細胞癌はCTAPで低吸収域，CTHAで増強域として描出される．

肝RFA
- 肝腫瘍の局所療法の一つであり，ラジオ波焼灼療法（radiofrequency ablation therapy；RFA）とよばれる．腫瘍組織を焼灼することにより，周囲正常組織を温存する低侵襲治療として知られる．
- 肝細胞癌の場合，一般的には直径3cm以下，3病変以下が適応とされる．

ろ，Bさんが疼痛と気分不快を訴えだした．
患者B「先生，胃のあたりが痛くなってきました．それに何だか気持ち悪いんです．」
T医師「今お薬を使って肝臓の治療をしていますので，おそらくその副作用だと思います．これから痛み止めと吐き気止めのお薬を使いますので，それで少し様子を見てみましょう．」

●エピソード2のポイント●

1．病名の告知

放射線科が病棟管理も含めた検査あるいは治療のすべてを行っている施設は別であるが，臨床各科から放射線科が依頼されて検査あるいは治療を行っている施設の場合，病名についてどのような告知が行われているか十分確認しておく必要がある．

今日では，患者には真の病名が告知されていることが多いと思うが，患者自身の性格や患者家族の希望などさまざまな状況により真の病名が告知されてない場合もある．確認を怠ると無用なトラブルを引き起こしかねない．

2．検査から治療の移行

単なる血管造影から状況に応じて治療に移行することはしばしば経験される．とくにこの症例のように，病変の状態に応じて治療法が変わるような場合，術中の説明は不可欠であるが，事前に十分な説明がされていないと必要以上に患者に不安を与えることになりかねない．

一歩まちがえると術中に患者から質問攻めにあい，手技を中断して説明しなければならなくなることもある．．

3．術中に予想される副作用

造影検査に共通していえる副作用にはヨードアレルギーがあるが，血管内治療の場合，手技に応じた副作用や合併症あるいは副障害が生じうる．高率に起こりうるものについては事前に説明しておくことが必要である．

> おおまかな血管造影前後の流れ（❸）
> ▶術前の説明と同意→術前の検査・処置→血管造影あるいは血管内治療→術後の処置→術後の説明

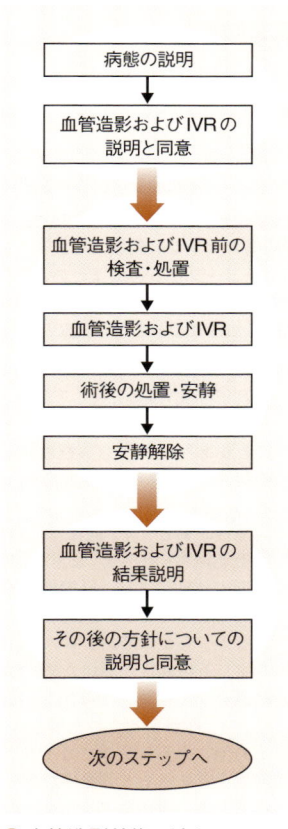

病態の説明
↓
血管造影およびIVRの説明と同意
↓
血管造影およびIVR前の検査・処置
↓
血管造影およびIVR
↓
術後の処置・安静
↓
安静解除
↓
血管造影およびIVRの結果説明
↓
その後の方針についての説明と同意
↓
次のステップへ

❸ 血管造影前後の流れ

この項で学ぶこと

- その1　術前の説明と同意の重要性
- その2　術前・術中・術後の処置
- その3　血管造影におけるクリニカルパスの実際
- その4　緊急血管造影の際の注意点

その1　術前の説明と同意の重要性

■ まずは説明

まず一番に行われなければならないのは、① 疑われている病名あるいは病態を説明，② 血管造影の内容説明（合併症を含む），③ 血管造影の必要性についての説明である．当たり前のようなことであるが，これらの説明なしに血管造影あるいは血管内治療を行うことはありえない．

■ 次に同意

ついで行うべきことは，④ 血管造影を行うことに同意していただく（同意書を書いていただく）ことである．患者本人あるいは家族の同意

肝動脈動注化学塞栓療法（TACE）に関する説明・同意書

肝動脈動注化学塞栓療法（TACE）とは：
肝腫瘍の大半は肝動脈から血流を受けており、肝動脈に進めたカテーテルとよばれる細いチューブから治療薬と血流を抑える薬（塞栓物質）を投与します。正常肝組織は約70％が門脈から血流を受けているため、正常肝組織への障害を抑え、肝腫瘍を選択的に治療することが可能です。

この治療には以下の合併症があることが知られています。
1) 穿刺部疼痛：痛みに関しては痛み止めの薬を局所麻酔という形で打って対処します。
2) 出血・血腫：治療後にカテーテルの穿刺部に出血あるいは血腫の形成が見られることがあります（0.3％程度）。これを防ぐため、<u>圧迫止血</u>およびその後約6時間の<u>安静</u>を守っていただきます。
3) 悪心・嘔吐・腹痛・発熱：治療した腫瘍の崩壊や治療に使用する薬剤により生じる可能性があります。通常は一過性ですが、数日間続く場合があります。
4) 肝機能障害・肝不全：正常肝組織への障害は比較的少ないのですが、もともとの肝機能の状態により、肝機能障害や肝不全をきたす可能性があります。正常肝組織の障害を防ぐため、超選択的なカテーテルの挿入を行い、病変部に限定して治療するよう心がけています。なお総ビリルビン値が <u>3.0 mg/dL</u> 以上の場合は肝不全を生じる可能性が高いため、<u>TACE</u> は行いません。
5) 胆嚢炎：塞栓物質や薬剤が胆嚢動脈に流入した場合、胆嚢炎を生じる可能性があります。胆嚢炎を生じた場合は、抗生剤などの通常の胆嚢炎の治療を行います。
6) その他：カテーテルやガイドワイヤーの操作に伴う血管損傷や体内の出血、血栓形成などをきたす可能性がありますが、きわめてまれです。また血管撮影に使用する造影剤の重篤なアレルギーの発症頻度は 0.04％ とされています。

治療直前の食事はとることができません。
治療終了後に約6時間の安静が必要です。

以上の説明でご不明な点がございましたら、改めてご説明いたしますのでお申し出ください。

　　　　年　　月　　日　説明医師：＿＿＿＿＿＿＿＿＿＿＿㊞

....

府中恵仁会病院院長殿
　　　　私は上記治療についての十分な説明を受けました。
　　　　上記治療を受けることに同意します。

　　　　年　　月　　日　患者氏名：＿＿＿＿＿＿＿＿＿＿＿㊞
　　　　　　　　　　　親族または代理人氏名：＿＿＿＿＿＿＿＿＿＿㊞（続柄：　　）

❹ 肝動脈動注化学塞栓療法（TACE）同意書

血管造影に関する同意書（府中恵仁会病院例）

▶さまざまな施設で同意書が作成・運用されていることと思われるが，当院で作成・使用している血管造影に関する同意書には以下のものがある．
- IA-DSA
- 脳血管造影
- 肝動脈動注化学塞栓療法（TACE）
- 経皮的血管形成術
- 下大静脈フィルター挿入
- リザーバー動注
- 上部消化管出血

術前カンファランスに研修医が準備すべき事項

▶内科や外科などのカンファランスで必要とされる一般的な事柄は省略するが，研修医が血管造影の術前カンファランスでプレゼンテーションする場合，少なくとも
①疑われている病名
②最低限の採血データ
③他の画像情報（US, CT, MRI）など
は必須と考えてよい．
▶検査目的の血管造影の場合
④何を目的とした血管造影か
⑤代替検査の有無，血管造影を施行する意味
などについても十分説明できるよう用意する必要がある．
▶血管内治療の場合
⑥代替治療の有無，血管内治療を選んだ理由
⑦期待される治療効果
⑧合併症
などについて術者となる放射線科医と意見交換できればなおよい．

なしに血管造影を行うことは，よほど特殊な状況でない限りありえない．エピソード1でも示すように，十分な説明と同意が得られていないと，検査や治療そのものが中止となる可能性もある．また患者と医療従事者の信頼関係を損なう可能性もあり，十分な注意が必要である．

■ 同意書内容の把握

今日，各医療機関でさまざまな様式の同意書が作成されている．研修医としても自分の担当患者の受ける検査あるいは治療の同意書の内容については把握しておきたい．

同意書については，どの程度の内容が含まれていなければならないかなど議論の余地もあるが，通常は ① 検査あるいは治療の内容，② 何のために行うものであるか，③ 合併症とその頻度・対策などが盛り込まれている．その他の項目としては，説明者の署名や説明・同意年月日などが必要とされる．さらに十分な説明を受けたことや検査や治療に同意する旨を確認していただいたうえで，患者自身あるいは親族または代理人に署名してもらうことになる．

参考のために実際に当院で使用している肝動脈動注化学塞栓療法（transarterial chemoembolization；TACE）の同意書を示す（❹）．

■ 説明と同意が築く信頼関係

同意書の法的意義は別にして，同意書に署名してもらう程度の説明は必須と考えてよい．合併症などが生じた場合も，患者あるいは患者家族に十分な説明が行われ，しっかりした信頼関係が築かれていれば，大きなトラブルにならないですむかもしれない．

その2　術前・術中・術後の処置

術前の準備

■ 造影検査を行う際の確認事項

1. 造影剤に関する問診：過去にヨードショックの既往がある場合，造影検査は原則禁忌となる．
2. アレルギー性疾患の既往の有無：気管支喘息やアトピー，花粉症，他の薬剤に対するアレルギーの既往などの確認は必要である．一般にアレルギー性疾患の患者は他の患者と比較して，重篤な造影剤アレルギーをきたす頻度が高いとされている．
3. 重篤な甲状腺疾患などの有無：造影剤の添付文書をみていただければわかるが，さまざまな疾患や病態が造影剤投与の禁忌あるいは慎重投与とされている（❺）．

❺ 造影剤禁忌あるいは慎重投与

禁忌（次の患者には投与しないこと）	
1. ヨードまたはヨード造影剤に過敏症の既往歴のある患者	
2. 重篤な甲状腺疾患のある患者	ヨード過剰に対する自己調節メカニズムが機能できず，症状が悪化するおそれがある
原則禁忌（次の患者には投与しないことを原則とするが，とくに必要とする場合には慎重に投与すること）	
1. 一般状態の極度に悪い患者	
2. 気管支喘息の患者	副作用の発生頻度が高いとの報告がある
3. 重篤な心障害のある患者	本剤投与により，血圧低下，不整脈，頻脈などの報告があり，重篤な心障害患者においては症状が悪化するおそれがある
4. 重篤な肝障害のある患者	症状が悪化するおそれがある
5. 重篤な腎障害（無尿など）のある患者	本剤の主たる排泄臓器は腎臓であり，腎機能低下患者では排泄遅延から急性腎不全など，症状が悪化するおそれがある
6. 急性膵炎の患者	症状が悪化するおそれがある
7. マクログロブリン血症の患者	静脈性胆囊造影剤で血液のゼラチン様変化をきたし死亡した報告がある
8. 多発性骨髄腫の患者	多発性骨髄腫の患者でとくに脱水症状のある場合，腎不全（無尿など）を起こすおそれがある
9. テタニーのある患者	血中カルシウム低下により，症状が悪化するおそれがある
10. 褐色細胞腫の患者およびその疑いのある患者	血圧上昇，頻脈，不整脈などの発作が起こるおそれがある．やむをえず造影検査を実施する場合には静脈路を確保したうえ，メシル酸フェントラミンなどのα遮断薬および塩酸プロプラノロールなどのβ遮断薬の十分な量を用意するなど，これらの発作に対処できるよう十分な準備を行い，慎重に投与すること．
慎重投与（次の患者には慎重に投与すること）	
1. 本人または両親，兄弟に発疹，蕁麻疹などのアレルギーを起こしやすい体質を有する患者	
2. 薬物過敏症の既往歴のある患者	
3. 脱水症状のある患者	急性腎不全を起こすおそれがある
4. 高血圧症の患者	血圧上昇など，症状が悪化するおそれがある
5. 動脈硬化のある患者	心・循環器系に影響を及ぼすことがある
6. 糖尿病の患者	急性腎不全を起こすおそれがある
7. 甲状腺疾患のある患者	「禁忌」2. の項参照
8. 肝機能が低下している患者	肝機能が悪化するおそれがある．「原則禁忌」4の項参照
9. 腎機能が低下している患者	腎機能が悪化するおそれがある．「原則禁忌」5の項参照
10. 高齢者	一般に高齢者では生理機能が低下しているので，患者の状態を十分に観察しながら慎重に投与すること
11. 幼・小児	低出生体重児，新生児，乳児，幼児または小児に投与する場合には，患者の状態を十分に観察しながら慎重に投与すること

（イオパミロン®〈シェーリング〉添付文書より抜粋）

■ 術前検査として必要な項目

1. 凝固能（PT, PTT, APTT, 血小板数など）：著明な出血傾向がある場合，止血困難が予測される場合などは，血管造影および血管内治療の適応とならない場合がある．また場合によっては血小板輸血などを行った後に血管造影を行うこともある．

2. 腎機能の指標（クレアチニンやBUNなど）：腎機能不良の場合，造影剤の使用量が制限される．また腎機能の程度によっては血管造影あるいは血管内治療後に短期的な透析導入が必要となる場合もありうる．時として永続的な透析導入に至る場合もあり，十分な注意が必要である．
3. 肝細胞癌に対するTACEの場合，アルブミンやビリルビン，腹水量など：そのほか各種血管内治療によって必要とされる検査項目が異なることがあり，注意を要する．

■ 飲水・飲食制限

血管造影の場合，原則禁食としている施設が多いと思われる．多くは造影剤の副作用に対するものとして行われるが，術前の食事が悪心や嘔吐を誘発することはないとする報告もされている．ただし，血管造影中は患者の姿勢が制限され，誤嚥の危険性が通常よりも高くなる．また肝細胞癌に対するTACEや各種動注化学療法など，抗癌剤を投与する場合は，悪心や嘔吐などの消化器症状をきたす可能性が高くなる．

飲水に関しては通常制限する必要がない．何らかの事情で制限する場合は十分な輸液を行う．

■ 末梢静脈路の確保

ヨードアレルギーやその他の事態に備えて原則として末梢静脈路を確保しておく．肺動脈造影などは検査の性質上，カテーテルによる静脈ラインの確保が行われるため，必須ではない．また，下肢静脈造影などの穿刺法による血管造影については末梢静脈路を確保するか否かは患者や各施設の状況による．

また高齢者の場合，検査前に禁食とされていることから，脱水に対する留意も必要である．

多量の造影剤使用に対する輸液も必要とされるが，今日では通常の血管造影で造影剤の使用量が極端に多くなることはほとんどない．高齢者の場合，多量の輸液により心不全を招く可能性も留意する必要がある．また前述の腎機能障害の問題もあり，輸液と尿量の状態には留意しておきたい．

■ 剃毛

穿刺部の剃毛は十分な消毒を行うために日常的に行われてきた．しかしながら剃毛そのものの感染予防に関するエビデンスはなく，むしろ剃毛が感染を助長するというデータが報告されている．

手技の邪魔になる場合などどうしても剃毛が必要な場合は，クリッパーや脱毛クリームなどを用い，血管造影当日（しかも検査直前）に行うことが推奨されている．また多くの施設で血管造影後の圧迫固定はテープで行っていると思うが，テープのみで十分な固定を行うには剃毛してあることが望ましい．また剃毛が不十分だとテープを除去する際にも患

剃毛と感染
▶剃毛が感染を助長させる機序は，カミソリでつけられた皮膚の細かな傷に細菌が混入し，繁殖すると考えられている．したがって剃毛を行う場合でも，カミソリによる剃毛は避けるべきである．また剃毛後日数が経過すると，かえって皮膚局所の感染頻度が増すことも知られている．

者に苦痛を与えることになる．

　もちろん，あらゆる部位で剃毛が必要なわけではない．上腕動脈や橈骨動脈穿刺の場合は不要である．通常，剃毛が行われる部位として鼠径部があげられるが，剃毛を行う場合も必要最小限の範囲とすべきである．いずれにしても剃毛そのものが感染を助長することは留意しておきたい．

■ 末梢動脈のマーキング

　大腿動脈穿刺による血管造影の場合，通常，足背動脈の触知部位にマーキングを行う．術中や術後に穿刺血管の閉塞などが生じていないか，マーキングをしてある部分に脈が触れるか否かで判断する．

　上腕動脈アプローチの場合は，橈骨あるいは尺骨動脈にマーキングする．

■ 鎮静剤

　従来アタラックス-P®やセルシン®などによる鎮静が行われていた．とくに緊急検査や血管内治療などの場合では患者の状態に応じて鎮静が必要な場合もあるが，現在は通常必須とはされない．

　ただし小児や精神的に不安定な患者の場合は，十分な鎮静を行っておかないと検査あるいは治療が完結しないこともあり，患者の状態や手技に応じて適宜必要性を判断することになる．

■ 硫酸アトロピン

　以前は硫酸アトロピンを術前投与している施設が多かったが，今日では必須ではない．硫酸アトロピンに期待する効果は，迷走神経反射の予防が主たるものであるが，実際には十分な疼痛対策が行われていれば，処置を要するほどの迷走神経反射をきたすことはまれである．

■ 尿道カテーテル留置の必要性

　単なる血管造影においては尿道カテーテルの留置は必須ではない．ただし，大腿動脈アプローチで血管造影を行った場合，安静の問題から術後一定時間は尿道カテーテルを留置していなければ尿器を使う必要がある．また骨盤内の血管内治療などで，膀胱内の造影剤が視野を妨げる場合は，術者としては尿道カテーテルが留置されているほうが，手技を行いやすい．

　経皮的冠動脈形成術の場合，通常の血管造影よりも厳格な水分バランスのコントロールが要求されることが多く，この場合は尿道カテーテルを留置して，輸液量と排尿量を管理することが必要となる．

■ 抗生物質予防投与が必要な場合

　検査目的の血管造影は基本的に清潔操作であり，清潔操作を十分注意を払って行えば，抗生物質の予防投与は不要である．

　血管内治療のすべてで，抗生物質の予防投与が推奨されるわけではないが，とくに充実性腫瘍（肝細胞癌や腎腫瘍など）に対する動脈塞栓

Allen試験変法
▶橈骨動脈穿刺で血管造影を行う場合，橈骨動脈の攣縮や閉塞が問題となる．通常は掌弓動脈により橈骨動脈と尺骨動脈は相互に補完する関係にあるが，先天的に動脈弓が形成されていないまたは形成が不十分な場合，橈骨動脈の血流障害が手指の阻血をきたす可能性がある．
▶このため，橈骨動脈穿刺を行う前に橈骨動脈の圧迫を行い，手指に阻血症状が起きるか否かを調べる（Allen試験変法）ことが必要である．

心臓カテーテル検査の注意点
▶繰り返し行われる心臓カテーテル検査後にまれに心内膜炎や末梢動脈炎などが生じうることが報告されている．

術（TAE）や部分脾動脈塞栓術（PSE）では致死的感染が報告されており，抗生物質の予防投与が推奨される．

また冠動脈ステント留置や末梢動脈ステント留置などでは重篤かつ致死的感染が報告されており，抗生物質の予防投与が推奨されている．

経頸静脈的肝内門脈系短絡術（transjugular intrahepatic portosystemic shunt；TIPS）でも頻度は低いものの，やはり重篤な感染が報告されており，広域抗生物質の予防投与が推奨されている．

血管造影とはいえないが，中心静脈カテーテルについても対象患者の免疫能が低下していることが多いことからも抗生物質の予防投与が推奨されている．

なお，出血に対する経皮的動脈塞栓術の場合，通常は抗生物質の予防投与は必要とされないが，動脈性hemobiliaに対するTAEの場合，胆管炎の併発の可能性があるため，胆道ドレナージに加えて抗生物質投与が行われる．

また下大静脈フィルター挿入（永久留置）でも感染の可能性があるが，これに関しては重篤な感染とはならないとされており，重篤な併存感染症のない患者の場合，抗生物質の予防投与は必須ではない．

血管造影中の注意事項

■ 通常，血管造影中には患者の意識は保たれている

エピソード2でもわかるとおり，患者の意識は通常保たれており，医師や看護師，放射線技師の会話などすべて耳に入っている．血管造影中に医師とスタッフとのやりとりは当然行われるが，患者に聞こえていることは留意しておくべきである．

とくに患者の不安を煽るような発言は控える必要がある．

■ 全身状態管理

検査としての血管造影のみならず，血管内治療の多くは比較的低侵襲に安全に行うことが可能だが，術中には何が起こるかわからない．急変を含めた万全の体制をとっておく必要がある．

まず血圧や脈拍などのモニター管理，必要に応じて心電図管理やパルスオキシメータなどによる血液ガス管理などを行う．

また患者の急変時には迅速な処置が必要となるため，血管造影や血管内治療（合併症も含む）に習熟した看護師の存在が重要となる．

■ ヨードアレルギー／ショック

詳細は「1．造影剤の副作用をどのように防ぐか」を参照．

ヨードアレルギーあるいはヨードショックをきたした場合は，速やかにその処置を行う．血管造影あるいは血管内治療をその後も継続するか否かは，状況に応じて判断する．

> **下大動脈フィルターと中心静脈カテーテルの併存**
> ▶下大静脈フィルターと中心静脈カテーテル併存した場合，致死的感染となった症例が報告されており，留意が必要である．

> ▶救急カートが適切に準備されているかどうかを，確認しておく．

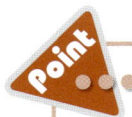

Point 穿刺部位による術前の準備および術後の安静度

穿刺部位によって術前の準備あるいは術後の安静は若干異なる．おおまかに❻のようになるので，参考にされたい．

❻ 穿刺部位による術前の準備および術後の安静の差

	鼠径部（大腿動脈）	肘部（上腕動脈）	橈骨動脈
剃毛	（不要〜）必要最小限	不要	不要
動脈拍動マーキング	足背動脈	橈骨動脈/尺骨動脈	なし
末梢静脈路の確保	上肢皮静脈（通常は左）	対側上肢皮静脈	対側上肢皮静脈
圧迫止血	10〜15分	15分前後	止血器具使用（2〜3時間）
安静度	床上安静4〜6時間	穿刺側肘関節屈曲不可	穿刺側手関節屈曲不可
	歩行不可	歩行可	歩行可
その他			Allen試験変法

■ その他

とくに抗癌剤を使用する場合は悪心・嘔吐が高率に認められ，中枢性制吐薬などを用意しておく．他の血管内治療についても，どんな合併症をきたす可能性があるか，対処を含めて知っておくことが望ましい．

圧迫止血時

- 手技の詳細は「4．カテ抜去後の止血のポイントは？」を参照．
- 止血しながら何をするかということであるが，通常，圧迫止血後の安静についての説明や，検査あるいは治療の内容についての説明を行うことが多いと思われる．この際に注意しておきたい点は，病棟担当医と十分な意識統一が必要なことである．

安静時間，程度，安静解除

- 安静時間は患者の状態（凝固能異常の有無や肝硬変などの有無）や抗凝固薬服用の有無，使用したカテーテルやシースの径などにより臨機応変に変更することが必要である．
- まず長時間の圧迫固定および安静は，深部静脈血栓症や肺血栓塞栓症の危険因子となりうる．安静解除時に肺血栓塞栓症をきたすことがないように注意する．また穿刺血管の状態によっては急性動脈閉塞をきたす危険性もある．
- 圧迫固定や安静不十分による出血・血腫については「4．カテ抜去後の止血のポイントは？」を参照されたい．
- 安静解除も基本的には医師の立ち会いのもとに行うことが望ましく，止血の状態や血腫形成の有無，動脈閉塞の有無などを確認したほう

がよい.

その3　血管造影におけるクリニカルパスの実際

クリニカルパスの目的

- 最近では多くの施設でクリニカルパスが導入されている．単なる血管造影はもちろんのこと，さまざまな血管内治療がクリニカルパスの対象となりうる．
- クリニカルパスがどのようなものかといったことの詳細は成書にゆずるが，基本的に一定のコンセンサスが得られた適正な最良の医療を行うことを目標とし，さらには診療の透明性を図るものである．
- もはや常識的に使われている"インフォームドコンセント"という言葉も，検査や治療に限定されたものではなく，入院加療全般に対して行われる方向にあり，入院から退院に至る一連の診療行為についても，患者に対し十分な説明と同意が必要とされる．なお，クリニカルパスは入院治療計画書としての側面も有している．

パスアウトした場合

- 古典的なクリニカルパスは，入院から退院までの一連の流れが記載されている．何らかの事態によりクリニカルパスの継続が困難となった場合は，クリニカルパスから外れて通常の（従来の）医療形態に戻る（パスアウト）．したがって，各部門で十分検討されたパスが必要であることはいうまでもないが，パスアウトを生じる可能性についても患者に十分説明しておく必要がある．
- 他の医療スタッフと十分なコンセンサスを得ておかないと，本来適切な医療を行うためのパスが，かえって現場に混乱を生じさせうることも留意しておきたい．

血管造影のクリニカルパス例（府中恵仁会病院）

- 2006年10月時で，当院で作成・使用している血管造影に関するクリニカルパスには以下の4つがある．
　①腹部血管造影（肝動脈造影，腎動脈造影を含む），②脳血管造影，③肝動脈動注化学塞栓療法（TACE），④経皮的血管形成術.
　また当院では使用していないが，現在書籍やインターネットなどで入手可能なパスには⑤心血管造影などがある．例として肝動脈動注化学塞栓療法（TACE）のクリニカルパスを❼❽に示す．
- 研修医にとってクリニカルパスは一連の診療行為のお手本となる（は

クリニカルパス導入の効果

▶ 診療レベルの向上
　① 無駄な医療を省き，効率よく診療を行う
　② コンセンサスの得られた適正な最良の医療を行う
　③ 医療者による診療レベルの格差をなくす
　④ チーム医療において医師以外のスタッフにも診療情報の共有を図る

▶ 医療安全の推進
　⑤ 統一された診療を行うことにより，誤薬や指示まちがいを防ぐ

▶ 医療の透明性
　⑥ 患者が入院から退院に至る医療の流れを知ることができる
　⑦ 医療の内容そのものが患者にもわかりやすい
　⑧ ⑥，⑦により医療の透明性が図られる
　⑨ 患者満足度の向上が得られる

▶ 医療経済の改善
　⑩ 平均在院日数の短縮が期待できる
　⑪ 短期間で集中して検査や治療を完結することにより，単位時間あたりの単価を上げる
　⑫ 医事業務の簡略化によるシステム化の推進を図る
　⑬ コスト管理が容易となる

ユニットパス

▶ 現在クリニカルパスにはユニットという概念が導入されている．これは入院から退院までを一つのパスではなく，診療単位（ユニット）ごとにパスを作成し，それぞれを組み合わせて一連の医療を行う事をめざしている．

クリニカルパス名　　**肝動脈動注化学塞栓療法（TACE）クリニカルパス**
患者氏名　　　　　　様　　　指示医署名：

項目 \ 月日	入院（治療前日）/	治療当日（治療前）/	治療当日（治療後）/
達成目標	治療に関する説明を理解している	治療に対する精神的肉体的準備ができている	治療後の合併症を起こさない バイタルサインが安定している 疼痛・嘔気・嘔吐がない
治療 薬剤 リハビリ	□休止薬（有　無） 　（抗血小板凝集抑制薬） □CEZテスト（　）	□（　）時　入室予定 □末梢静脈路確保（左前腕） □点滴ソリタT3 500 mL　　本 　（80 mL／h） □出棟時プレメディ 　アタP 25 mg 1A（筋注・静注）	□点滴 ソリタT3 500 mL　　本 　（80 mL／h） 　生食100 mL＋CEZ 1 g　タ □治療時使用薬 　パルクス 5 μg 　ファルモルビシン　　mg
	□剃毛（両鼠径部　大腿前面）	□剃毛確認 □尿道バルンカテーテル留置（要　不要） □陰部前張り・T字帯着用 □検査着・帽子着用 □義歯・時計・貴金属の除去 □足背動脈マーキング	□体位交換介助 □食事介助 □床上排泄介助 □固定テープ半カット 　（6時間後）
検査	□入院時一式検査確認 　採血（入院1）・尿A・ECG 　生化追加（ChE・TG・T-Bil） 　出血時間・腹部CT・腹部US 　X-P（胸部・腹部2R）	□ストレッチャーにて検査室に搬送	
活動・安静度	□制限なし	□制限なし	□帰室より6時間仰臥位安静 　6時間後からローリング可
栄養（食事）	□食事可	□検査前6時間絶食 □飲水可	□（　）食より食事可 □帰室後より水分可
清潔	□入浴可	□入浴不可	□入浴不可
排泄	□トイレ可	□トイレ可	□バルンカテーテル留置中 □床上排泄
教育・指導（栄養・服薬）・説明	□同意書確認 □入院時オリエンテーション □検査前オリエンテーション		□検査後の安静確認 　転倒・転落事故防止を促す □疼痛・気分不良・穿刺部腫脹など 　異常があれば知らせる

観察	BP/P	BT	入院時	準夜	深夜	午前	出棟時	帰室時	3時間後	6時間後
	180	41								
	160	40								
	140	39								
	120	38								
	100	37								
	80	36								
	60	35								
	食事摂取量									
	排泄回数									
	嘔気・嘔吐									
	腹痛									
	出血兆候									
	足背動脈触知									
	掻痒感									

記録			
バリアンス			
担当看護師署名			

❼ 肝動脈動注化学塞栓療法クリニカルパス（医療者用）
このパスでは記録もかねて行えるようになっており，診療内容や進行度合，患者の状態も把握することができる．

10. 血管造影を受ける患者にどう接するか

医療者用

指示受け看護師署名：

入院3日目 /	入院4日目 /	入院5日目 /	退院 /
治療後の合併症を起こさない バイタルサインが安定している 疼痛・嘔気・嘔吐がない	治療後の合併症を起こさない バイタルサインが安定している 疼痛・嘔気・嘔吐がない	38℃以上の発熱がない 疼痛がない	退院基準 肝機能が安定 38℃以上の発熱がない
□点滴 ソリタT3 500 mL　　本 　（80mL/h） 　生食100 mL＋CEZ 1 g　朝 　生食100 mL＋CEZ 1 g　夕	□点滴 ソリタT3 500 mL　　本 　（80 mL/h） 　生食100 mL＋CEZ 1 g　朝 　生食100 mL＋CEZ 1 g　夕		
□安静解除（医師施行） 　穿刺部状態確認 　テープ除去 　カットバン貼付 □尿道バルンカテーテル抜去			
□採血 　血算　生化（WO1　WO2）			□腹部単純CT（AMoncall） □採血 　血算　生化（WO1　WO2） 　PT
□朝まで床上安静 　安静解除後から制限なし	□制限なし	□制限なし	□制限なし
□食事可	□食事可	□食事可	□朝食補食　以後食事可
□安静解除後シャワー浴可	□入浴可	□入浴可	□入浴可
□バルンカテーテル抜去後トイレ歩行可	□トイレ可	□トイレ可	□トイレ可
□結果説明			□次回来院時の説明 □退院指導
深夜　日勤　準夜	深夜　日勤　準夜	深夜　日勤　準夜	深夜　日勤

病院名：府中恵仁会病院　2006年9月作成

肝動脈動注化学塞栓療法を受けられる患者様へ

患者氏名　　　　　　　　様　　　指示医署名：

項目 \ 月日	／ 入院（治療前日）	／ 治療当日（治療前）	／ 治療当日（治療後）
達成目標	治療に対する理解ができている	治療に対する不安がなく、スムーズに検査を受けることができる	治療後の安静が保てる 治療後の異常があれば表現できる
治療 薬剤 （点滴・内服） 処置	飲み薬の休薬が（あります・ありません） 下腹部の毛剃をします 化膿止めの薬が体に合うかテストをします	検査着に着替えます 補聴器は外さないでください 持続点滴をします 検査前に注射をします	治療後，時間ごとに検温をします 治療6時間後 テープ固定を外します 点滴をします 抗生剤の点滴をします（朝　夕）
検査	入院や治療に必要な検査が行われていなければ行います	治療は（　　）時からの予定です	
活動・安静度	院内のみ制限ありません		治療後は出血を防ぐためベッド上で仰向けで安静にします 足を曲げないでください （　　）時から身体の向きを変えることができますが，看護師が行います 転倒・転落などに十分気をつけてください
食事	肝臓治療食が出ます	（　　）時以降は何も食べないでください （水は飲めます）	（　　）食より軽食が出ますが，寝たままで食べます
清潔	入浴できます	検査前までは入浴できます	入浴できません
排泄	歩いてトイレに行けます	検査前に尿の管を入れます	尿の管が入っています 大便はベッド用便器を使います
患者様およびご家族への説明 栄養指導 服薬指導	検査説明の後，検査同意書を記入して提出してください 入院・治療についてご説明があります		

❽ 肝動脈動注化学塞栓療法クリニカルパス（患者用）
医療者用に対して，できるだけ平易な文章を用い，イラストなどを使用してわかりやすい内容となるよう心がけてある．

10. 血管造影を受ける患者にどう接するか

患者様用

指示受け看護師署名：

/ 入院3日目	/ 入院4日目	/ 入院5日目	/ 退院
治療後の合併症を起こさない 治療後の異常があれば表現できる		発熱がない	治療後が経過良好で，肝臓の検査値が良い状態で退院できる
採血をします			採血をします 午前中に腹部CTを撮影します
朝から，歩行できます	院内のみ制限ありません		
肝臓治療食が出ます			朝食はCT検査後に出ます 検査までは何も食べないでください
シャワー浴できます	入浴できます		
朝，尿の管を抜きます その後は歩いてトイレに行けます	歩いてトイレに行けます		
			検査・治療の結果を説明します 検査後の経過が良ければ退院になります 次回の来院日の説明をします

府中恵仁会病院　2006年9月改訂

ずの）ものである．もちろんクリニカルパスがすべてではないが，パスを見れば診療行為全体が見渡せるようになっているため，かなり参考になると考えられる．研修医としても，各施設で作成されているパスに習熟し，有効に活用することが望ましい．

その4　緊急血管造影の際の注意点

緊急血管造影の意義

- 血管造影でしかわからない詳細な情報が得られる．
  破裂脳動脈瘤の精査，急性心筋梗塞や狭心症における冠動脈の精査など，血管造影により手術適応や治療方針の決定に大きく関与する重要な臨床情報が得られる場合に適応となる．
- 血流動態の評価が行える．
  側副血行路の発達や血流量，血流の方向などを知ることができる．また循環器においては心拍出量や心筋壁の動きについて定性的・定量的に評価することが可能である．
- CTやMRIの非常に発達・普及した今日では，単なる検査としての緊急血管造影の頻度は少なくなってきている．緊急検査としての血管造影の意義を再確認する．

緊急検査時の優先順位

- 緊急検査の場合，代替検査で済ませられないかどうかの判断が重要である．当然代替検査では得られない情報が得られると判断された場合に適応となる．
- 実際には緊急検査として行われる場合でも，引き続き血管内治療に移行することを前提として血管造影を開始することが多い．この場合は，血管内治療が他の治療と比べ優先されるか否かが重要となる．手術や内科的な保存的治療，内視鏡的治療が優先されるか否かについては，疾患や患者の状態によって異なり，症例に応じて検討することが必要である．
- 緊急の血管造影に限らないが，血管内治療も何を目標とするのかはっきりさせておかないと，手技時間が無駄に延びてしまう可能性がある．術者と十分な情報交換を行い，臨床側がこの手技に何を最も期待しているのかはっきりさせておくことが重要である．

緊急血管造影の準備

- 実際に緊急であろうとなかろうと，血管造影の準備としては通常と大

きく異なることはない．ただし，より迅速性が求められることから，重要性の低いものは省くあるいは後回しにされることになる．
- 緊急血管造影の対象となる患者は通常全身状態が悪いと考えられ，まずは全身状態の安定を図るべく処置を進めなければならない．

■ 初期対応

心停止しておらず，自発呼吸もあるとすると，① 末梢静脈路の確保あるいは中心静脈路の確保，② モニター管理（脈拍，血圧，心電図，血液ガスなど），③ バイタルサインの安定が得られない場合は，救命処置が優先される．

■ 患者の臨床情報収集と同意

①～③ と同時に，④ 検査あるいは治療についての同意を得る（患者本人の意識レベルによっては家族あるいは親族の同意を得る），⑤ 必要十分な術前検査データ（凝固能，腎機能など）をそろえる，⑥ 他の画像診断（CT や MRI，US など）を十分に把握する，が必要であろう．

まとめ

- 患者には十分な説明と同意が必要．
- 症例に応じた術前・術中・術後の処置が必要．
- クリニカルパスに習熟する．
- 緊急血管造影に何を期待するのか，代替検査や代替治療はないのかなどはっきりさせる．

（築山俊毅）

● 参考文献

1) McDermott VG, Schuster MG, Smith TP. Antibiotic prophylaxis in vascular and interventional radiology. AJR 1997; 169: 31-38.
2) Chambers CE, Eisenhauer MD, McNicol LB, et al: Infection control guidelines for the cardiac catheterization laboratory: Society guidelines revisited. Catheter Cardiovasc Interv 2006; 67: 78-86.
3) Freedman AM, Sanyal AJ, Tisnado J, et al. Complications of transjugular intrahepatic portosystemic shunt: A comprehensive review. Radiographics 1993; 13: 1185-1210.
4) 石橋忠司．IVR 治療に必要な造影技術．石橋忠司，編．山田章吾，監修．IVR 手技，合併症とその対策．東京：メジカルビュー社 2002；p.5-12.
5) 阪井剛，山田龍作．血管系 IVR（vascular intervention）．古井　滋，神武　裕，編．IVR のキーワード．東京：メジカルビュー社 2003；p.4-5.
6) 茅嶋恭代，佐藤友保，伊藤勝陽．経橈骨動脈法による腹部血管造影およびインターベンションの有用性―経大腿動脈法・経上腕動脈法との比較．日医放会誌 2001；61：25-28.

CK や LDH（乳酸デヒドロゲナーゼ）の上昇などがあり，臨床的に虚血が長時間に及んでいると考えられる場合や血性腹水が多い場合（実際に CT だけで「血性」と診断することは困難だが）には，緊急開腹術が選択される．
- 腹膜刺激症状やそのほか腸管壊死を示す所見が認められる場合には IVR の適応はない．

血栓溶解療法

- 血栓溶解療法では，まず下腸間膜動脈からの側副血行と上腸間膜動脈内の閉塞部位やその程度を評価する．
- 血栓を壊すようにガイドワイヤーを先進させ，これに沿わせて血栓内に造影用カテーテルか血栓溶解用の多側孔式カテーテルを留置して血栓溶解剤を動注する．
- 血栓溶解剤としてはウロキナーゼを生理食塩水で希釈して用いることが多く（96 万単位を上限とすることが多い），t-PA を用いることもある．
- 血栓溶解療法を行う際は，手技中にその効き具合が悪いと思われる場合には外科的治療も考慮することと，血栓が溶けた場合であっても手技中に進行した腸管虚血の可能性を考慮して，治療後も慎重に経過観察する姿勢が大切である．

まとめ

- 上腸間膜動脈閉塞症は臨床所見が非特異的で診断が容易ではない一方，重篤な疾患であり，見逃すわけにはいかない．
- 急性腹症患者を診察する際には常に本疾患の可能性を考慮する必要があり，また CT を読影する際にも上腸間膜動脈に目を配る癖をつけておくとよい．

（松本純一，船窪正勝）

参考文献
1) 菊間幹太，宇津秀晃，喜多村泰博ほか．上腸間膜血管閉塞症．救急医学 2006；30：1551-1557．
2) 安原 洋．上腸間膜動脈血栓症．外科治療 2005；93：697-703．
3) 八木橋国博，佐伯光明，岡本英明ほか．閉塞性腸管虚血．画像診断 2001；21：604-611．
4) 駒田康成，隈崎達夫，田島廣之ほか．腸管虚血の IVR．画像診断 2001；21：638-641．
5) 藤田雅人，畑 博之，前田裕子ほか．急性上腸間膜動脈閉塞—CT 所見と血栓溶解療法．IVR 会誌 2003；18：22-28．

12 大量血尿をみて腎腫瘍を疑ったら，どんな検査をするか

> **エピソード**
>
> 　都内のとある病院の夜．ようやく当直にも慣れてきて，臨機応変な判断ができるようになってきた研修医のA先生は，患者を待って待機中．看護師からの連絡によると，近医からの紹介で，3時間ほど前から急にお腹が痛くなるとともに，大量の血尿を訴える患者がこちらに搬送されてくるとのことであった．
>
> 　（腹痛を訴えている血尿の患者さんかぁ…．今まで診た患者さんは尿路結石の人が多かったけど，大量の血尿となると腫瘍の破裂なんかも考えなきゃいけないのかなぁ…）
>
> 　ほどなく，患者到着．40代男性で，意識は清明だが強い右側腹部痛を訴えている．明らかな肉眼的血尿がみられるが，WBC：15,300/mm^3，Hb：11.2 g/dL，CRP：1.2 mg/dL以外，血液検査・生化学検査で異常を認めず．A先生がお腹にエコーをあて，痛がっている右側腹部を観察すると，右腎の上極が明らかに腫大して境界不明瞭になっており，周囲には低エコー域も認められた．
>
> 　上級医に相談のうえ，早速造影CTを撮ることとなったが，このころには患者の側腹部痛はかなり治まってきた様子．ちょうど，院内に待機していた泌尿器科医のB先生も駆けつけてくれた．CT撮像開始．
>
> **研修医A**「B先生，やはり右腎上極に6 cmくらいの腫瘍があります．」
>
> **泌尿器科医B**「そうだね，腫瘍があるだけではなくて，そのまわりの腎周囲腔に血腫が溜まっているね．よく見ると，腫瘍の中に造影早期相でaorta（大動脈）と同じくらい強く増強される部位，おそらく小動脈瘤が多発しているので，これが血尿の原因になっていたんだろうねぇ．ということで，診断は何になるかな？」
>
> **研修医A**「これだけ腫瘍が大きいので，RCC（腎細胞癌）の破裂なんじゃないですか？確かRCCは多血性腫瘍だと習った気もしますし．」
>
> **泌尿器科医B**「うん，確かに腎実質に発生する腫瘍のなかではRCCが最も頻度が高いし，腫瘍の自然破裂で発症することもあるけれども，この患者さんの場合はそうじゃなさそうだね．」

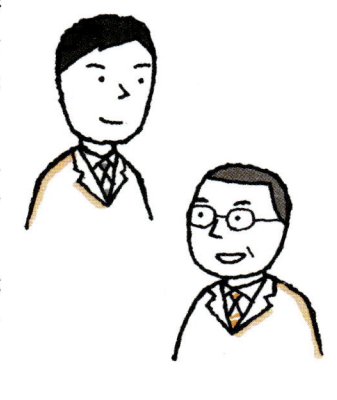

研修医 A「え〜っ!? 癌じゃないのに破裂することなんてあるんですかぁ?」

泌尿器科医 B「そうなんだ．腫瘍をよく見てごらん．内部には，造影される部分もあるけれども，造影されない皮下脂肪と同じ色の部分が大半だよね．なので，これは RCC ではないね．今のところ出血は治まっているようだけど，腫瘍が大きいので，今日はこのまま入院にして，明日にでも放射線科の先生に相談して塞栓術をお願いしてみるよ．」

研修医 A「は，はい…．わかりました．」（RCC じゃない腫瘍って何なんだろう．手術をしなくても，塞栓術で治るの??…）

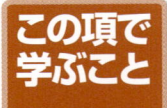

この項で学ぶこと

- その1　大量血尿をきたす疾患とは？
- その2　腎腫瘍の画像による鑑別は？
- その3　腎腫瘍の破裂が疑われたとき，その治療法は？

▶ この項では，大量血尿にて発症した腎腫瘍の患者に遭遇したときの，腎腫瘍の鑑別，治療法について勉強する．

▶ 腎腫瘍は，US や造影 CT の所見から，かなりの部分で鑑別可能であり，良性と判断されれば保存的な経過観察が可能である．ただし，良性腫瘍であっても急速に増大することもあり，予防的な治療が施されることもある．

▶ 腎腫瘍の破裂時は，緊急手術の危険性を回避でき，腎機能温存の可能性が高くなる利点もあることから，最近では TAE が第一選択とされる例が多い．

その1　大量血尿をきたす疾患とは？

- 尿に血液が混在するということは，腎，尿管，膀胱，尿道，前立腺などの尿路系からの出血があることになる（❶）．
- このうち，大量血尿をきたす疾患は外傷や腫瘍，血管性病変によるものが多いが，腫瘍性である場合，US や CT によって部位の同定が可能となる．腫瘍の破裂により急激に大量血尿を生じる例では，急性腹症やショックで発症することも多い．大量血尿では凝血塊を伴い尿閉（膀胱タンポナーデ）を生じることがある．

膀胱タンポナーデ

▶ 尿路出血が大量の場合，膀胱内に大量の凝血塊が充満し尿閉状態になったものをいう．膀胱内凝血塊の除去が必要で，太い尿道カテーテルや硬性内視鏡の外筒を用いる．凝血塊除去後には持続洗浄用尿道カテーテルを留置し，十分な輸液と止血薬を投与する．

❶ 血尿をきたす主な疾患

外傷	腎損傷，膀胱損傷，尿道損傷，前立腺損傷
腫瘍	腎細胞癌，腎盂癌，尿管癌，膀胱癌，前立腺癌，腎血管筋脂肪腫，オンコサイトーマ （下部尿路〈とくに膀胱〉腫瘍では持続しない鮮血色の全血尿が特徴である．上部尿路腫瘍では暗赤色血尿のように黒みを帯びることも多い．排尿初期や終末時の血尿は進行した前立腺癌でもみられる．）
炎症	出血性膀胱炎，腎乳頭壊死，急性進行性糸球体腎炎，放射線膀胱炎
血管性	動脈瘤，血管炎，動静脈瘻
医原性	薬剤性膀胱出血，留置カテーテル・ブジー挿入
その他	腎・尿管結石，囊胞腎，特発性腎出血，過剰な抗凝固療法など

その2　腎腫瘍の画像による鑑別とは？

　ここでは，大量血尿をきたす腎腫瘍として日常遭遇する頻度の高い，腎細胞癌と腎血管筋脂肪腫，オンコサイトーマについてその画像所見を勉強する．

腎細胞癌（❷〜❺）

- 腎癌はすべての悪性腫瘍のほぼ3％を占め，日本では毎年10万人あたり8〜10人程度の発生率といわれおり，現在，増加傾向にある癌である．発症年齢の中央値は66歳であり，75％は腎細胞癌で，近位尿細管上皮から発生すると考えられている．長期透析患者に発症す

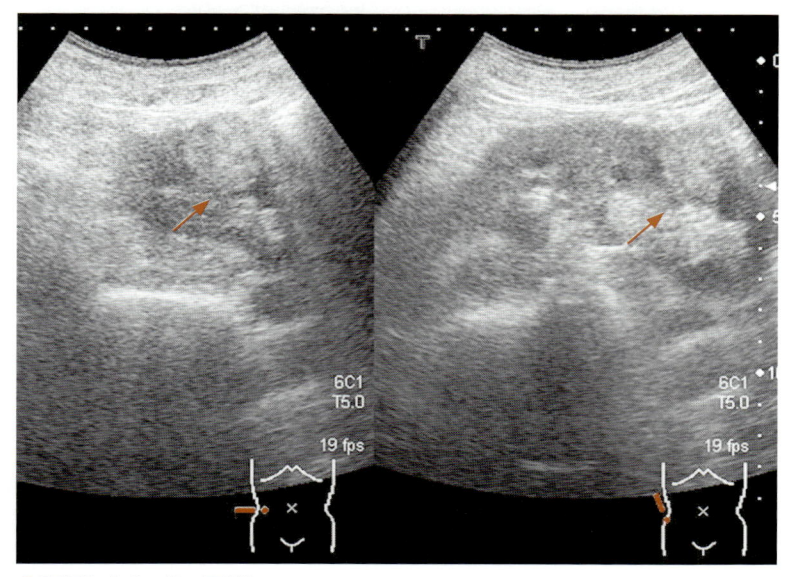

❷ 腎細胞癌（71歳，男性）
アルコール性肝硬変にてUS施行したところ，たまたま腎腫瘤を発見．右腎下極側被膜下に，hyperechoicな腫瘤が認められる（→）．

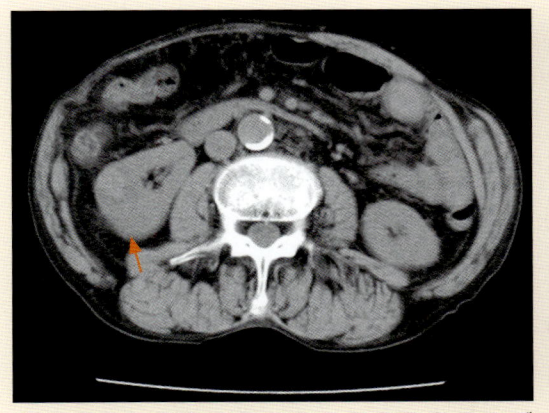

①非造影CT：右腎下極側被膜下に，腎実質に比べてわずかな低吸収～高吸収域の混在するやや不均一な濃度の腫瘤の描出あり（→）.

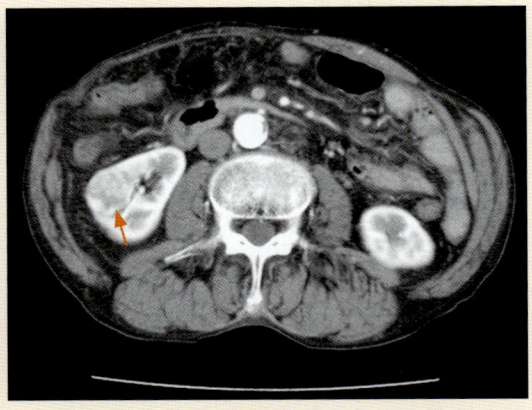

②造影早期相：腫瘍は正常腎実質と同程度に強く不均一に増強されている（→）.

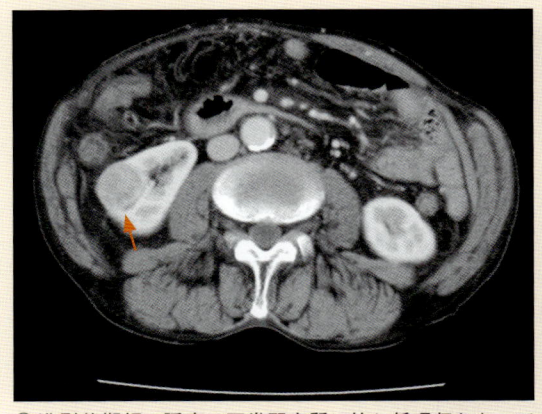

③造影後期相：腫瘍は正常腎実質に比し低吸収となっている（→）.

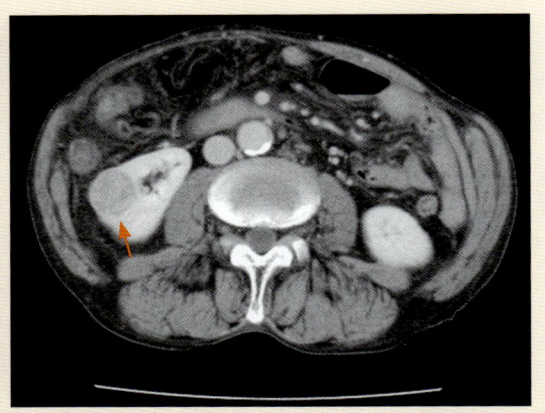

④造影晩期相：腫瘍は正常腎実質に比し，さらに明瞭な低吸収となっている（→）.

❸ ❷と同一症例

る後天性嚢胞性腎疾患や von Hippel-Lindau 病では，高率に腎細胞癌が発生してくることが知られている．

- 血尿，腹部腫瘤，疼痛が古典的な三主徴とされているが，これらの症状は早期にはなく，患者の 30 % は発見時に遠隔転移を伴っており，さらに 25 % が局所浸潤を伴っている．初期症状に乏しいため，大腸に浸潤して下血で発症することもある．遠隔転移のある患者の 5 年生存率は 20 % 未満である．
- 診断には造影 CT が最も有用である．最も頻度の高い淡明細胞型腎癌は，腫瘍内部の出血・壊死を反映して不均一な構造を呈し，造影 CT 検査では，早期相において腫瘍内の豊富な微小血管密度のために腎皮質と同様によく造影され，造影剤の消失（wash out）が速い．また，超音波や MRI T2 強調画像で 70 % に偽被膜を認め，これらの所

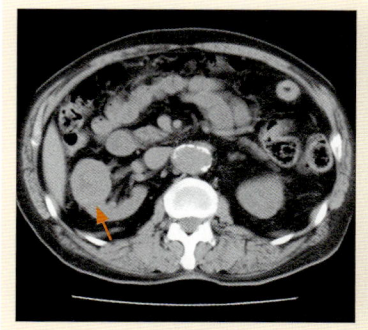

12. 大量血尿をみて腎腫瘍を疑ったら，どんな検査をするか

①非造影CT：右腎midportion被膜下の腫瘤は，正常腎実質とほぼ等吸収で，内部にわずかな低吸収域を認める（→）．

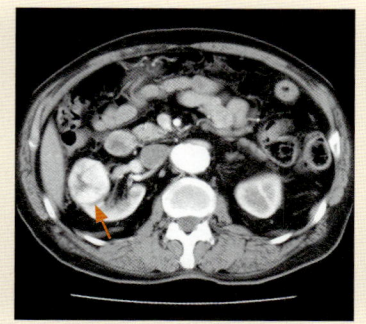

②造影早期相：腫瘤は内部の変性した部分を除き，腎実質よりも強く増強されている（→）．

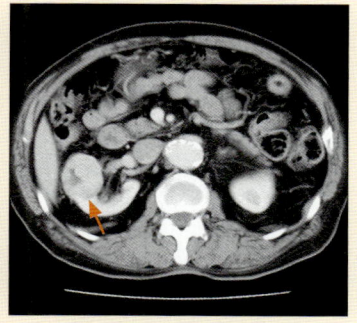

③造影後期相：腫瘤は腎実質よりも低吸収となっている（→）．

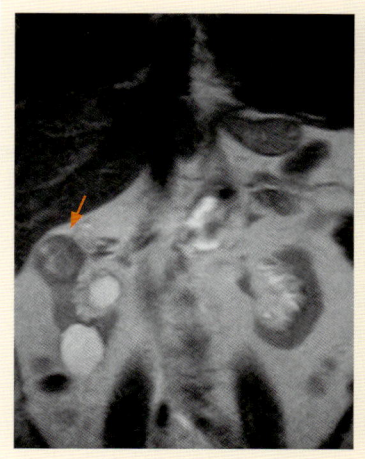

④MRI冠状断T2強調画像：腫瘤は腎実質よりわずかに低信号で，内部に淡い高信号域を認める（→）．

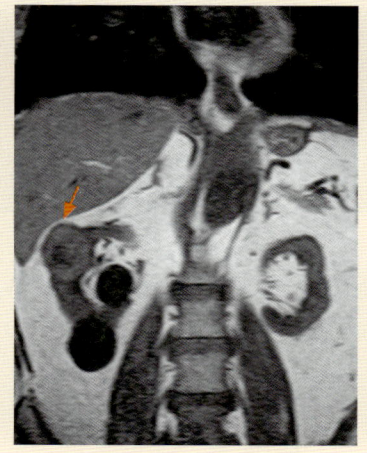

⑤MRI冠状断T1強調画像（in phase）：腫瘤は腎実質よりもわずかに高信号となっている（→）．

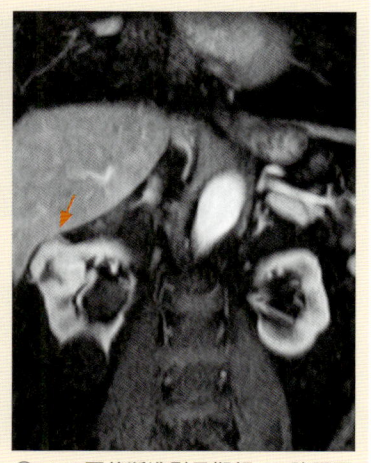

⑥MRI冠状断造影早期相T1強調画像（in phase）：腫瘤は内部の変性部を除き，腎実質と同等に強く増強されている（→）．

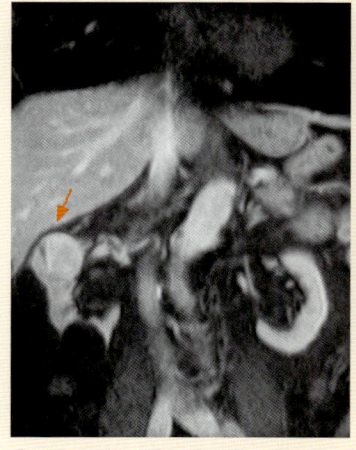

⑦MRI冠状断造影晩期相T1強調画像（in phase）：腫瘤の濃染は，腎実質と同等に持続している（→）．

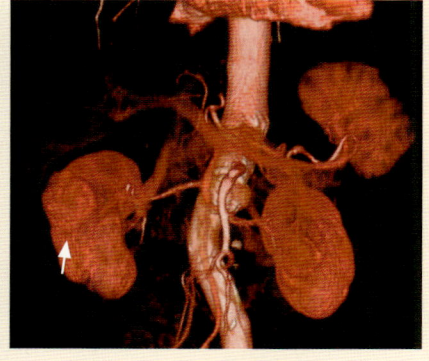

⑧CT造影早期相の3D再構成画像：腎動脈の本数や腫瘍の位置関係が，容易に確認される．
⇒：腫瘤

❹ 腎細胞癌（82歳，男性）
血尿精査にて，腎腫瘍を指摘される．

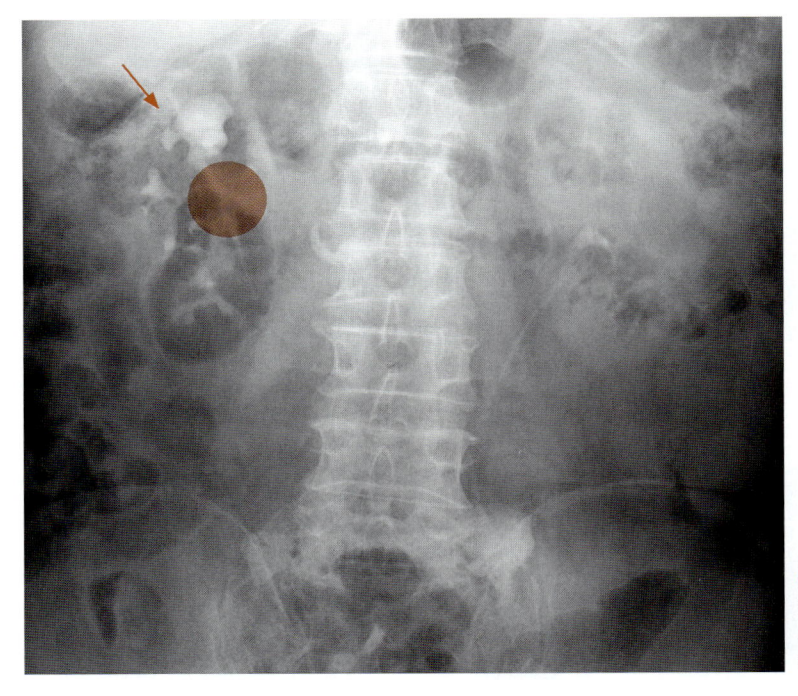

❺右腎細胞癌症例（68歳，男性）造影剤点滴静注30分後．右腎中極の腫瘤（●）による圧排により，上極腎杯に拡張が認められる（→）．

見が得られれば典型的な淡明細胞型腎癌の像である．また，腎静脈から下大静脈内に腫瘍塞栓を形成する頻度が高いことも，腎癌の特徴の一つである．

腎血管筋脂肪腫（❻〜❽）

- 腎腫瘍のなかで占める割合は約2％程度で，男女比は1：2〜4と女性に多い．常染色体優性遺伝である結節性硬化症の40〜80％に合併し，この場合，若年時より両側腎に多発する特徴がある．散発性に発生する例が80％で大部分を占める．

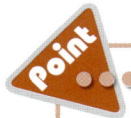

> **Point 腎血管筋脂肪腫の治療法の選択**
>
> 腎血管筋脂肪腫は良性腫瘍であるが，治療法の選択としては，Oesterlingらによる，症状と腫瘍の大きさに基づいた以下の提案が用いられることが多い．
> 1. 腫瘍の大きさが4cm以上で症状を伴っている場合は，腎動脈塞栓術，もしくは腎温存手術
> 2. 腫瘍の大きさが4cm以上で症状がない場合は，6か月ごとの超音波検査およびCTで経過観察
> 3. 腫瘍の大きさが4cm未満で症状がある場合は，症状がすぐに治まれば経過観察とし，症状が続くようなら，腎動脈塞栓術もしくは腎温存手術
> 4. 腫瘍の大きさが4cm未満で症状がない場合は，1年ごとの超音波検査およびCT経過観察

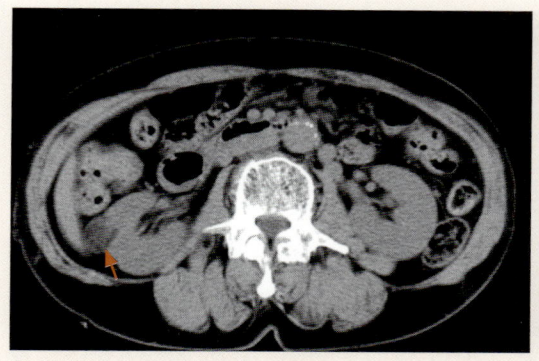

12. 大量血尿をみて腎腫瘍を疑ったら，どんな検査をするか

① 非造影CT：右腎midportion被膜下に，脂肪濃度の腫瘤が認められる（→）.

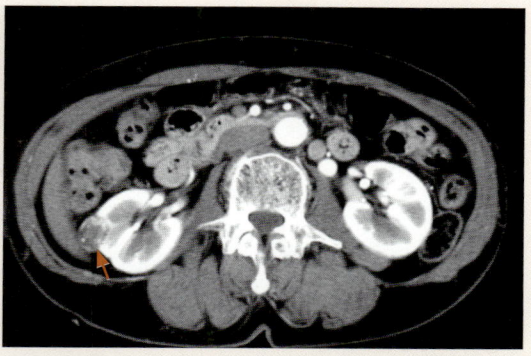

② 造影早期相：腫瘤内には斑状の強い濃染や，淡い増強効果が混在している（→）.

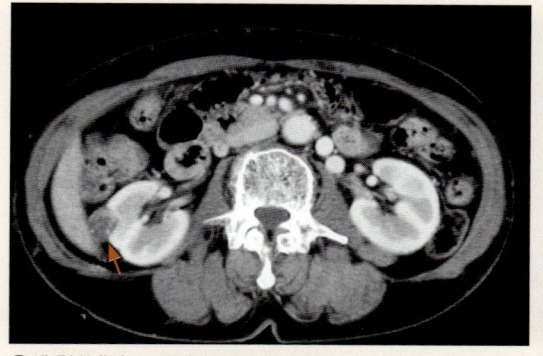

③ 造影後期相：腫瘤は腎実質に比べて低吸収となっている（→）.

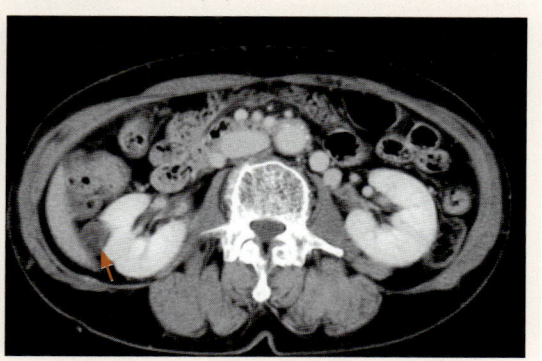

④ 造影晩期相：腫瘤は明瞭な低吸収となり，脂肪濃度が確認される（→）.

❻ 腎血管筋脂肪腫（77歳，女性）
近医にて，偶然，腎腫瘤を指摘される．

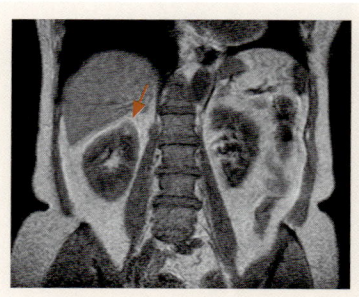

① MRI冠状断T1強調画像（in phase）：右腎上極被膜下に，高信号を呈する腫瘤が認められる（→）.

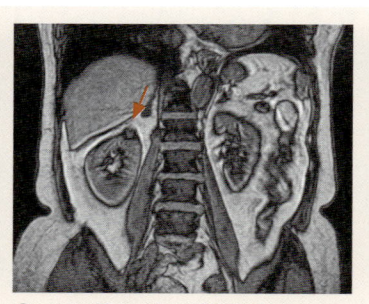

② MRI冠状断T1強調画像（out phase）：右腎上極の腫瘤は，低信号となっている（→）.

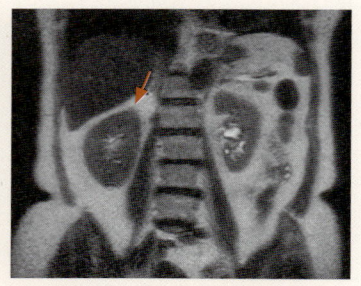

③ MRI冠状断T2強調画像：腫瘤は正常腎実質に比し，わずかに低吸収となっている（→）.

❼ 腎血管筋脂肪腫（65歳，女性）
腹部USにて，偶然，腎腫瘤を指摘される．

137

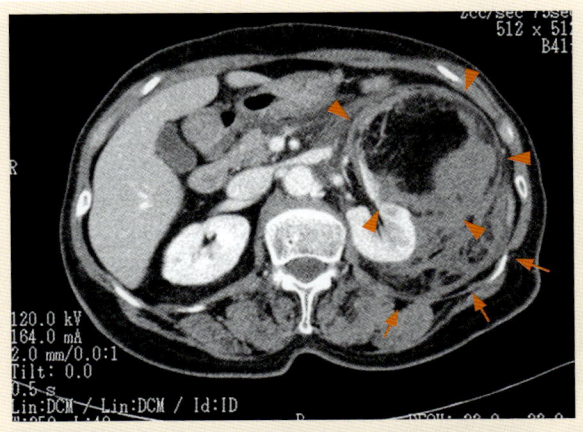

① 造影CT：左腎外側被膜下に，脂肪濃度を有する径8cm大の境界不明瞭な腫瘤が認められる（▶）．腫瘤内には造影剤の漏出がみられ，背側後腹膜には血腫と脂肪織の濃度上昇が認められる（→）．

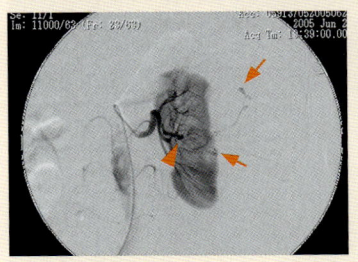

② 左腎動脈造影（早期相）：左腎動脈の二次分枝に囊状動脈瘤を認め（▶），腫瘍血管周囲に造影剤の血管外漏出が認められる（→）．

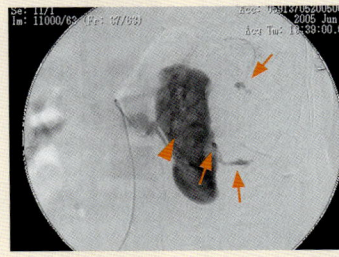

③ 左腎動脈造影（後期相）：左腎動脈の二次分枝に囊状動脈瘤を認め（▶），腫瘍血管周囲に造影剤の血管外漏出が認められる（→）．

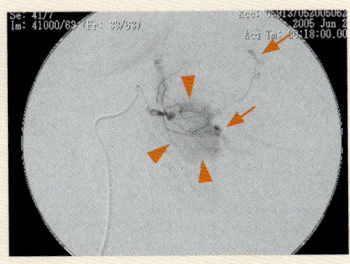

④ 選択的左腎動脈造影（早期相）：マイクロカテーテルを上記二次分枝の囊状瘤まで進めて造影．腫瘍内の不均一な濃染（▶）と，造影剤の血管外漏出（→）が認められる．

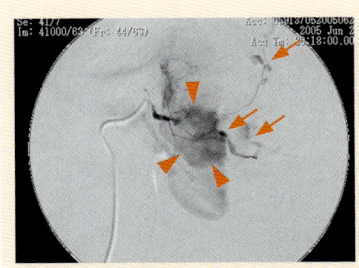

⑤ 選択的左腎動脈造影（後期相）：マイクロカテーテルを上記二次分枝の囊状瘤まで進めて造影．腫瘍内の不均一な濃染（▶）と，造影剤の血管外漏出（→）が認められる．

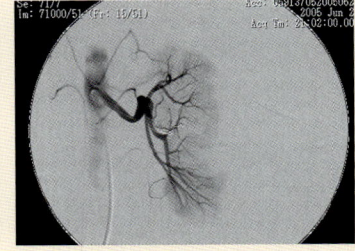

⑥ 上記部位より，マイクロコイルにて塞栓後左腎動脈造影早期相：腫瘍血管は塞栓され，腫瘍内の異常な濃染や血管外漏出は消失．正常左腎動脈分枝の描出，腎実質の濃染は良好である．

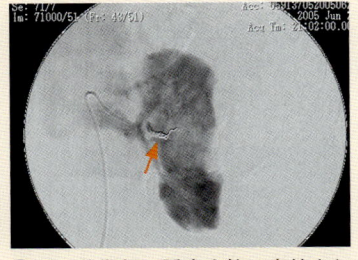

⑦ 同・後期相：腫瘍血管は塞栓され（→），腫瘍内の異常な濃染や血管外漏出は消失．正常左腎動脈分枝の描出，腎実質の濃染は良好である．

❽ 腎血管筋脂肪腫破裂（72歳，女性）
左側腹部痛と血尿を訴えて来院．

- 病名のとおり，厚い血管壁を有する血管，平滑筋，脂肪組織が混在する腫瘍を形成する．CTやMRIにて脂肪成分を確認することが腎細胞癌との鑑別に重要である．組織学的には，腫瘍は被膜をもたず，8割以上の症例で腎被膜の外に発育する特徴がある．腫瘍の血管壁

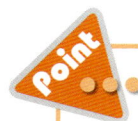

12. 大量血尿をみて腎腫瘍を疑ったら，どんな検査をするか

Point 腎の薬理学的血管造影（pharmacoangiography）⑨

　腎におけるエピネフリン併用の動脈造影は，小腎癌や hypovascular な腎癌の診断に威力を発揮してきたが，最近では腎出血や腎動静脈奇形の栄養血管の同定に応用されている．これは正常の末梢動脈がエピネフリンに反応し収縮するのに対して，反応しない異常血管を強調する方法である．手技としてはカテーテルよりエピネフリン 3〜6μg を注入し，直後から造影剤を注入し撮影を行うが，使用する希釈液はエピネフリン（ボスミン®）1A（1 mg）を 500 mL の生食に混合して作製する．実際に 5μg のエピネフリンなら 2.5 mL を注射器に取り，さらに希釈して注入すればよい．

　近年，腎癌に対する手術前動脈塞栓術の機会は減少してきている．MDCT の普及により術前マッピングに血管造影を必要としなくなったことや，手術中の大量出血の危険が減少したこと，塞栓後の痛みや発熱などの合併症のためである．

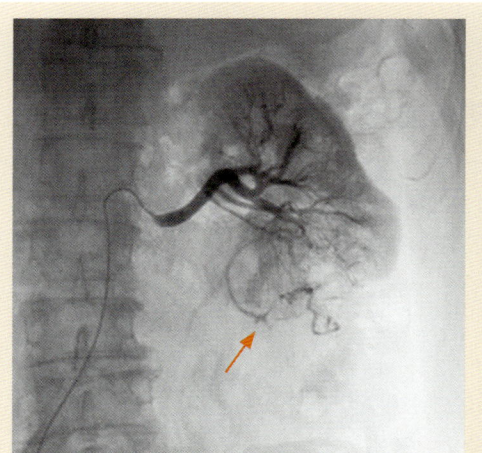

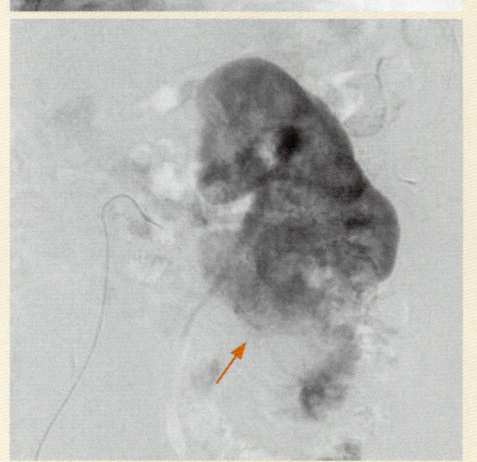

pharmacoangiography 前：左腎動脈造影では，腎腫瘍（→）とその栄養血管はやや不明瞭である．

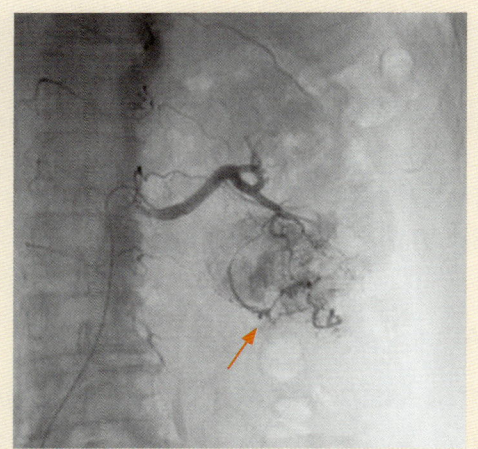

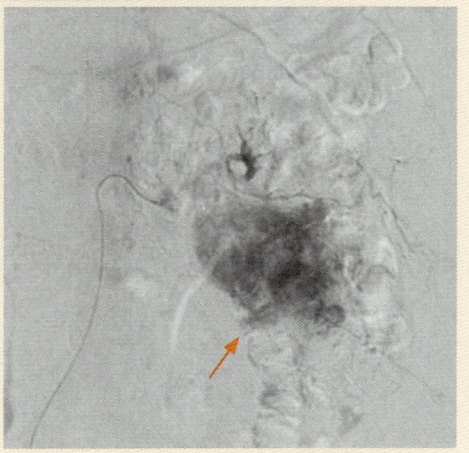

pharmacoangiography 後：左腎動脈造影直前にエピネフリン 6μg を投与．正常な腎動脈はエピネフリンに反応して収縮したのに対し，腫瘍血管は反応せず（→），腫瘍とその栄養血管が容易に同定される．

⑨ 左腎細胞癌症例

は正常の平滑筋をもたないため脆弱で，動脈瘤を形成し，それが破裂して出血することもある．

オンコサイトーマ

- 遠位尿細管から発生するとされる腎腫瘍である．腎腫瘍のなかで占める割合は約3％程度で，男女比は2：1と男性に多い．肉眼的には腫瘍と周囲腎実質の境界は明瞭で，表面は褐色調である．
- オンコサイトーマは大きくなると，腹部腫瘤，疼痛，血尿を呈するが，腎細胞癌と比べて大きくても無症状の場合が多い．画像診断上は，造影CTにて腎実質と同等の増強効果を示すことが多いが，腎細胞癌との鑑別が困難な場合が多い．組織学的には，嫌色素腎細胞癌との鑑別が重要で，特殊染色による判別も必要になる．

その3　腎腫瘍の破裂が疑われたとき，その治療法は？

- 腎腫瘍の破裂時は，緊急手術の危険性を回避でき，腎機能温存の可能性が高くなる利点もあることから，最近ではTAEが第一選択とされる例が多い．

TAE

- 造影は大動脈から始め，腎動脈の数や，腎動脈以外から寄生動脈があるかどうかを評価する．塞栓物質としてはゼラチンスポンジ細片，金属コイル，マイクロコイル，エタノールなどが一般的である．エタノールの塞栓機序は perivascular tissue toxicity, sludging of erythrocytes in small arteries, small artery spasm, endothelial damege などが考えられており，再開通しにくい．
- 腎内の腫瘍部分などを狙って塞栓する場合，コアキシャルシステムでマイクロカテーテルを目的の血管まで挿入することになる．血流をコントロールする必要が生じる場合があるので，バルーンカテーテルを親カテーテルにすることが望ましい．
- エタノールでは注入時に血管痛がある．塞栓術後症候群としては，数日間の疼痛，発熱，悪心嘔吐，血中LDH上昇などが認められる．片側の腎全体を塞栓するような場合には腎不全に注意する必要がある．

コアキシャルシステム
▶より末梢の細い血管に到達するために，太いカテーテルの中に同軸で細いカテーテルを挿入させる方法．

まとめ

- 血尿にはさまざまな原因があるが，大量の血尿を観た場合には，腫瘍や血管奇形の破裂を考慮しなければならない．
- 腎腫瘍の鑑別には，造影CTが有用である．典型的な腎細胞癌は多血性腫瘍であり，血管筋脂肪腫では内部に脂肪濃度が確認される．
- 腎腫瘍破裂の治療は，正常腎実質の温存を図るうえでもTAEが第一選択となってきている．

（手塚幹生）

参考文献

1) Jinzaki M, Tanimoto A, Mukai M, et al. Double-phase helical CT of small renal parenchymal neoplasms: Correlation with pathologic findings and tumor angiogenesis. Comp Assist Tomog 2000; 24 (6) : 835-842.
2) Jinzaki M, Tanimoto A, Narimatsu Y, et al. Angiomyolipoma: Imaging findings in lesions with minimal fat. Radiology 1997; 205 (2) : 497-502.
3) Han YM, Kim JK, Roh BS, et al. Renal angiomyolipoma: Selective arterial embolization: Effectiveness and changes in angiomyogenic components in long-term follow-up. Radiology 1997; 204 (1) : 65-70.
4) 藤田正人，大江　宏．動脈塞栓術の進歩．泌尿器領域に対する動脈塞栓術．日独医報 2004; 48 (4) : 520-526.
5) Oesterling JE, et al. The management of renal angiomyolipoma. J Urol 1986; 135 (6) : 1121-1124.

13 CTAとMRAがあればカテーテルはいらない？

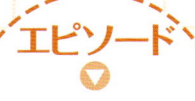

エピソード

MRAで内頸動脈狭窄？

　放射線科研修中のA先生は，IVRの助手，IVR患者の病棟処置などで忙しかった1日の終わりにクタクタの体と心に鞭打って，今日のMRI検査の一次読影にやってきた．

研修医A「どれどれ，66歳男性，めまいとふらつきか，まるで今の僕みたい…．脳内には梗塞も出血もなさそうだな．3D-MRAでは…んっ，内頸動脈のサイフォン部が変だぞ．3日前のCTでは…骨があってよくわからないや．でも，MRAでは内頸動脈が細いぞ．よしっ，先輩のN先生に連絡しよう．」

　電話連絡を受けて，神経放射線を専門にしているN先生がやってきた．A先生の説明を聞くまでもなく一言，

N先生「何もないよ．」

研修医A「でも，内頸動脈が細くないですか？」

N先生「time of flight（TOF）で撮ったMRAでは，血液の流れが乱れるところは要注意だよ．血管が屈曲・蛇行しているサイフォン部なんか，とくにね．血管の分岐部も，血流の乱れで狭窄にみえることがあるよ．少しの狭窄でも血液の乱流で狭窄が強調されることもあるよ．元画像をきちんとみれば，狭窄がないのがわかるでしょ．」

研修医A「そうか，MRAって，便利だけど判定は難しいんだ．」

CTAで大腿静脈に血栓？

　A先生，今日はCT係．依頼内容の確認，造影剤の注入の合間に，一次読影と目の回る忙しさ．

研修医A「なになに，胃癌手術後，下肢の浮腫が出現，静脈血栓症はないですかって…．あっ，大腿静脈に造影欠損があるぞ，見つけた！　IVRの適応かもしれないから，血管IVR専門のS先生に連絡だ．」

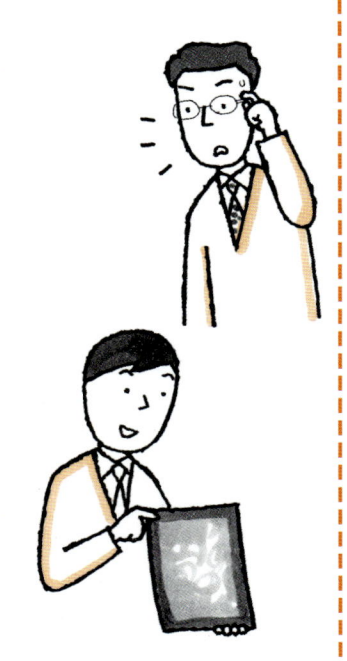

13. CTAとMRAがあればカテーテルはいらない？

S先生がやってきて，CTをみた．

S先生「この撮影タイミングでは何ともいえないな．患者さんはもう病室に帰ったのか．じゃあ，病室でエコーをやってみよう．」

エコー検査では，大腿静脈に血栓なし．

S先生「さっきのCTAでは，造影剤がどの静脈にも均等に分布する前にスキャンされていたから，造影剤のない血流が血栓のようにみえたんだ．もう少し時間をおいてから撮影すれば，静脈が均等に造影されて判断しやすかったね．最近のCTはスキャン速度が速いから，造影剤を追い越すことだってある．CTAを読影するときは，造影と撮影のタイミングが適切にされたかを常に考えることが大切だよ．」

研修医A「そうか，CTAも便利だけど判定は難しいんだ．じゃあ，血管の診断はやっぱり血管造影が一番なのかな．」

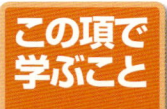

この項で学ぶこと

- **その1** MRA，CTA，AGの特徴と現況を知る
- **その2** MRA，CTAを行うか，AGを必要とするか
- **その3** CTA，AGのX線被曝
- **その4** MRA，CTA，AGの医療コスト

その1　MRA，CTA，AGの特徴と現況を知る

MRA

■特徴

　MR angiography（MRA）の特徴は，①X線被曝がないこと，②造影剤を使用しなくても血管像が得られること，③頭蓋骨などの骨が障害とならないことなどである（❶）．導入当初のMRAは，空間・時間分解能の精度が十分とはいえなかったが，低侵襲的な血管イメージを得る手段としてその意義は大きかった．さらに，ガドリニウム造影剤を使用し高速グラディエント法を用いた3D-造影MRAや，心拍動と同期した撮像などの技術開発により，短時間の呼吸停止で良好な三次元血管イメージが得られるようになり，また，造影剤を使用せず拍動を利用した血管の描出（fresh blood imaging；FBI）なども出現し，臨床的な有用性がますます高くなっている．さらに，④骨の影響を受けることなく血

❶ MRA, CTA, AGの特徴と注意点

	非侵襲性	空間・時間分解能	その他の特徴と注意点
MRA	◎	○〜△	骨や石灰化の影響なし 組織分解能の高いMRIに引き続き施行可能 乱流によるアーチファクトに注意
CTA	○〜△ （被曝に注意）	○〜△	短時間に広範囲の撮影が可能 血管周囲の画像情報も獲得 適切な造影・撮影タイミングが重要
AG	△〜○ （慎重な手技と術後の安静が必要）	◎	選択的造影が可能 IVRに直結 手技の修練が必要

◎優れている，○ふつう，△劣る．

流方向の動態把握が可能なことは，CTAにはないMRAの特徴である．

高性能MRI装置では，形態診断，機能診断（functional imaging）と同時にMRAを行えば，わずか数十分の検査時間の延長で血管情報を含めた多くの臨床情報が得られる．

■ 注意点

MRAを読影する際の注意点は，造影剤を用いない場合，血流によるプロトンの移動を画像化する手法であるため，血流の乱れが血管像の乱れとして描出されることである．すなわち，血管の蛇行・分岐などにより乱流が発生している部位では血管の描出が不良になり，狭窄と誤認されやすい．

ガドリニウム造影剤を用いた造影MRAではこの問題は軽減するが，ヨード造影剤ほどの頻度ではないものの，造影剤の副作用に注意が必要である．

CTA

■ 特徴

CT angiography（CTA）には，造影剤を末梢静脈より急速注入する方法と，カテーテルを関心領域の動脈に誘導しここから造影剤を注入する方法があり，本項の趣旨から前者のことをCTAとする．

CTAは，multi-slice CT（MSCT）の登場により一気に臨床的実用性が高まり普及した画像診断法である．MSCTが1998年に登場して以来，その多列化の進歩はめざましく，256列までが報告されるに至っている．高速撮影，広範囲撮影，高分解能のボリュームデータ収集が可能など，MSCTがもたらしたインパクトはさらに拍車がかかり，体軸方向の空間分解能ならびに時間分解能が飛躍的に向上し，高精度に等方向性（isotropic）のボクセルデータが得られるようになった．また，得られた膨大なデータを処理するワークステーションの進歩もめざましく，自

由な方向あるいは裁断面での詳細な三次元画像が簡便・短時間に作成可能となっている（❶）．

■ 注意点

CTA を読影する際の注意点は，造影剤の注入と撮像の時期が適切に行われたかを常に考慮することである．良好な血管像を得るためには目的とする血管と周囲との造影コントラストが高いことが重要であり，目的血管に高濃度造影剤が流入する時期を逃さずに撮像するために，test injection 法や volus tracking 法を応用することが一般的である．しかし，心機能などの個人差により循環時間はさまざまであり，撮像範囲が広くなるとその全域で至適なタイミングで撮影を行うことは困難になってくる．

また，高速 MSCT では造影剤の追い越しが起こることもある．

AG

血管造影（AG）の歴史は古く，レントゲンの X 線発見の翌年（1896 年）まで遡るが，臨床的実用性は 1953 年の Seldinger 法の出現以降に急速に高まった．さらに，各種のカテーテルやガイドワイヤーなどの器具の開発・改良により，その有用性と安全性が向上してきたが，これには 1960 年代中ごろから台頭してきた interventional radiology（IVR）の発達と呼応してきたといえる．現在では，AG は IVR の一環として施行されることが最も多い（❶）．

その2 MRA, CTA を行うか, AG を必要とするか

AG の合併症である，出血，血管損傷，血栓症などは，適応を正しく判断し，最適な器具を用いて，手技に習熟した者が行えばほぼ皆無であるが，検査後には安静の保持も必要であり，侵襲的な検査法であることに変わりはない．また，脳血管領域や冠動脈領域などは，まれではあってもひとたび合併症を生じれば重篤な事態が危惧される．巨視的な血管解剖や形態的情報を得ることのみが目的であれば，より低侵襲的な CTA や MRA が選択されるのは当然のことといえる．

一方，AG の空間・時間分解能が依然として CTA/MRA のそれらを凌駕しているのも厳然とした事実である．また，AG 施行者の技量が高く，最適な器具を用いれば，検査に要する時間も短く侵襲度も低い．スクリーニング的な CTA/MRA で確診が得られず AG を追加するのであれば，AG を第一選択とすることも十分に妥当性がある．IVR の実施が予測される場合は，AG が優先されるのはいうまでもない．一方，CTA/MRA を先行することで，必要・十分な AG を短時間に行い，AG

による患者負担を軽減させることもよい選択肢である．

　いずれを第一選択すべきかは，それぞれの施設と個々の症例によって異なるといわざるをえない．すなわち，高性能のMSCTを随時に使用できる環境か，AGの器具は十分に準備され熟練したAG施行医が常駐しているか，MSCTとワークステーションやAG装置の操作に慣れた放射線技師は確保されているか，患者の病態や背景から，低侵襲性が優先されるのか，高い精度の診断能が優先されるのか，などを考慮すべきである．

　以下に，各領域の主な疾患について，一般的な現況を述べる．

脳・頭頸部領域

脳動脈瘤

　脳動脈瘤の診断においては，現在でもAGがスタンダードであるが，CTAの診断精度はAGと同等かそれ以上とされている．手術が前提となる症例では術前の最終診断としてAGを実施する施設が多いが，CTAのみでよいかAGを実施するかは，手術を担当する脳外科医の考え方に左右されていることが多い．動脈瘤破裂症例で緊急検査としてCTAを施行し，これの情報だけで手術が施行可能との報告もある．手術適応のない未破裂動脈瘤の経過観察は，より侵襲度の低いCTAやMRAで行うべきである．一方，頭蓋骨と血管との重なりが避けられないC3より尾側の動脈瘤の診断は，CTAのみではピットフォールとなりうることに留意すべきである．

　筆者らの施設では，脳動脈瘤の術前AG時に3D-AGを併用し，瘤と親血管の三次元情報を自在に得ることで，診断精度の向上とAGによる負担の軽減を図っている（❷❸）．

AVM，頭蓋内腫瘍

　脳動静脈奇形（AVM）や頭蓋内腫瘍の診断において，CTAは病巣や関与血管の全体像を把握するのに有用であり，放射線治療が予定される症例ではCTAとMRIのみで十分な情報が得られる．しかし，外科的治療や動脈塞栓術が前提となる症例では，細い流入血管とナイダスなどの病巣との関係や，多様な側副血行路の有無など，血流動態の詳細な情報が不可欠であり，AG情報が必須とされることが多い．

虚血性脳疾患

　虚血性脳疾患の早期診断には，CTとともにMRIの有用性が確立しており，造影剤を用いないMRI検査に引き続いてスクリーニングでMRAを行うことにより，血管狭窄病変の拾い上げが容易に行える．頭頸部領域の閉塞性動脈硬化症に対しては，近年，IVR治療（ステント留置術）が注目されており，その術前には，血栓やプラークの有無と性状を把握しておくことが合併症の回避にきわめて重要であり，CTAと

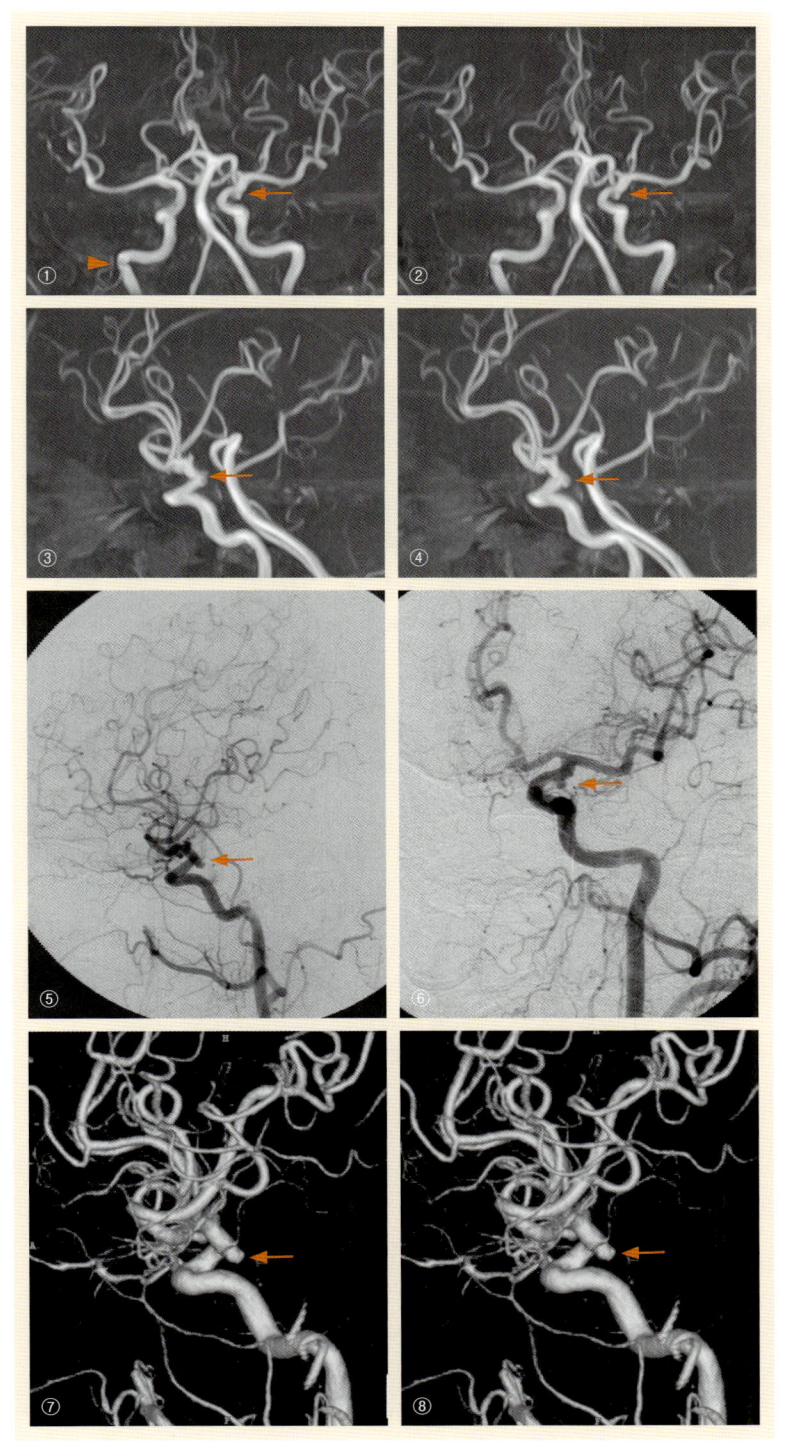

13. CTAとMRAがあればカテーテルはいらない？

❷ 左IC-PC動脈瘤
①② MRA（3D-TOF）正面像（ステレオ像），③④ 側面像（ステレオ像）：IC-PC部に外側後方に突出する動脈瘤を認める（→）．▶：血管の蛇行によるアーチファクト．
⑤⑥ 左総頸動脈造影側面像，同LAO像：左内頸動脈起始部に壁不整をみるため，総頸動脈より造影し，動脈瘤を認める（→）．
⑦⑧ 左総頸動脈3D-AG（ステレオ像）：内頸動脈と瘤（→）の関係が明瞭に把握できる．

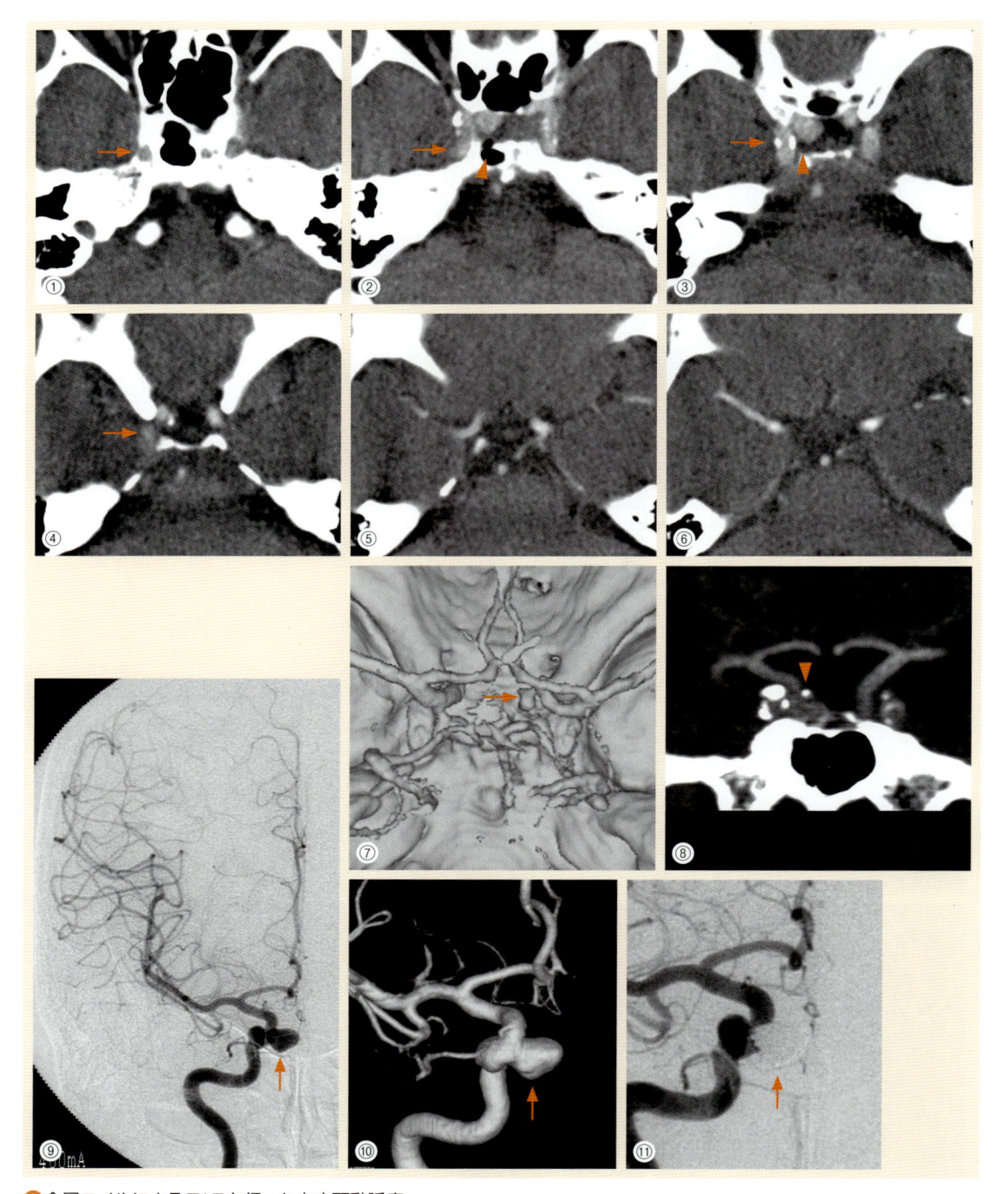

❸ 金属コイルによる TAE を行った右内頸動脈瘤

①～⑥ 尾側より頭側への CT axial 像：右内頸動脈（→）を追跡すると，C3 portion から内側に突出する瘤を認める（▶）．内頸動脈壁の石灰化も認められる．
⑦⑧ CT からの SSD 像，MPR 像：瘤が親血管の内側に突出するのが描出されている（→）．MPR では，瘤の上壁にも石灰化が存在することがわかる（▶）．
⑨⑩ 右内頸動脈造影，3D-AG：瘤の形態ならびに瘤頸を詳細に検討し（→），コイルによる塞栓術を行った．
⑪ 塞栓術後：瘤は造影されず（→），頸動脈の血流は保たれ，治療に成功した．

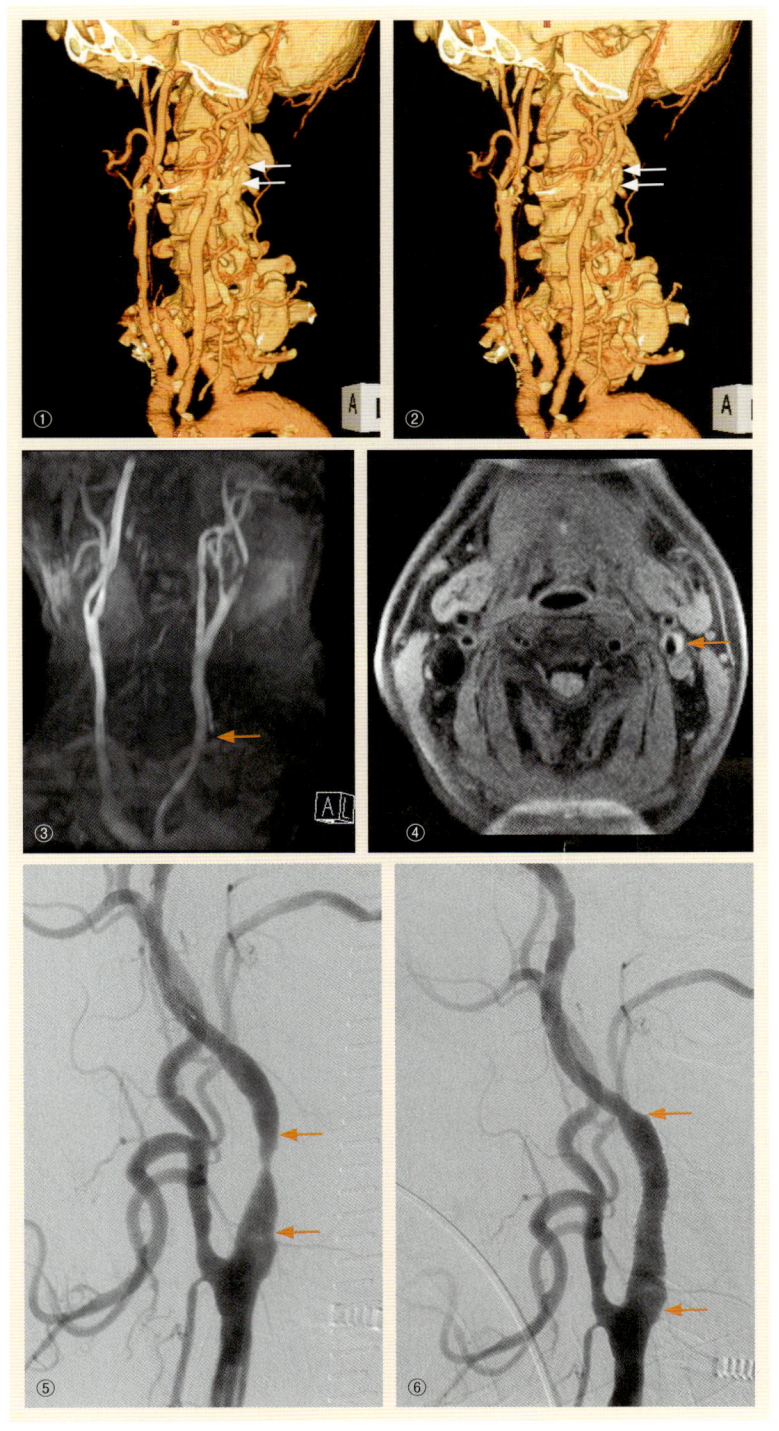

13. CTAとMRAがあればカテーテルはいらない？

❹ステント留置を行った左内頸動脈狭窄

①② CTA（VR ステレオ像）：両側の頸動脈分岐部と内頸動脈起始部，腕頭動脈，左椎骨動脈に石灰化を認め，左内頸動脈起始部には高度の狭窄を認める（⇒）．

③ MRA：左内頸動脈起始部と左椎骨動脈起始部に高度狭窄をみる（→）．

④ MRプラーク画像：左内頸動脈壁の bright signal を認め（→），lipid rich core を伴うプラークによる狭窄が示唆される．

⑤⑥ ステント留置前・後の左内頸動脈造影：約2cmにわたり血管壁の不整と狭窄を認める（→）．ステント留置後，狭窄の著明な改善を認めた（→）．

149

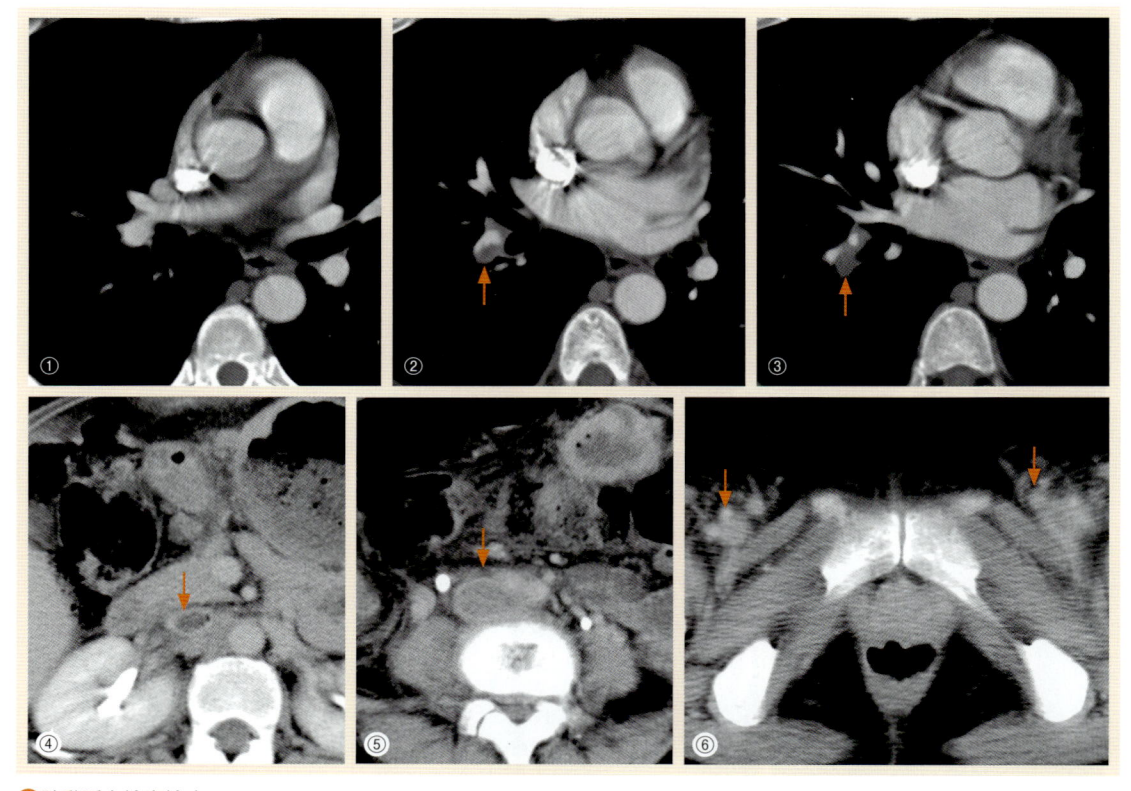

❺ 肺動脈血栓塞栓症
①〜③胸部CT：右下葉の肺動脈内に血栓塞栓による造影欠損を認める（→）．
④〜⑥腹部CT：胸部CTに引き続き撮影した．造影後期相の腹部CTで，下大静脈〜両側大腿静脈に，血栓を認める（→）．

MRAおよび動脈壁そのものを描出するMRプラーク画像を含めた詳細な術前診断が必要である（❹）．

呼吸器領域—とくに肺動脈血栓塞栓症

　深部静脈血栓症（DVT）とこれに引き続く肺動脈血栓塞栓症（PTE）に対する関心の高まりは周知の通りであり，スクリーニングとしての画像診断の重要性がますます高まっている．この領域では，AGよりもCTAの評価が高いことはほぼ確立している（❺）．すなわち，肺動脈造影は，侵襲的検査で合併症も5％程度とされ，さらに亜区域動脈以下の血栓・塞栓の評価は決して高くない．一方，肺動脈造影をgold standardとしてCTAの診断能を評価した報告では，感度，特異度，正確度ともに90〜100％とされている．さらに，MSCTの多列化に伴い，亜区域以下の末梢動脈枝における血栓・塞栓の診断能向上も期待されている．CTAでは，引き続き下肢までの撮像を付加することでDVTの評価も可能である（❺）．また，CTAによりPTEが否定された場合，

呼吸困難や胸痛などPTEに類似の症状を呈する呼吸器疾患や心不全の画像診断にも寄与できる．

　CTAによるPTEの診断は，動脈内の造影欠損像でなされるが，層流現象による造影剤の分布ムラや，心拍動によるアーチファクト，肺動脈に隣接したリンパ節を血栓と誤認しないよう，注意が必要である．卵円孔開存（20％程度とまれでない）による肺動脈の造影不良に留意すべきとの報告もある．造影欠損にみえるスライスの上・下を連続して丹念に観察することや，造影後期相の画像を合わせて判定することが大切である．

胸・腹部大血管

　この領域も，診断を目的としたAGはほとんど行われず，CTAとMRAが高く評価されている．

■ 大動脈瘤

　CTAでは，大動脈瘤の診断に求められる，瘤の大きさと範囲，大動脈の分枝と瘤との関係，動脈壁の石灰化や血栓の有無と状態，動脈周囲の炎症や血腫の有無などの情報が，短時間の撮像で得られる．さらに，得られたボクセルデータを用いて，ステントグラフト治療などの計画に必要な動脈瘤径や動脈分枝と瘤との距離を精密に計測可能である（❻）．

■ 大動脈解離

　大動脈解離症例では，剥離内膜の部位や範囲，エントリーとリエントリーを明らかにするとともに，真腔と偽腔と大動脈分枝の関係，大動脈分枝の血流状態と臓器虚血の有無，破裂やタンポナーデなどの合併症の有無を診断する必要がある．

　CTAでは，血流の遅い偽腔を真腔と鑑別するために造影早期・後期の二相以上の撮像が一般的である．また，偽腔の血栓性閉塞を診断するには，造影前および数分後の超後期撮影との比較が必要である．

　MRAは，空間分解能ではCTAに劣るが，血流情報が得られ真・偽腔の診断が容易であり（❼），また血栓やプラークの質的診断が可能であるなど，CTAでは得がたい特徴があり，緊急症例を除き可能であれば両者を併用するのが望ましい．

■ 撮影のポイント

　この領域でのCTAは，撮像範囲が広範であることから，造影剤の投与方法と撮像タイミングに対する注意がとくに大切である．撮像タイミングはvolus tracking法が一般的であるが，関心領域が広いこと，疾患の特徴として循環時間が遅い症例が多いことから，時に撮影が造影剤を追い越すことが起こりうる．画一的なvolus tracking法に頼らず，心機能，循環時間，血流状態を考慮した撮像タイミングの決定が大切

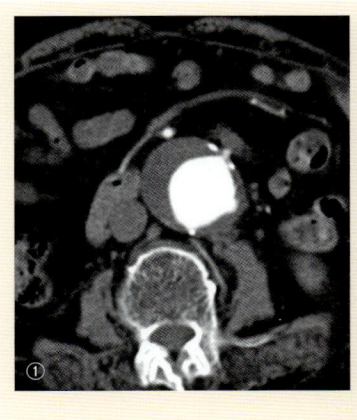

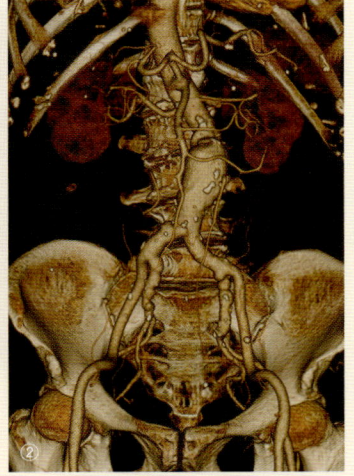

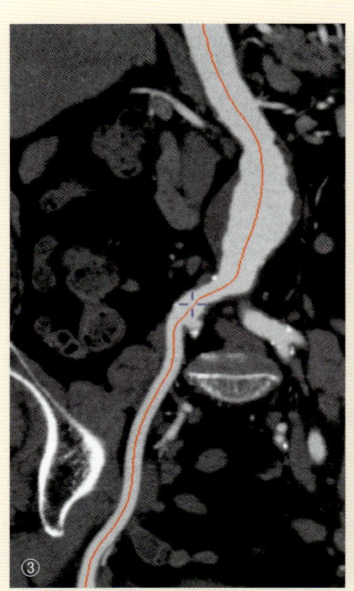

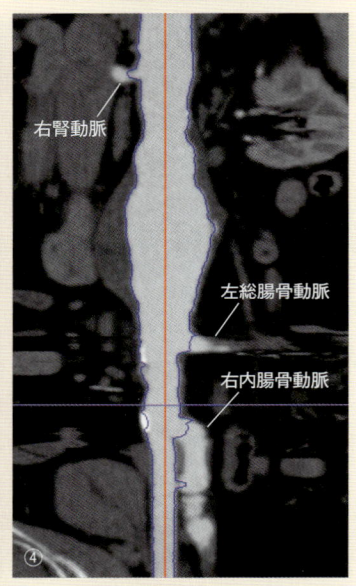

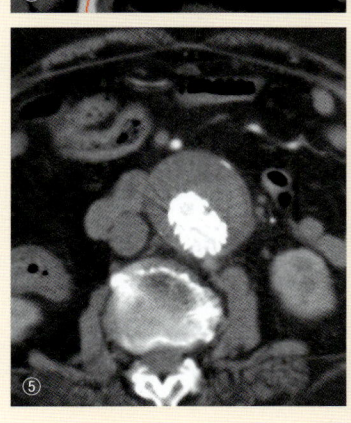

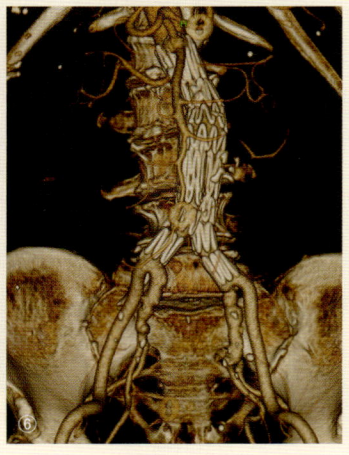

labels on figure ④: 右腎動脈／左総腸骨動脈／右内腸骨動脈

❻ ステントグラフト留置術を行った腹部大動脈瘤
① CT：大量の血栓を伴う大動脈瘤を認める．
② CTA（VR 像）：大動脈瘤，大動脈とその主要な分枝，動脈壁の石灰化の状態が理解しやすい．
③④ curved MPR 像，centerline of flow image：三次元的な彎曲を二次元平面上に描出する curved MPR により，血管の走行が理解しやすくなる．さらにこれを直線的に引き伸ばした centerline of flow image を用いれば，腎動脈などの主要分枝と瘤との位置関係が明瞭となり，精密なステントグラフト留置に大いに寄与する．
⑤⑥ ステントグラフト留置後：留置は正確であり，グラフトの通過性は良好で，瘤内への造影剤漏出（endoleakage）を認めない．

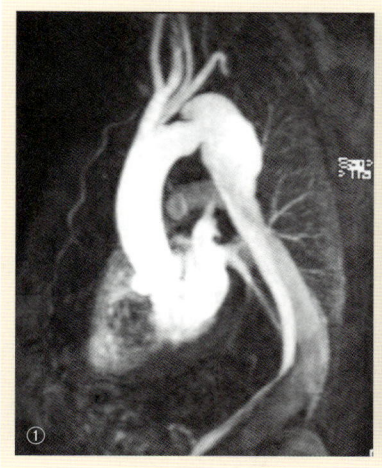

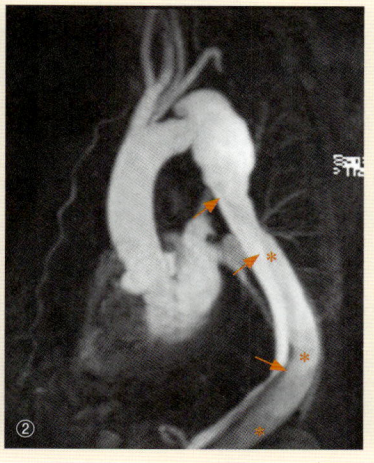

13. CTAとMRAがあればカテーテルはいらない？

❼ 胸部大動脈解離
①② 造影 MRA（早期相，後期相）：左鎖骨下動脈より遠位側に解離（→）を認め，真・偽腔（＊）の状況が明瞭に描出されている．

である．造影剤の投与方法と造影効果との関連は，総投与量，造影剤濃度，注入速度，注入時間などのパラメータにより複雑であるが，高濃度のものを，急速に，撮像時間に応じて短時間に注入することが原則である．また，注入後の生理食塩水によるフラッシュも造影効果の向上とアーチファクトの軽減に有用である．

腹部領域─とくに肝胆膵ならびに腎

　腹部領域は，頭頸部領域と並び，AG の評価が依然として高い領域である．これは，両者ともに AG による診断の歴史・経験的蓄積が大きいこと，習熟した血管造影施行医が多いことに加えて，高い空間分解能の画像診断がとくに求められていることによると考えられる．したがって，腹部領域における CTA の最も重要な要件は，広範囲撮影ではなく高分解能・高速撮影にあり，MRA の寄与できる場は少ない．近年の高性能 MSCT は，1 mm 以下の"sub mm"の薄いコリメーションでの撮像が可能となり，肝動脈の亜区域分枝以下も同定できるほど高精細の画像を提供でき，肝胆膵ならびに腎における術前の vascular map としての有用性は高い．また，腎動脈狭窄のスクリーニングにも CTA は非常に有用性である．さらに，高速撮影により，動脈系だけでなく，門脈系や静脈系の三次元画像も 1 回の造影剤注入により容易に得られることも，大きな利点である．しかし，肝動脈の亜区域分枝以下も同定できる高精細の画像作成は，ワークステーションや画像解析ソフトが進歩した現状においても煩雑な作業である．また，高精細の CTA といえどもその時間・空間分解能は DSA のそれを凌駕するには至らず，悪性腫瘍の浸潤による血管の encasement などの微細な変化を評価することは困難であり，axial や MPR 画像で腫瘍と血管の位置関係を検討し AG で

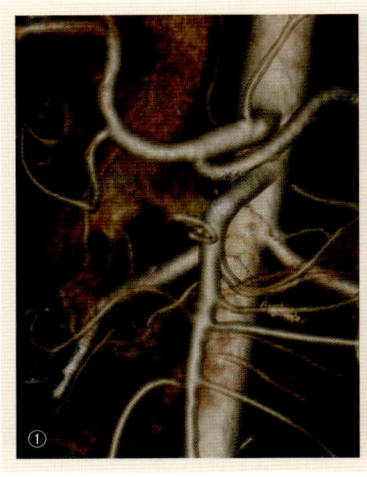

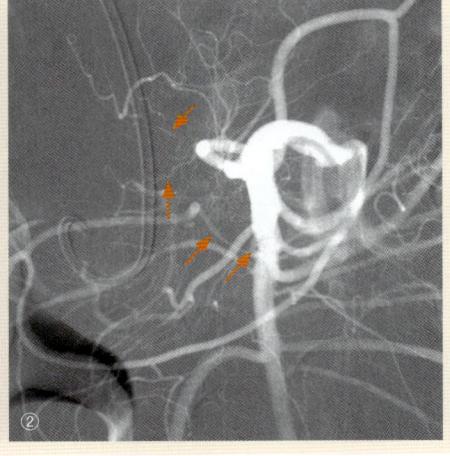

❽ 切除不能膵頭部癌
①② CTA, AG：腸間膜浸潤のため切除不能と判断され，動注化学療法を目的に転院した．AG では，微細な膵動脈枝や上腸間膜動脈本幹，その空腸枝に encasement（→）を認めるが，CTA では指摘が困難である．

確認することが多い（❽）．また，選択的 AG は，血管の重なりを避けて病変に関与する血管のみを高精度に診断する基本的診断法であるが，CTA ではこれに代わるものはなく，腫瘍の栄養血管や，肝切除前の肝静脈灌流域の判定などは，AG の手法を用いてカテーテルを関心領域の動脈に誘導しここから造影剤を注入する CT が必要である．

■ 肝腫瘍

筆者らの施設での現状は，肝細胞癌（HCC）症例では，初回治療前には切除の可能性も考慮して，腫瘍の個数や局在を診断する目的で経カテーテル的な CTAP（CT during arterial portography）と CTHA（CT during hepatic arteriography）を必須としていることもあり，全例でカテーテルを用いた AG を行っている．また，胆道・膵の悪性腫瘍で切除が予定される症例にも，肝転移の有無を精査する目的で CTAP を基本としていることから，原則的にカテーテルを用いた AG を行う．CTA の実施は限られており，複数回の TAE 後やリザーバー肝動注の経過中などで複雑な肝外側副血行路の存在が予測される症例で，これらに対する TAE 前に行うことがある．

| 末梢血管系

閉塞性動脈硬化症（ASO）の診断は，超音波とともに CTA と MRA が主体となり，これらを併用すれば診断目的の血管造影の必要性は皆無となった（❾）．この領域では，CTA と MRA の有用性はともに高く，相補的な位置づけにある．

MRA は石灰化の影響も被曝もない利点があり，造影剤を用いない 2-D TOF 法でも末梢動脈における 50％以上の狭窄病変の診断は感度 90％，特異度 85％程度とされている．ガドリニウム造影剤を用いた

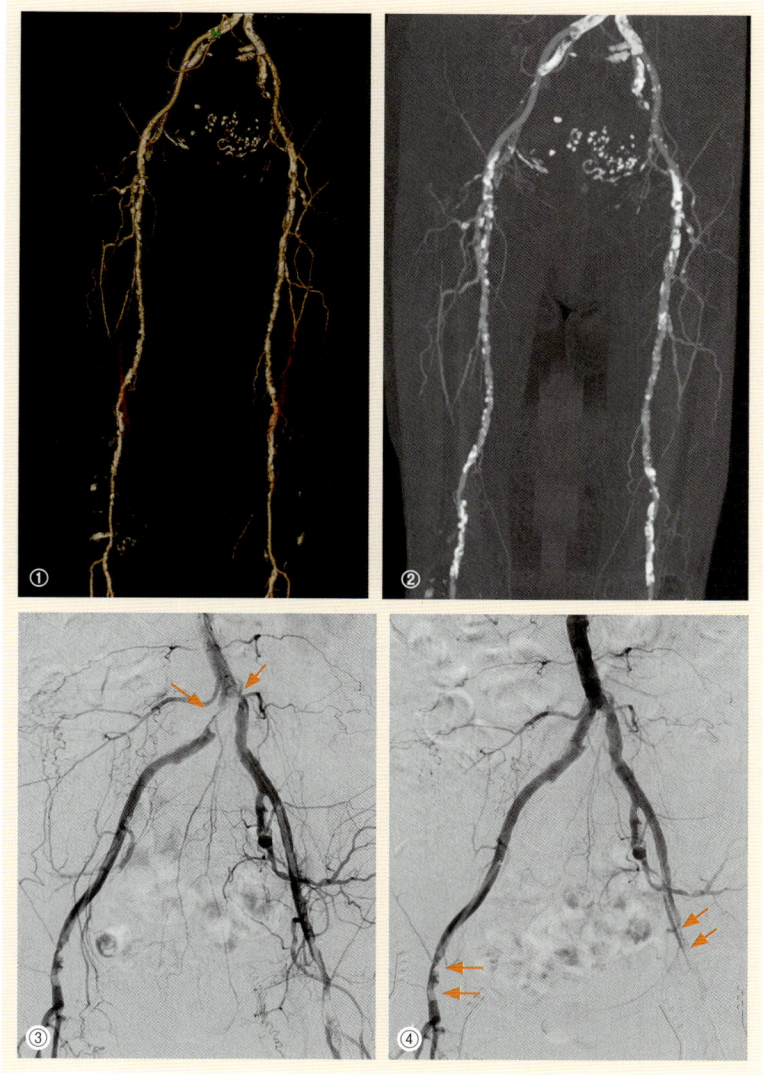

13. CTAとMRAがあればカテーテルはいらない？

❾ステント留置術と endoatherectomy を併用したASO
①② CTA（VR像，MIP像）：血管壁の石灰化を多数認め，とくに両側の総腸骨動脈で著しい．
③④ ステント留置前・後のAG：両側の総腸骨動脈に認める高度狭窄（→）に対し，ステントを留置した．ステント留置後の造影で，総腸骨動脈の狭窄は著明に改善している．大腿動脈の狭窄部位（→）には，引き続き endoatherectomy を施行した．

multistation enhanced 3-D MRA（いわゆる bolus-chace MRA）では感度，特異度ともに95％程度とさらに良好な診断成績が得られている．

　一方，CTAでは，血管壁の石灰化も評価可能な利点があり，末梢動脈での狭窄/閉塞の診断能も感度，特異度ともに95％程度と優れている．

その3　CTA, AGのX線被曝

わが国の医療被曝が諸外国と比べて非常に多い，とするLancetの報

告[5]）が少なからぬ衝撃を与えたことは記憶に新しい．CT 検査により患者が受ける線量は，他の X 線検査に比べると格段に高く，撮影部位に応じた臓器吸収線量に注意する必要がある（❶）．頭部の一般的な CT 撮影では，水晶体が critical organ となり約 50 mGy の吸収線量とされ，これは X 線従事者の年間実効線量である 150 mGy の約 1/3 に相当する．胸部 CT では，乳房の吸収線量が 28 mGy とされ，乳房撮影のガイドラインにある 3 mGy を大きく超える．撮影範囲が頸部に及べば甲状腺にも 44 mGy の吸収線量がある．骨盤領域の撮影では，20 mGy 以上の生殖腺の吸収線量があり，これは実効線量で 7.1 mSv となり，X 線従事者の年間実効線量である 50 mGy の約 1/7 に相当する．CTA では，撮影スライスが薄いことや，造影により複数回のスキャニングを行うことから，線量はさらに増加している．

　被曝の低減のためには，管電流（mA）を下げ，ヘリカルピッチを大きくするとよいが，後者は画質の低下につながる．無駄にスキャニングしないことが最も有効な手段であり，単なる経過観察に頻回の CTA を行うべきではない．

　一方，AG による被曝は，腹部 AG で 10 分程度の透視と 4 回の DSA 撮影を行った場合の皮膚線量が 900 mGy 程度とされている．これは，皮膚紅斑の閾値である 2 Gy には及ばないが，低減に努める必要性は同様である．とくに AG の場合，装置の劣化により線量が高くなっている施設もあり，各々の施設の実情を確認することも大切である．

その4　MRA, CTA, AG の医療コスト

- 100 mL シリンジ製剤の造影剤を 1 本用いて，MSCT で撮像し，画像処理を行った場合の CTA にかかるコストは，造影剤 12,088 円，CT 検査料 850 点＋500 点で 13,500 円，画像処理料 60 点 600 円の，計 26,188 円である．
- 15 mL シリンジ製剤の造影剤を 1 本用いて，1.5 T の MRI 装置で撮像し，画像処理を行った場合，MRA のコストは，造影剤 12,306 円，検査料 1230 点＋250 点で 14,800 円，画像処理料 600 円の，計 27,706 円である．
- 5 F 程度のカテーテルを 1 本使用して，撮影用の造影剤を 100 mL，テスト注入用の造影剤を 50 mL 準備して AG を行った場合のコストは，AG 検査料 1820 点で 18,200 円，造影剤 13,297 円＋6,005 円で 19,302 円，カテーテル 1 本約 6,000 円，ガイドワイヤー 1 本約 4,500 円，血管造影用シース約 5,000 円で，計 53,002 円程度と概算される．

まとめ

- CTAならびにMRAの技術的進歩はめざましく，画像の精度も目をみはるものがある．両者の特徴を理解して，目的に応じた適切な選択を行えば，臨床的に有用性の高い低侵襲的な画像診断が行え，解剖学的な情報はAGを用いなくても多くの領域で獲得することができる．
- ただし，高精細にみえてもCTA/MRAの画素はせいぜいで512×512マトリックス程度であり，一方，AGの精度は1024×1024マトリックスとなる．また，CTAやMRAは画像処理後により作られた像で真の像でないことを銘記しなければならない．
- どうしてもAGが必要となるのは，AG手段を用いたIVRを行う場合である．また，腹部悪性腫瘍の血管浸潤像や，腫瘍血管の描出，AVMなどの複雑・微細な関与血管の同定と血流動態の把握など，きわめて高い精度が必要な場合もAGが必要である．
- 病態，患者の背景，緊急度と，診断目的を総合的に判断した画像診断法の選択が重要である．

（阪口　浩）

参考文献

1) Chiles C, Carr JJ. Vascular diseases of the thorax: Evaluation with multidetector CT. Radiol Clin N Am 2005; 43: 543-569.
2) Kang PS, Spain JW. Multidetector CT angiography of the abdomen. Radiol Clin N Am 2005; 43: 963-976.
3) Ho VB, Corse WR. MR angiography of the abdominal aorta and peripheral vessels. Radiol Clin N Am 2003; 41: 115-144.
4) 高木　亮，林　宏光，吉原尚志ほか．頭・頸部領域におけるマルチスライスCTの臨床応用．日獨医報 2006；51：206-219.
5) Berrington de Gonzalez A, Darby S. Risk of cancer from diagnostic X-rays: Estimates for the UK and 14 other countries. Lancet 2004; 363: 345-351.

14 喀血, 消化管動脈性出血にどう対処するか —TAEの選択と方法

エピソード

　研修医のA先生, 今日は大量喀血の患者に緊急で気管支動脈塞栓術（BAE）をすることになった. A先生は喀血の血管造影は今回が初めて. 指導医のB先生と一緒に始め, 順調に右気管支動脈の塞栓が終わると…

研修医A「BAEって, 結構あっという間に終わるんですね. それではシース抜いて止血を始めていいですか？」

B先生「ちょっと待ちなさい！ほかに出血源があるかもしれないからもっと検索しないといけないんだよ.」

研修医A「あっ, なるほど. 肺からの出血だからやっぱり肺動脈も造影しないといけないですね？」

B先生「…. 肺動脈からの出血もないわけではないけど頻度は低いんだ. 喀血はほとんどがsytemic circulationからなんだよ. 気管支動脈以外にも肺の周囲にある体循環系の動脈（non-bronchial systemic circulation）が関与することが多いんだ. まずはそれらからみてみよう.」

研修医A「肺のまわりというと肋間動脈ですか？」

B先生「そう, ほかにも下横隔動脈や内胸動脈などの鎖骨下動脈分枝も関与することがある. 最初に撮影した大動脈造影をみてみよう. 右側の肋間動脈が拡張しているね.」

研修医A「本当ですね. これも塞栓するんですか？」

B先生「肋間動脈の塞栓では非常に気をつけなければいけない合併症があるんだ.」

研修医A「あっ, 肋間動脈からは脊髄枝が分岐することがあります.」

B先生「そう, だから脊髄梗塞には非常に気をつけなければいけないんだ. 合併症のリスクや治療目標をよく考えてから始めなければいけないよ.」

---

systemic circulation（体循環）とpulmonary circulation（肺循環）

▶ 喀血にpulmonary circulationである肺動脈が関与するのは5〜10％程度といわれている. 喀血に関与する可能性の高いsystemic circulationの動脈としては, 気管支動脈のほか肋間動脈, 鎖骨下-腋窩動脈分枝, 内胸動脈, 下横隔動脈などがあり, それらの造影所見が正常の場合や塞栓にもかかわらず喀血の改善が認められない場合, および術前のCTで肺動脈瘤など肺動脈の異常所見がみられる場合には肺動脈造影の追加が必要である.

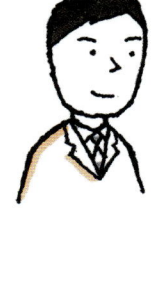

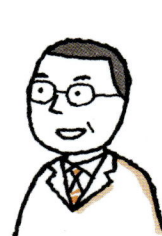

14. 喀血，消化管動脈性出血にどう対処するか―TAEの選択と方法

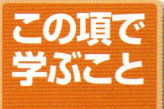

この項で学ぶこと
- その1　治療適応と出血源の診断
- その2　動脈塞栓術に伴うリスク
- その3　どこの血管を何で塞栓するか？
- その4　他の治療法とのコンビネーション

▶ この項では，喀血，消化管動脈性出血に対する動脈塞栓術の適応と方法について，それぞれ考えてみよう．

▶ まず出血部位の診断と緊急度の決定が大切である．原因疾患は出血部位によりさまざまである（❶）．病態を理解したうえで治療方針を決定しなければいけない．

▶ 動脈塞栓は破綻した血管を修復する治療ではなく，血流を遮断する治療である．多くの場合，周囲の正常組織の血流低下も避けられず，虚血によるリスクを伴う．出血の原因疾患の根本治療は別に考えなければいけない．

▶ どこで塞栓したら効果的でかつリスクが低いのか？細かい吻合を含め血管解剖の知識が必要である．また塞栓しようとする血管の部位や径により塞栓物質を決定する必要がある．

▶ 最終的に塞栓術がベストの治療法ではないと判断した場合には，他の治療法へ切り替える判断も必要である．

❶ 部位による動脈性出血の原因疾患

喀血	感染症（結核，アスペルギルス症など），気管支拡張症，腫瘍
上部消化管出血	潰瘍，腫瘍
下部消化管出血	憩室炎，angiodysplasia（血管形成異常），腫瘍

*他にやや特殊なものとして arteriovenous malformation（AVM），大動脈瘤，膵炎，Meckel憩室，術後の合併症などがある．

喀血

その1　治療適応と出血源の診断

- 大量喀血（300〜600 mL/day以上）の場合や気管支鏡での止血が困難と判断された場合には積極的にTAEを行うべきである．
- 血管外への造影剤漏出がみられることはまれで，気管支鏡やCTでの所見を参考にしたうえで血管造影での異常な血管拡張や血管増生から出血源を判断することが多い．
- まず上行大動脈までピッグテールカテーテルを進めて全体像を撮影する．

- 気管支動脈が喀血の出血源として最も頻度が高い．気管支動脈は気管分岐部レベルで右側は大動脈右壁から直接あるいは肋間動脈共通幹より，左側は大動脈前面から起始することが多い（❷）．ただし起始部は変異に富み，上行大動脈から腹部大動脈までさまざまなレベルから起始することがある．しばしば左右それぞれに複数存在し，さらに肋間動脈のほか，鎖骨下動脈分枝と共通幹を形成して分岐することもある．
- ほかにも胸壁に近い部分に原因疾患がある場合には，肋間動脈や内胸動脈，下横隔動脈など胸壁の動脈が出血源になることがある．とくに結核など慢性の炎症性疾患では病変周囲の胸壁を走行する動脈が出血源になることが多いので，疑われる血管は選択的に撮影をして確認しなければいけない．

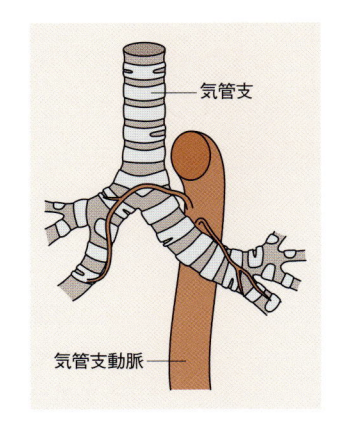

❷ 気管支動脈

その2　動脈塞栓術に伴うリスク

- 肋間動脈から分岐する脊髄枝を閉塞させると脊髄梗塞になる可能性がある．左の第8肋間動脈〜第1腰動脈脊髄枝が分岐することが多い（❸）．しかし他の肋間動脈からも分岐することもあり，撮影上はみえなくても潜在的に吻合がある場合もある．前脊髄動脈は非常に細いが脊柱管中央に沿ってまっすぐ走る（体内でこんなにまっすぐ走る血管は他にない！）ので注意深くみれば確認することができる．
- 気管支動脈や肋間動脈から食道を栄養する動脈が分岐することがあり，誤って塞栓すると食道の虚血を引き起こす可能性がある．
- 気管支動脈を末梢まで強く塞栓した場合には気管壊死が起こる可能性があり，液体塞栓物質や非常に細かい塞栓物質は使用を避けるべきである．

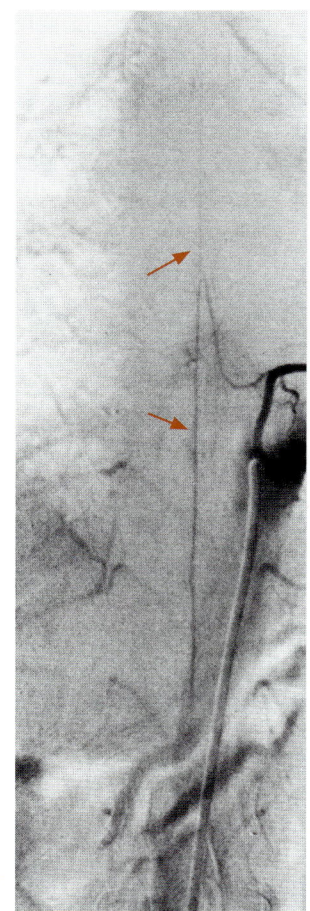

❸ 脊髄動脈
左第7肋間動脈より造影された前脊髄動脈（→）．

14．喀血，消化管動脈性出血にどう対処するか――TAEの選択と方法

その3　どこの血管を何で塞栓するか？

- 脊髄や食道への吻合を越えてマイクロカテーテルを進めてから，異常な拡張や血管増生がみられて出血源として疑われる範囲に塞栓物質を流す．
- 塞栓物質としては一過性の塞栓物質であるゼラチンスポンジを1〜2 mm角の細片にしたものを造影剤に混和して使用する．
- 肋間動脈を塞栓する際には，脊髄枝がみえない場合でもマイクロカテーテルを使用して椎体からやや離れた部位から塞栓物質が逆流しないように慎重に塞栓する．
- 肺結核による喀血例を❹❺に示す．

▶ ゼラチンスポンジは「各種外科領域における止血，褥瘡潰瘍」を効能・効果として，国内では商品名ゼルフォームとスポンゼルが販売されている．正規に動脈塞栓物質として認められたものではないが，細片にしたものが1980年前後より肝動脈塞栓術や各種の動脈塞栓術に利用されている．

▶ 1996年に別の肝動脈塞栓物質（商品名スマンクス）の副作用による注意喚起が厚生省よりなされた．それに基づいてこれらの商品も2006年までに「血管内に使用しないこと」という注意書きが加えられ，以前から使用してきた医師を中心に議論となっている．今後の状況が注目される．

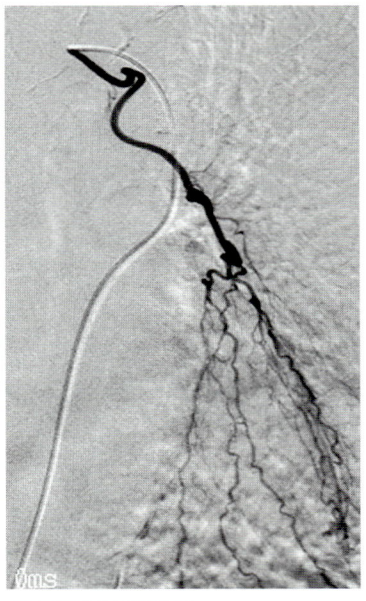

❹ 左気管支動脈造影
左気管支動脈は拡張している．気管支鏡により左下葉からの出血が確認されていた．

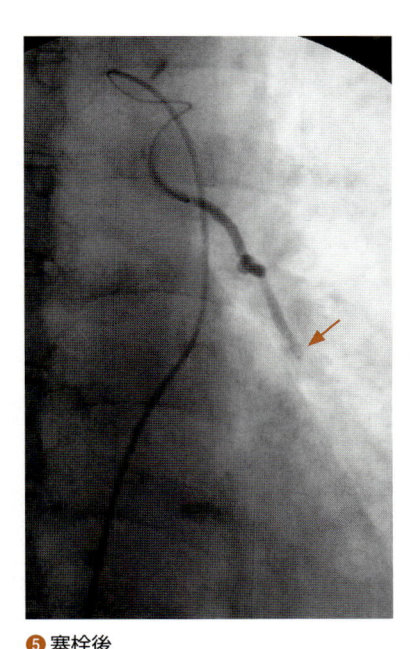

❺ 塞栓後
マイクロカテーテルを進めてゼラチンスポンジにより塞栓した（→）．

その4　他の治療法とのコンビネーション

- 塞栓後も喀血が持続する場合には手術が必要になる場合もあるが，基礎疾患により元々の呼吸機能が低下しているため肺切除などの手術は難しいことが多い．その場合は再発した際にも動脈塞栓を繰り返しながら原因疾患の治療を図ることになる．

消化管動脈性出血

その1　治療適応と出血源の診断

- 内視鏡による止血ができず手術の適応とならない緊急性の高い消化管出血がTAEの適応となるが，内視鏡技術の進歩によりTAEの適応例は減少した．
- 上部消化管出血であれば腹腔動脈と上腸間膜動脈，下部消化管出血であれば上腸間膜動脈と下腸間膜動脈を必ず造影する．腹腔動脈と上腸間膜動脈の間には膵頭部アーケードを介した吻合があり，上腸間膜動脈と下腸間膜動脈の間には辺縁動脈を介した吻合がある（❻❼）．また胃に分布する主な動脈には，① 左胃動脈，② 右胃動脈，③ 左胃大網動脈，④ 右胃大網動脈，⑤ 短胃動脈があり，① と ② は胃の小彎側で吻合し，③ と ④ は胃の大彎側で吻合する（❽）．
- 造影剤の血管外漏出，仮性動脈瘤，スパスムなどの所見から出血源を診断する．内視鏡を施行した際の止血クリップから出血源の推測も可能である．

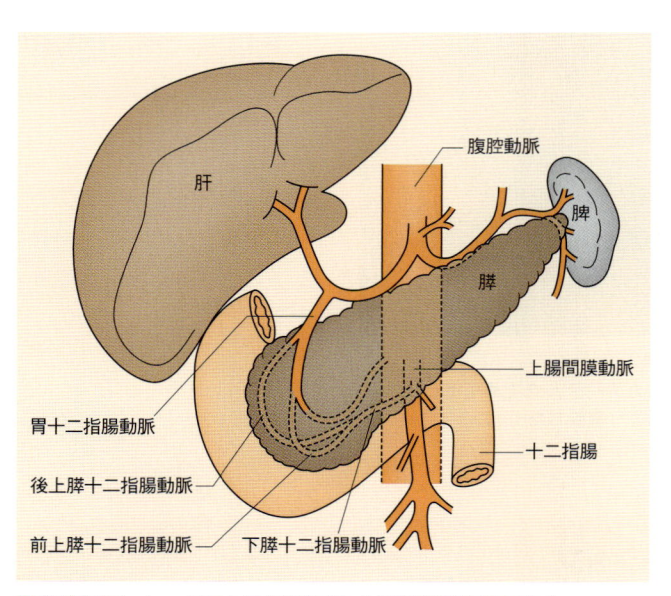

❻ 膵頭部アーケードによる腹腔動脈−上腸間膜動脈間の吻合
（膵癌取り扱い規約．第4版．東京：金原出版；1993. p.15）

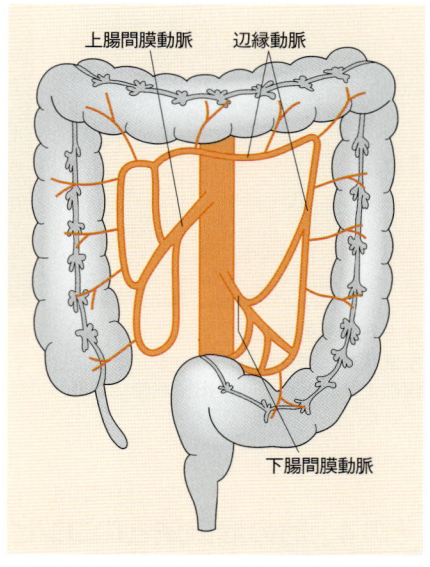

❼ 辺縁動脈を介した上腸間膜動脈と下腸間膜動脈の吻合
（加藤 征，監．新解剖学．第3版．東京：日本医事新報社；1997. p.131）

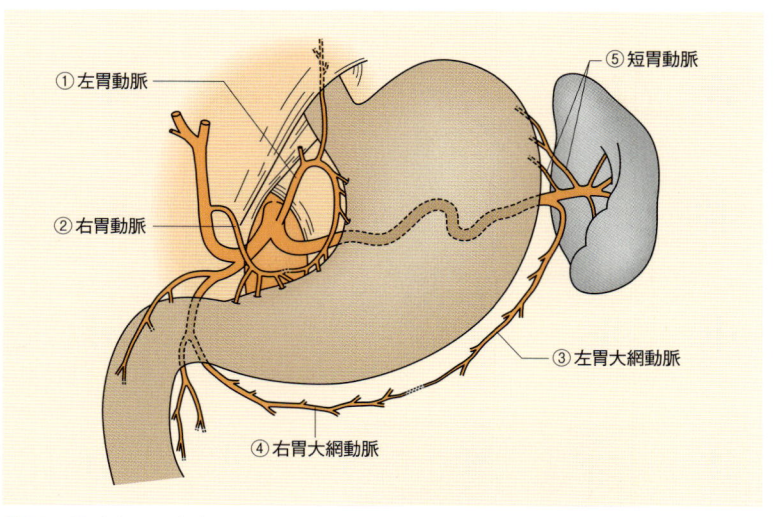

14. 喀血，消化管動脈性出血にどう対処するか——TAEの選択と方法

❽ 胃の動脈支配と吻合
（Agur AMR, Grant JCB, Dalley AF. Grant's Atlas of Anatomy. Philadelphia: Lippincott Williams & Wilkins; 2004. p.102）

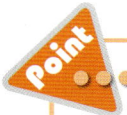

① 左胃動脈
② 右胃動脈
③ 左胃大網動脈
④ 右胃大網動脈
⑤ 短胃動脈

> **Point　血管外漏出の診断**
>
> 間欠性あるいは少量持続性の出血の場合に血管外漏出の確認は難しいことが多いが，TAEをするためには最も重要な所見である．診断の工夫としては
> 1. 造影剤の使用量を増やし十分に後期相まで撮影する
> 2. 選択的な血管造影を追加する
> 3. DSAでは腸管蠕動により画質が不良となってしまうので，サブトラクションをしない画像でも確認する
>
> などがある．

その2　動脈塞栓術に伴うリスク

● 腸管虚血が最も問題となる．とくに下部消化管は上部と比較し血管吻合があまり発達していないので虚血のリスクは高い．

その3　どこの血管を何で塞栓するか？

● 太い血管からの出血の場合は，出血部位の遠位と近位側を金属コイルで塞栓する．細い動脈の末梢からの出血であれば，近位側のみ金属コイルで塞栓し血流を低下させて止血を図る（❾）．
● 上部消化管のように血管吻合の発達した部位からの出血では複数の

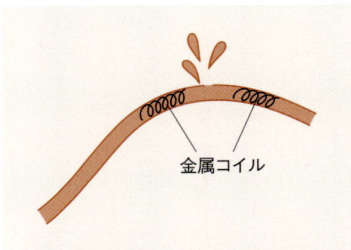

太い動脈からの出血の場合，出血部位の遠位と近位を塞栓する．

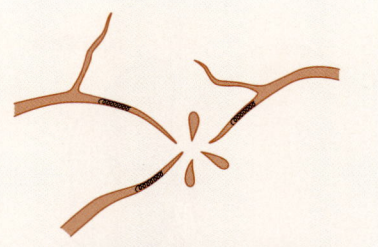

出血の遠位側まで到達できない細い動脈からの出血の場合，近位側のみを塞栓する．

❾ 太い動脈，細い動脈の塞栓

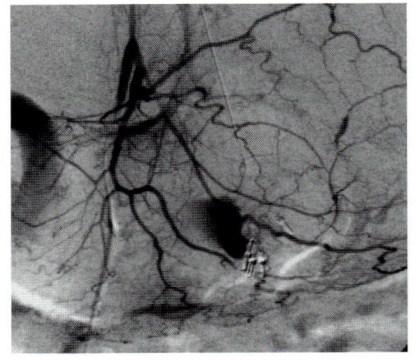

❿① 左胃動脈造影
造影剤の血管外漏出がみられる．出血部位には内視鏡による止血時のクリップもみられる．

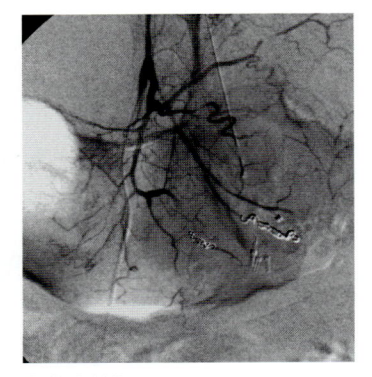

❿② 塞栓後
出血に関与する2か所を金属コイルにより塞栓した後の撮影．造影剤の血管外漏出は消失している．

　動脈が関与することがあり，出血部位を取り囲むように複数の動脈の塞栓が必要となる（❾）．必要に応じてゼラチンスポンジ細片を併用するが，あまり末梢まで塞栓すると虚血のリスクが高いので必要最小限にする．
- 上腸間膜動脈本幹など血流の遮断が致命的になりうる動脈からの出血の場合はこのような塞栓はできない．カバードステントなどによる血流を温存したうえでの止血が理想ではあるが，市販され利用可能なデバイスは残念ながら現在はない．やむをえず塞栓をする場合には血行再建や腸切除などの手術が必要になる．
- 出血部位が不明な場合はカテーテルを出血源として疑われる動脈に留置して，血管収縮作用のあるバソプレッシン（ピトレシン®）を持続投与する方法もある．ただし狭心症・不整脈誘発のリスクがあるため心疾患の既往の有無を確認する．また腫瘍の新生血管には収縮作用がなく腫瘍性の出血に対しては無効である．
- 胃潰瘍からの出血例を❿に示す．

その4　他の治療法とのコンビネーション

- 内視鏡による止血が不能であった場合にTAEの適応となる．またほとんどの場合，出血の原因となる疾患の根本治療は手術による切除になる．出血部位が同定され，手術が可能であると判断された場合には過度の塞栓は避けるべきである．

まとめ

- 喀血には，気管支動脈以外にもさまざまな動脈が関与することがあり，出血源の可能性がある動脈の同定が重要である．また塞栓治療を繰り返し行うケースも多い．
- 消化管出血の場合，出血部位の同定が重要であり，塞栓範囲は極力最小限にする．手術による切除も有効な治療法であり過度の塞栓は避けるべきである．

（岸野充浩）

参考文献

1) 打田日出夫，山田龍作，監．IVRマニュアル．東京：医学書院；2002．
2) 山田章吾，高橋昭喜，監．IVR—手技，合併症とその対策．東京：メジカルビュー社；2005．
3) Transcatheter embolization in the management of pulmonary hemorrhage. Radiology 1987; 163: 361-365.
4) Funaki B. Superselective embolization of lower gastrointestinal hemorrhage: a new paradigm. Abdom Imaging 2004; 29: 434-438.
5) Rahn NH 3d, Tishler JM, Han SY, et al. Diagnostic and interventional angiography in acute gastrointestinal hemorrhage. Radiology 1982; 143: 361-366.
6) Baum S, Pentecost MJ, Abrams' Angiography: International radiology. 2nd ed. Philadelphia: Lippincott Williams & Wilkins; 2006.
7) Andersen PE. Imaging and interventional radiological treatment of hemoptysis. Acta Radiologica 2006; 47: 780-792.

15 膵腫瘍が血管浸潤しているときはどうみえるか

エピソード

　70歳代女性，閉塞性黄疸の症状を呈した症例．マルチスライスCTのダイナミックスタディにおいて，膵頭部に約1.7 cm大の膵実質より低吸収を示す腫瘍が認められ（❶），膵頭部癌の診断の下に膵頭十二指腸切除術が予定された．マルチスライスCTの所見からは腫瘍の主要な血管への浸潤はないと判断されたが，血管走行のマッピングの目的を含め術前検査として血管造影が施行された．血管造影では主要な血管への浸潤の所見は認められなかったが，上腸間膜動脈から肝右葉後区域に向かう細い動脈の分岐が確認され（❷），手術の際に有用な付加情報が提供されたと考えられた．しかし，マルチスライスCTで得られていたデータからの再構成により作成したCT angiography（CTA）でも前述の上腸間膜動脈から分岐し肝に向かう動脈は明瞭に描出可能であり（❸），本症例ではマルチスライスCTの情報を活用すれば術前検査としての血管造影は不要であったかもしれない．

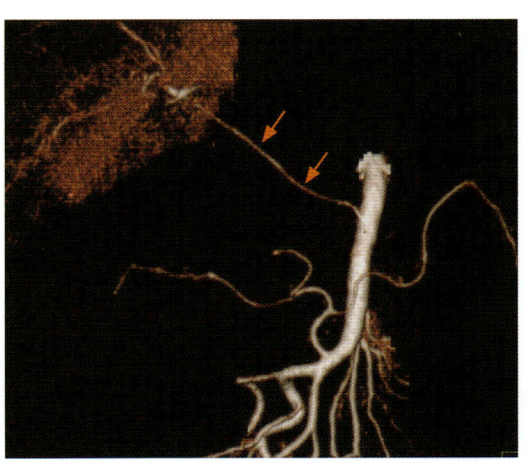

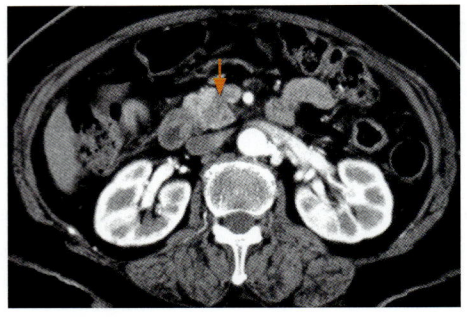

❶ 造影CT早期相
膵頭部に低吸収の腫瘍が認められる（→）．

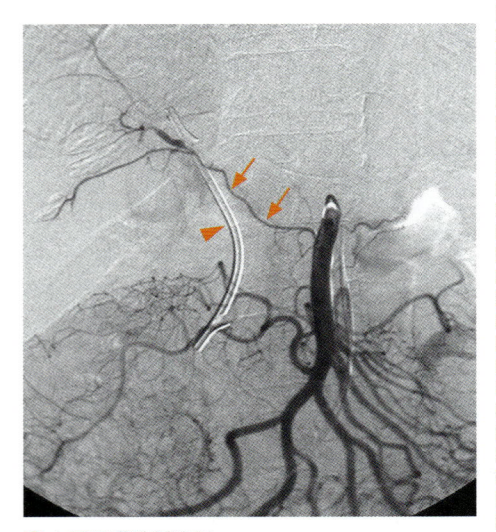

❷ 上腸間膜動脈造影
閉塞性黄疸に対し内視鏡的逆行性胆管ドレナージチューブが挿入されている（▶）．上腸間膜動脈から肝右葉後区域に向かう動脈が分岐している（→）．

❸ CTA
上腸間膜動脈から分岐し肝に向かう動脈が明瞭に描出されている（→）．

15. 膵腫瘍が血管浸潤しているときはどうみえるか

この項で学ぶこと
- その1　"encasement"という用語を理解せよ
- その2　膵腫瘍の血管造影所見
- その3　膵腫瘍術前評価としての血管造影の意義と適応の考え方

▶ この項では膵腫瘍の血管造影所見を知ろう．
▶ CTの進歩に伴う血管造影の意義や適応の変遷についても考えてみよう．
▶ 膵癌の血管浸潤は，治療方針，予後を決める重要なものとなる．膵周囲の血管と膵との関係を理解しよう（❹）．

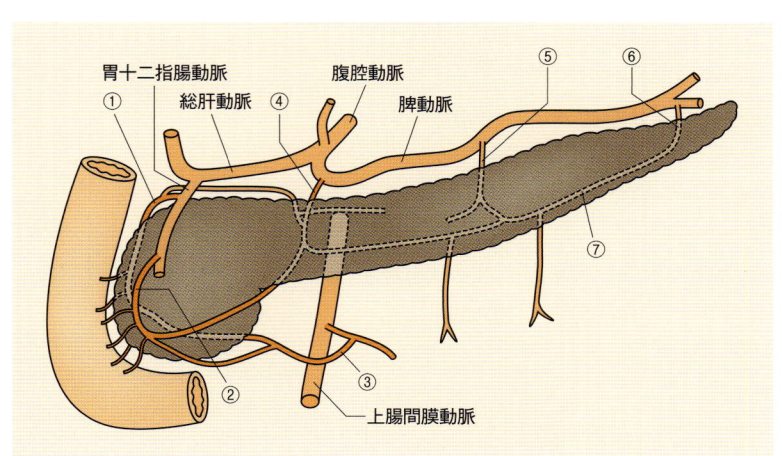

❹ 膵周囲の動脈解剖
① 後上膵十二指腸動脈
② 前上膵十二指腸動脈
③ 下膵十二指腸動脈
④ 背膵動脈
⑤ 大膵動脈
⑥ 膵尾動脈
⑦ 横行膵動脈
（杉村和朗，廣田省三，編．2003[1]）より改変）

その1　"encasement"という用語を理解せよ

- 腹部腫瘍でみられる血管造影の一般所見には，血管への浸潤，血管の変位，新生血管，腫瘍濃染，動静脈短絡などがあるが，これらのうち血管への浸潤を示す所見を encasement という．
- encasement とは病変が血管を「包むこと」の意で，血管の閉塞，狭窄，壁の不整，口径不同，蛇行などの像を呈することである（❺）．

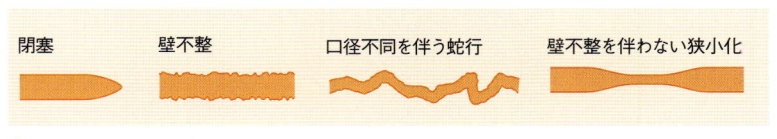

閉塞　　壁不整　　口径不同を伴う蛇行　　壁不整を伴わない狭小化

❺ encasementの所見

encasement
▶ 適切な和訳がないので encasement という用語が一般的に使われているが，理解が難しいためかあくまで"encasement"であって「エンケースメント」とカタカナで記載されることは少ないようである．

その2　膵腫瘍の血管造影所見

- ここでは膵腫瘍の組織型分類の羅列は避け，血管造影が施行される頻度の高い（すなわち手術適応となる頻度が高い）膵腫瘍の血管造影所見について述べる．

膵癌

- 膵癌は最も高頻度にみられる膵の代表的悪性腫瘍であり，通常でいう「膵癌」は膵癌取扱い規約の膵腫瘍の組織型分類では「浸潤性膵管癌」に相当する．
- 膵癌の大部分は乏血性充実性腫瘍であり，CTのダイナミックスタディ早期相で増強効果に乏しい低吸収の腫瘤として描出される（❶）．血管造影では腫瘍自体が濃染を示すのはまれでencasementが主な所見となる（❻❼❽）．
- 膵癌浸潤部は多かれ少なかれ間質線維の増生（desmoplastic change）を伴っている．膵癌の血管造影では癌の血管への直接浸潤のみならず，このdesmoplastic changeによってもencasementの所見を呈するので，encasementの所見を示す部位と癌の血管への浸潤部は必ずしも一致しないことがある．

膵管内乳頭粘液性腫瘍

- 膵管内乳頭粘液性腫瘍（intraductal papillary-mucinous neoplasm；IPMN）は多量の粘液産生による膵管拡張を特徴とする臨床上遭遇する頻度が高い疾患である．予後良好で切除しないでも長期生存が期待できる症例も多く，手術適応は限定的である．

> **IPMNの手術適応**
> - IPMNは主膵管型と分枝膵管型に大別される．
> - 主膵管型は悪性であることが多く基本的に手術適応となる．
> - 分枝膵管型の手術適応は囊胞径25 mm以上，主膵管径7 mm以上，結節隆起径6 mm以上のものとされている．

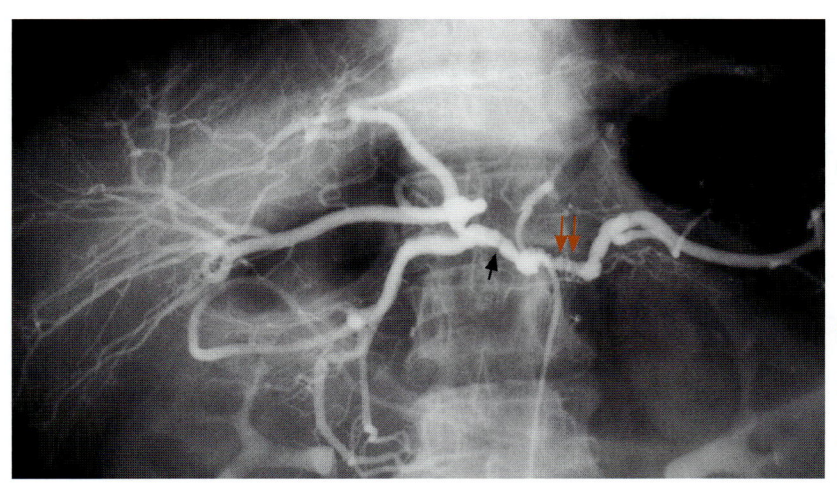

❻ 膵体部癌の腹腔動脈造影（50歳代，男性）
脾動脈に鋸歯状壁不整が認められる（→）．encasementの所見である．総肝動脈にもencasementが認められる（→）．

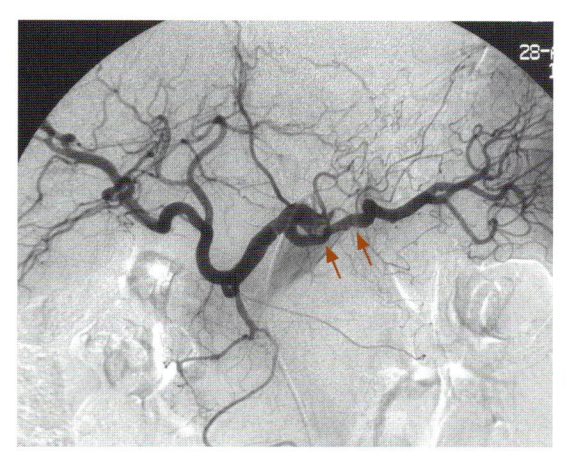

❼ 膵体部癌の腹腔動脈造影（60歳代，女性）
脾動脈に口径不同を伴う蛇行が認められる（→）．encasementの所見である．

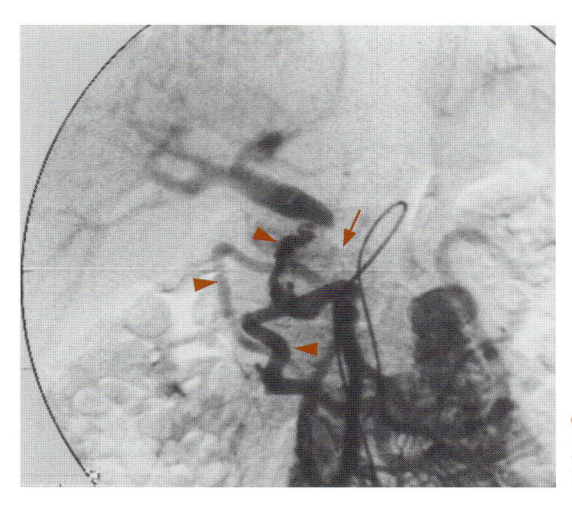

❽ 膵頭部癌の経上腸間膜動脈門脈造影（60歳代，女性）
膵頭部癌の浸潤により上腸間膜静脈〜門脈が閉塞し（→），膵頭部の側副血行路が描出されている（▶）．

- 血管造影では一般に乏血性でencasementが認められることはなく，血管走行のマッピング以外には術前検査としての血管造影の意義は低い（❾）．

粘液性囊胞腫瘍

- 粘液性囊胞腫瘍は原則として女性にのみ生じ，膵体尾部に好発するまれな疾患である．厚い線維性被膜を有する大きな球形の囊胞性腫瘤で，内部に小囊胞を伴う傾向がある．良性であってもmalignant potentialを有すると考えられており，原則として手術適応となる．
- 血管造影では巨大球形腫瘤による血管の圧排変位像を呈するが，encasementは認められない（❿）．充実性の壁在結節を有する症例では，壁在結節が濃染を示すことがある．

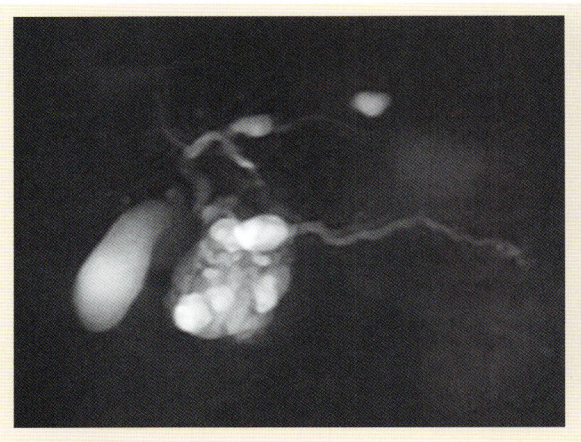

①MRCP像
膵頭部に7cm大のブドウの房状の多房性嚢胞が認められる.主膵管が4mm径とやや拡張している.

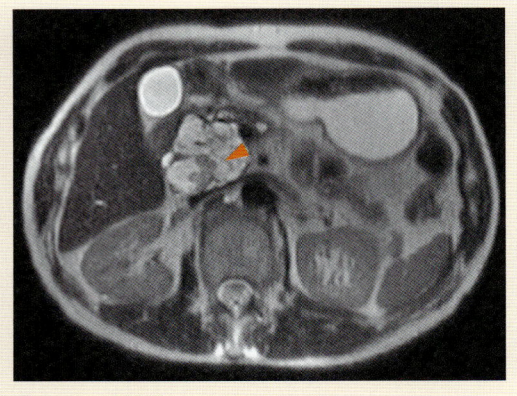

②MRI T2強調像
2cm大の充実性の結節隆起が認められ(▶),手術適応と判断された.

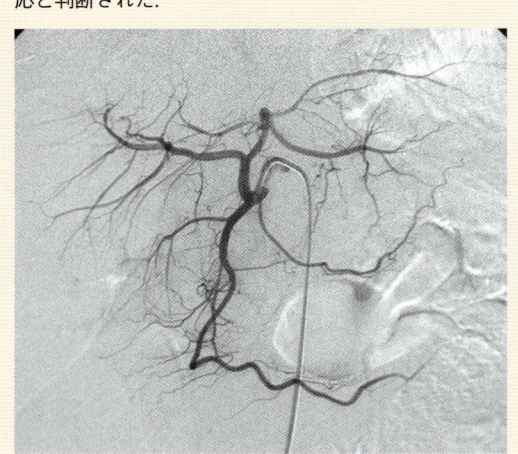

③術前総肝動脈造影
膵頭部にencasementや腫瘍濃染像は認められない.

❾ 分枝膵管型IPMN(60歳代,男性)

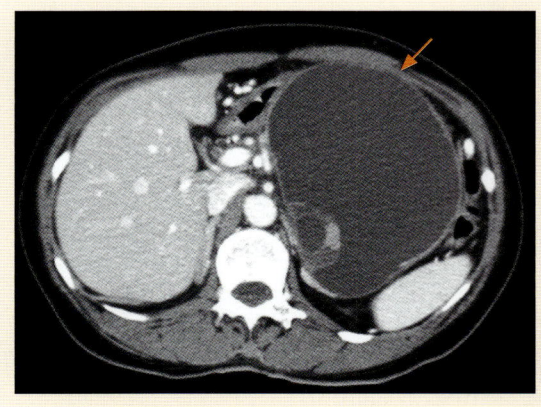

①CT像
膵体尾部に小さな壁在嚢胞を伴う大きな嚢胞が認められる(→).

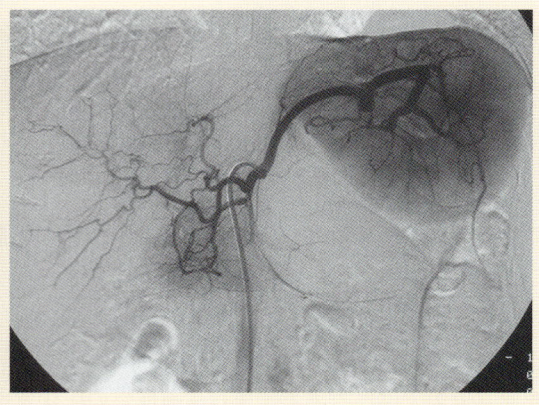

②腹腔動脈造影
大きな腫瘤による血管の変位はあるがencasementは認められない.

❿ 粘液性嚢胞腫瘍(40歳代,女性)

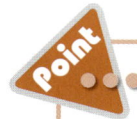

15. 膵腫瘍が血管浸潤しているときはどうみえるか

血管造影による膵癌と膵炎の鑑別

1. encasement は悪性腫瘍に特異的な所見ではなく、腫瘤形成性膵炎や自己免疫性膵炎などの膵炎でも認められることがある（⑪）.
2. 一般には膵癌の encasement は強く膵炎の encasement は弱いとされるが、実際には血管造影所見からだけでは膵癌と膵炎の鑑別は困難であろう（⑫）.

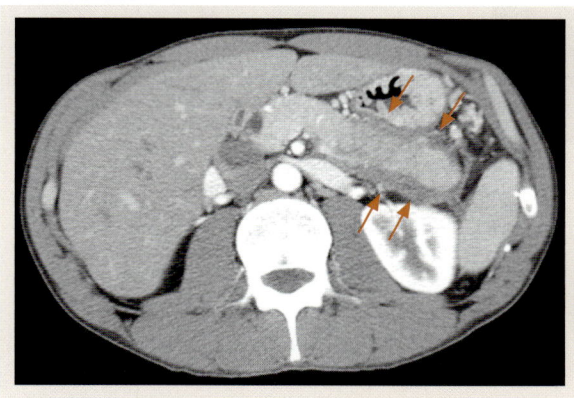

① 造影CT早期相
膵は腫大し、膵体尾部周囲には被膜様低吸収域が認められる（→）.

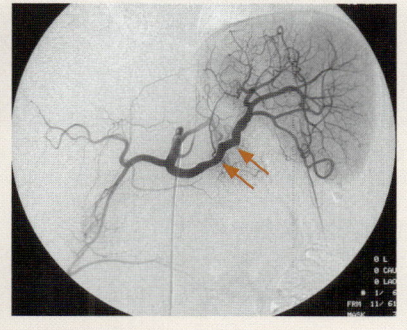

⑪ 自己免疫性膵炎（40歳代, 男性）

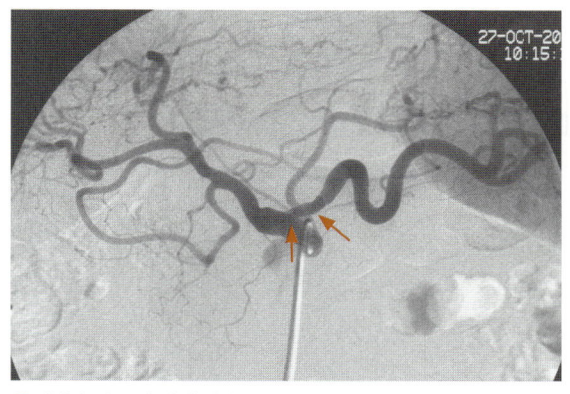

② 腹腔動脈造影
脾動脈に軽度の encasement が認められる（→）.

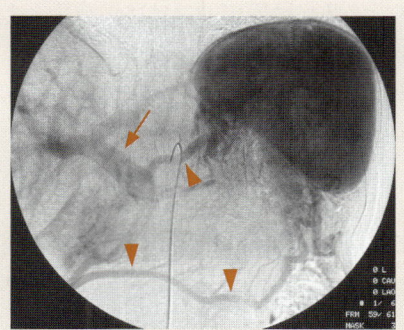

③ 腹腔動脈造影静脈相
脾静脈は閉塞しており描出されず、胃の側副血行路（▶）を介して門脈が描出されている（→）.

⑫ 膵体部癌の腹腔動脈造影（50歳代, 男性）
脾動脈に軽度の encasement が認められる（→）. 血管造影像からだけでは膵炎と膵癌の鑑別は困難である.

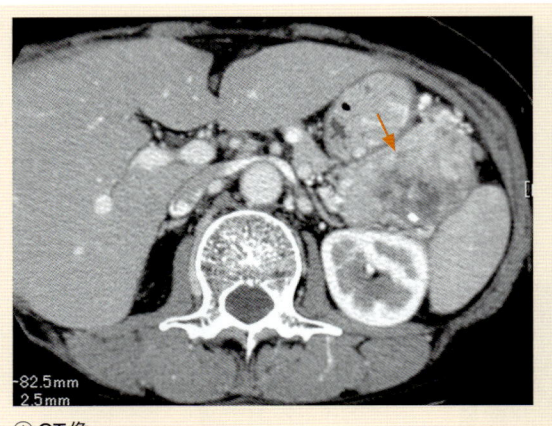

①CT像
膵尾部に不均一な増強効果を示す腫瘤が認められる（→）．

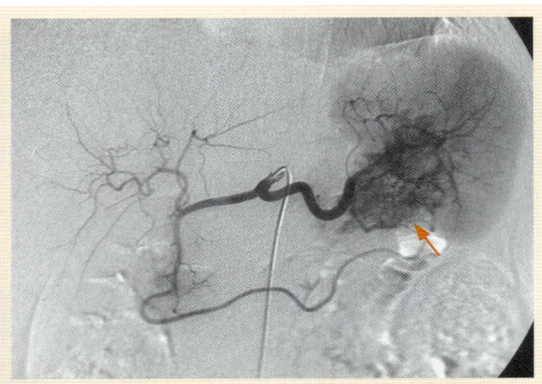

②腹腔動脈造影
膵尾部の腫瘤は濃染を示している（→）．

⓭内分泌腫瘍（50歳代，女性）

内分泌腫瘍

- 内分泌腫瘍は臨床的には悪性腫瘍と考えて取り扱われ手術の適応となる．
- 多血性腫瘍で血管造影では腫瘍が濃染部として描出される（⓭）．encasement は認められないことが多い．

その3　膵腫瘍術前評価としての血管造影の意義と適応の考え方

- 膵癌の術前評価としての血管造影の意義は，腫瘍の血管浸潤の診断と破格を含めた血管走行のマッピングである．
- 膵癌の血管浸潤の診断には血管造影が必須とされていた．しかしマルチスライスCTの時代となった今，膵癌の血管浸潤の診断能は，直接的所見で診断できるCTが encasement という間接的所見で診断する血管造影に明らかに優るようになった．
- 膵癌は早期に周囲組織浸潤をきたす予後の悪い腫瘍であるため，上腸間膜動脈，腹腔動脈，総肝動脈，脾動脈根部，門脈系（上腸間膜静脈，脾静脈を含む）などの主要な血管に浸潤が認められる場合は，切除しても予後の改善が期待できないので外科手術適応外とされることが多い．したがって，CTで主要な血管への浸潤があり外科手術適応外とされた膵癌症例に対し侵襲的な血管造影を行う意義は低く，最近は❻❼❽のような進行例に血管造影が施行されることは少なくなった（⓮）．

> **MR angiography（MRA）とCTA**
> ▶術前マッピングとしてのMRAはマルチスライスCTによるCTAに劣り，膵腫瘍術前評価としてMRAは一般的になっていない．

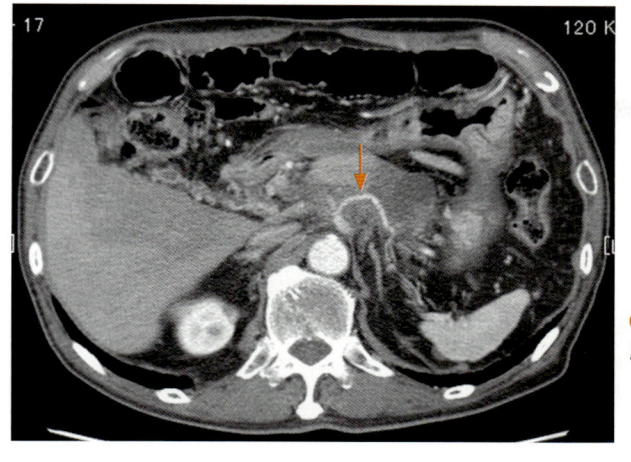

15．膵腫瘍が血管浸潤しているときはどうみえるか

⓮ 膵体尾部癌のCT像（60歳代，男性）
腹腔動脈，総肝動脈，脾動脈への腫瘍の浸潤が認められる．脾動脈には顕著な encasement も認められる（→）．外科手術適応外と判断され血管造影は行われなかった．

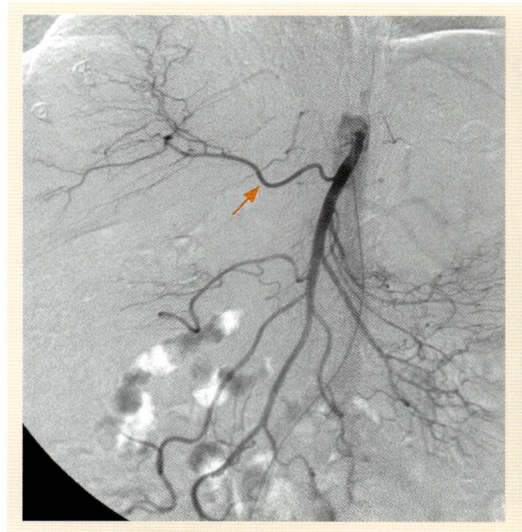

① 術前上腸間膜動脈造影
上腸間膜動脈から右肝動脈が分岐している（→）．

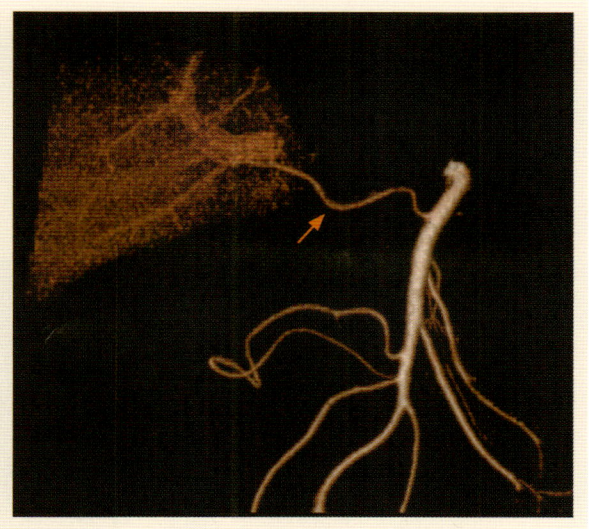

② CTA
上腸間膜動脈から分岐する右肝動脈が明瞭に描出されている（→）．

⓯ 主膵管型IPMN（70歳代，女性）

● 血管走行のマッピングに関しては従来のヘリカルCTによるCTAでは　必ずしも十分ではなかったが，マルチスライスCTのCTAでは細い血管まで描出可能となり，マルチスライスCTを十分に活用できる施設では血管走行のマッピング目的の血管造影も不要となりつつある感がある（⓯）．

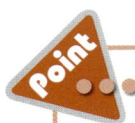

▸Point マルチスライスCTがあれば血管造影は不要か

1. CTAはCTの元画像から得られる情報をわかりやすく表現する一つの方法であり，ボタンを1つ押せば瞬時に像が得られるわけではない．
2. CTAは適切なタイミングで撮影された増強効果が良好なCT画像の薄いスライスのデータを保存したうえで，相応の見る目をもった（診断能力のある）誰か（一般的には医師あるいは医師の協力を得た診療放射線技師となろう）が手間暇をかけて作成してはじめて有用な像として表現されるのであって，研修医の裁量のみで気軽にオーダーされるべきものではない．
3. マルチスライスCTの装置があるというだけでは，ただちに膵腫瘍の術前評価としての血管造影が不要になるわけではないことは強調しておきたい．

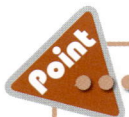

▸Point 腹部腫瘍の血管造影のもう一つの意義

1. マルチスライスCTにより腹部腫瘍の術前評価としての血管造影の意義は低下しつつあるが，血管造影は腫瘍の由来臓器の特定にきわめて有用なことがある（⑯）．
2. マルチスライスCTの時代であっても，血管造影が全く不要になることはないであろう．

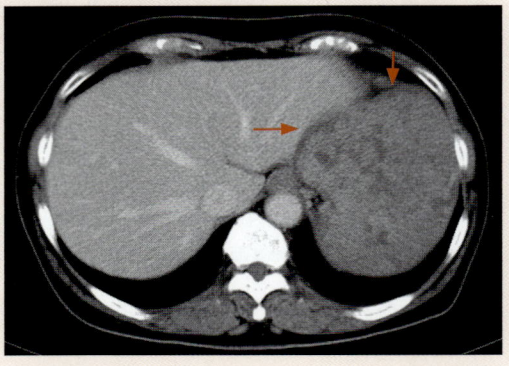

①CT像
左上腹部に不均一な充実性腫瘤が認められる（→）．腫瘤が大きく由来臓器の特定が困難であった．

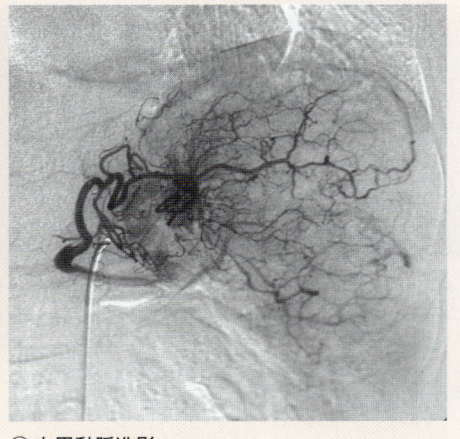

②左胃動脈造影
腫瘤は主に左胃動脈から栄養されており，胃粘膜下腫瘍と診断できる．手術により胃の消化管間質腫瘍と確認された．

⑯ 由来臓器特定困難腫瘍例

15. 膵腫瘍が血管浸潤しているときはどうみえるか

まとめ

- 膵癌の血管造影の主な所見はencasementである．
- マルチスライスCTにより膵腫瘍の術前評価としての血管造影の意義は低下しつつある．

（福田穂積）

文献

1) 杉村和朗，廣田省三，編．臨床医のための腹部血管造影・IVR．東京：新興医学出版社；2003．p.21.
2) Reuter SR, Redman HC, Cho KJ. Tumors. In: Reuter SR, Redman HC, Cho KJ, editors. Gastrointestinal Angiography 3rd. edition. Philadelphia: WB Saunders; 1986. p.128-247.
3) 大野浩司．膵の血管造影．杉村和朗，廣田省三，編．臨床医のための腹部血管造影・IVR．東京：新興医学出版；2003．p.101-106.
4) 日本膵臓学会，編．膵癌取扱い規約．第5版．東京：金原出版；2002.

16 胸痛，背部痛，腹痛から大血管疾患を疑った場合の次の一手は？

エピソード

　研修医1年目のA先生．今日は上級医の循環器内科のB先生といっしょに，救急外来の当直である．突然の胸痛と呼吸困難を訴える患者さんが救急隊により搬送されてきた．B先生は病棟の患者の対応をしており，A先生がまず対応することになった．
　A先生は患者さんから，3時間前から強い胸背部痛が持続していること，既往に高血圧と高脂血症があって内服治療を行っていることを確認した．

研修医A（高血圧と高脂血症もあるし，痛みが持続していることから心筋梗塞を考えたほうがよさそうだ…）「看護師さん，まずはバイタルの測定と，12誘導の心電図をお願いします．酸素投与と採血と胸部のレントゲンもお願いします．B先生にも連絡してください．」

　意識は清明，血圧は186/100mmHg，脈拍は92で整，SpO_2 98％．心電図ではⅡ，Ⅲ，aV_FでST上昇が認められ，トロポニンTも陽性であった．循環器内科を研修していたA先生は，下壁の心筋梗塞と診断した．

研修医A（あとでB先生にも相談しよう）「心筋梗塞が疑われるので，心臓カテーテル治療の準備をしてください．」

　そこに，病棟患者の対応を終えたB先生が救急外来に降りてきた．

研修医A「B先生，心電図所見から下壁の心筋梗塞と考えます．至急心臓カテーテル治療が必要だと思いますが，どうでしょうか．」

B先生（B先生はシャーカステンに掲げられた胸部X線所見を確認して）「両側の少量の胸水貯留を認めるね．あれっ？ 縦隔がずいぶん拡大しているね．心臓エコー検査をしてみよう．」

研修医A「えっ（絶句）．」（心筋梗塞と決めつけてX線所見をきちんと確認しなかった…）

　エコー検査では，下壁の壁運動の低下を認めたが，それ以外に上行大動脈内のフラップと，大動脈弁閉鎖不全の所見を認めた．

B先生「Stanford A型の大動脈解離だね．心筋梗塞の所見は大動

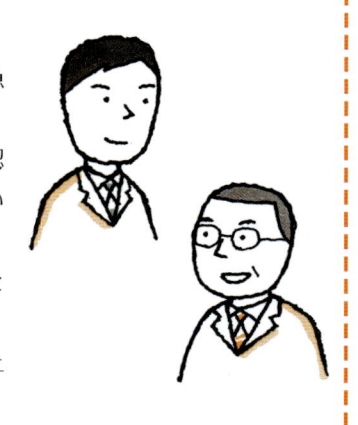

> 解離が右冠動脈に及んでいる可能性があるね．A 先生，緊急手術が必要なので胸部外科の先生に連絡してください．」
>
> **研修医 A**（深く反省しつつ）「わかりました…」

この項で学ぶこと

- **その1** 致死率の高い大動脈解離を疑ったら，単純 CT と造影 CT
- **その2** 大動脈瘤破裂の診断は難しい！触診で疑わしければ，エコーや CT で確定診断
- **その3** 腎梗塞の確定診断には造影 CT．早期であれば血栓溶解療法も適応

▶ 胸痛，背部痛，腹痛をきたす鑑別疾患は多岐にわたる（❶）．
▶ この項では，急激な胸痛や腹痛を訴える患者を目の前にして大血管疾患を疑った場合に，次にどのような検査をするべきか，典型的な画像所見はどのようなものかを学んでみよう．

❶ 胸痛，背部痛をきたす疾患

心臓, 心膜	急性冠症候群，弁膜症，急性心膜心筋炎など
肺, 胸膜	急性肺動脈血栓塞栓症，胸膜炎，肺炎，気胸など
大動脈	大動脈解離，大動脈瘤（破裂，切迫破裂），大動脈炎症候群など
胸壁	肋間神経痛，骨折，筋炎，帯状疱疹など
消化器	逆流性食道炎，突発性食道破裂，食道潰瘍，食道裂孔ヘルニア，胃炎，胃・十二指腸潰瘍，胆石症，胆嚢炎，膵炎など
腎, 尿路	尿管結石，腎梗塞など
心因性	心臓神経症，過換気症候群，パニック障害など

その1　致死率の高い大動脈解離を疑ったら，単純CTと造影CT

何をすべきか？

　まずは身体所見の確認のあと，血液生化学検査，胸部 X 線（縦隔の拡大，心拡大，胸水貯留の有無），心電図を施行する．
　この時点で大動脈解離を強く疑う場合，あるいは大動脈解離を含め重篤な疾患を否定できない場合には，次の検査を考えるべきである（❷）．経皮的超音波検査は簡便で有用な検査だが，術者の技術により診断能に差があること，病変によっては全体の把握が困難なことが問題となる．経食道超音波では無麻酔の患者では，苦痛によりかえって血

圧の上昇をきたすことがあり，誰もが簡単にできる手技とはいえない．最近はマルチスライスCTが各病院に導入されつつあり，CTが診断の中心となっているのが現状である．CTについては可能な限り，単純CTと造影CTの撮影が望ましい（急性の偽腔血栓閉塞型大動脈解離では，単純CTで偽腔が真腔よりhigh densityを示すため．❺参照）．

　急性大動脈解離の分離（❸），典型的な画像所見を提示した（❹〜❼）．大動脈解離では，血管外への穿破，偽腔形成による臓器虚血，解離による弁機能不全が合併症として考えられる（❽）．後で述べるように，合併症の有無，分枝への解離の進展は治療法にも影響するので，正確

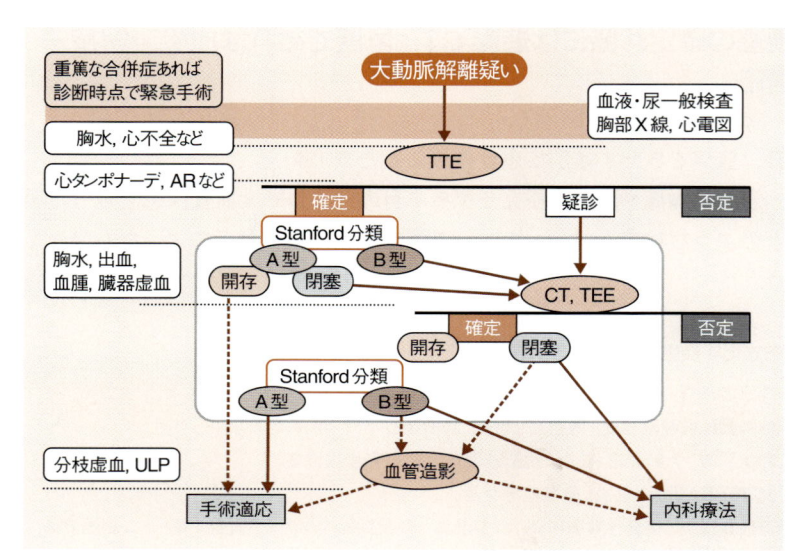

> **大動脈解離の血液検査所見**
> ▶血液検査では，白血球増加やCRP上昇，LDH上昇を認めることがあるが，非特異的であり評価が難しい．近年，平滑筋ミオシン重鎖は発症3時間以内の感度が91％と報告されている．また，Dダイマーは大動脈解離で高値を示すことが報告されているが，肺塞栓症など他疾患でも上昇することから，除外診断として有用といわれている（Dダイマーが基準値より低ければ，解離の可能性がきわめて低い）．

❷ 急性大動脈解離の診断樹
AR：大動脈弁逆流症，TTE：経胸壁心エコー検査，TEE：経食道心エコー検査，ULP：潰瘍様突起．
（大動脈解離診療ガイドライン．2000[1]）

❸ 大動脈解離の分類

Stanford分類：解離の部位におる分類（❸a）	
A型	上行大動脈に解離があるもの
B型	上行大動脈に解離がないもの
DeBakey分類：解離と入口部の部位による分類（❸b）	
Ⅰ型	上行大動脈に入口部があり大動脈弓部以下にまで解離が及ぶもの
Ⅱ型	上行大動脈に解離が限局するもの
Ⅲ型	下行大動脈に入口部があるもの
Ⅲa型	腹部大動脈に解離が及ばない
Ⅲb型	腹部大動脈に解離が及ぶもの
偽腔の血流状態による分類	
偽腔開存型	偽腔に血流のあるもの，部分的な血栓の存在はこの中に入れる
偽腔（血栓）閉塞型	偽腔が血栓で閉塞しているもの
時期による分類	
急性期	発症2週以内，この中で発症48時間以内を超急性期とする
亜急性期	発症後3週目（15日目）〜2か月まで
慢性期	発症後2か月を過ぎたもの

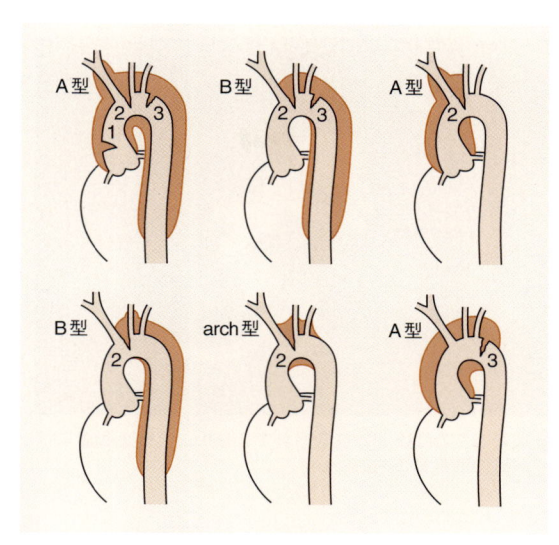

❸a 大動脈解離のStanford分類
数字は内膜亀裂の初発部位を示す.
1：上行大動脈, 2：弓部大動脈, 3：下行大動脈
（Miller DC, et al. Surgical emergencies of the thoracic aorta. In: Vascular Surgical Emergency. Orland: Grune and Stratton; 1987）

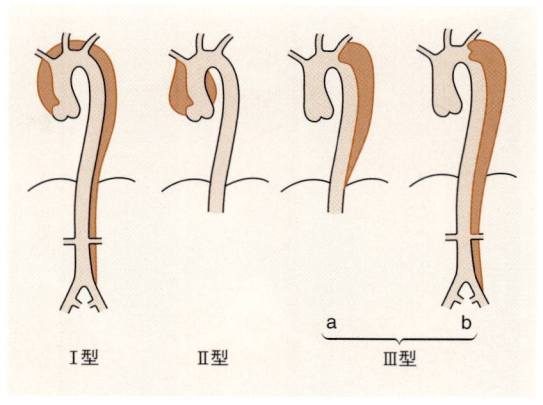

❸b 大動脈解離のDeBakey分類
（多田祐輔, 進藤俊哉. 大動脈解離. 内科学書改訂第6版. 東京：中山書店；2002. p.1420）

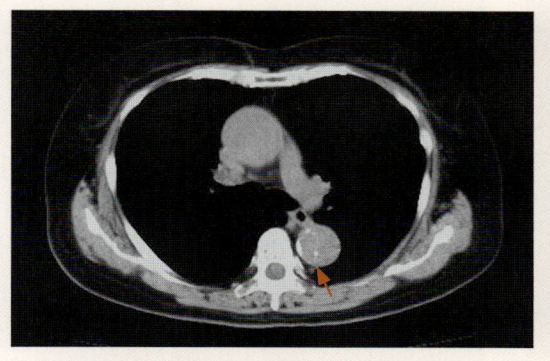

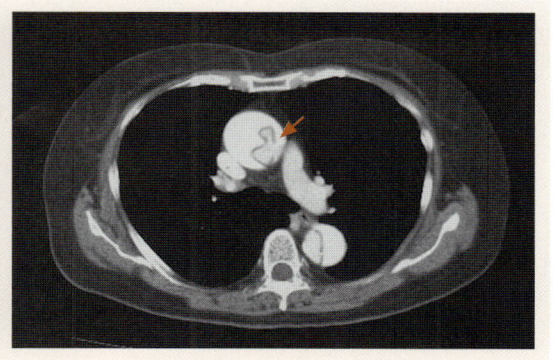

① 単純CTでは剥離内膜の石灰化が描出されており, 大動脈解離が示唆される.
② 造影CTでは剥離内膜が描出され, 偽腔開存型の大動脈解離と診断できる. →はエントリーと考えられる.

❹ 偽腔開存型大動脈解離（Stanford A型）の単純CT, 造影CT

に評価することが重要である（❾, ❿）.

治療は？

Stanford A型かB型か, 偽腔血栓閉塞の有無, および合併症の有無に基づいて決定される.

■ 急性A型大動脈解離
偽腔開存型：手術.
血栓閉塞型：降圧治療, ただし上行大動脈の径が5cm以上, 心タン

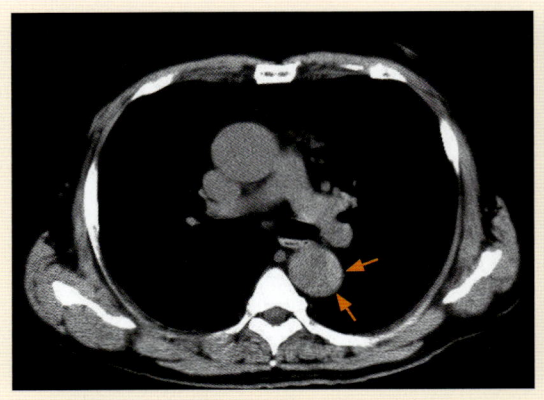

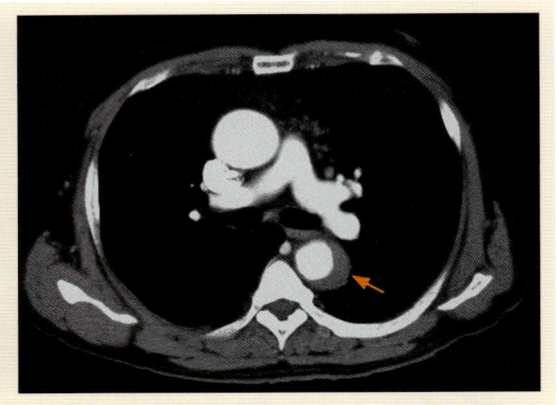

① 単純CTでは偽腔の三日月型の高吸収域が描出されており，偽腔の血栓化した大動脈解離と診断できる．

② 造影CTでは偽腔は造影されていない．上行大動脈には解離の所見はみられない．

❺ 偽腔血栓閉塞型大動脈解離（Stanford B型）の単純CT，造影CT

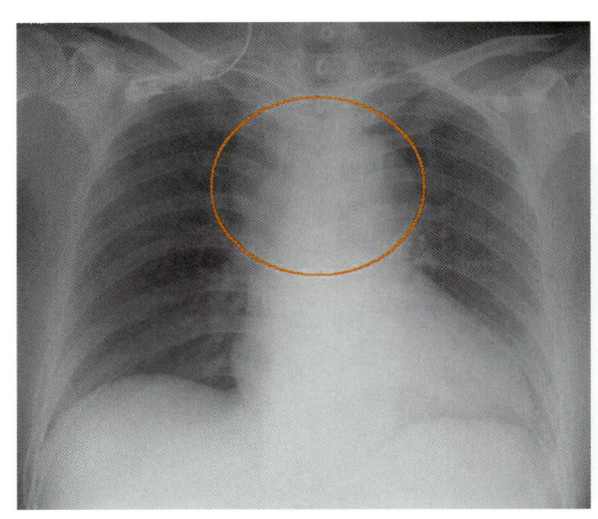

❻ Stanford A型大動脈解離の胸部X線像
胸部X線で縦隔の拡大が認められる．ただし，臥位の写真では判断が難しい場合もある．

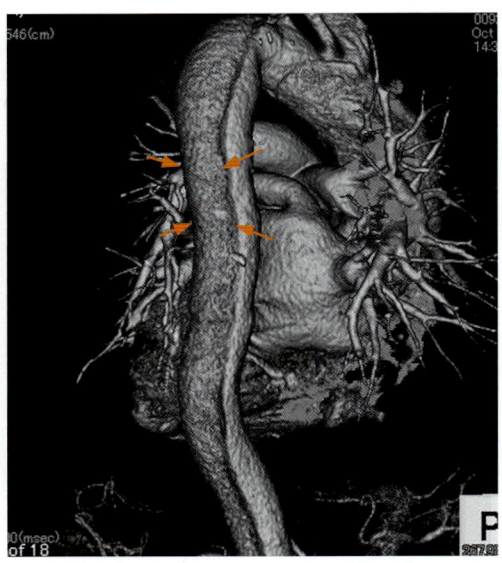

❼ 別症例CTのVR（volume rendering）像
解離腔（→）が明瞭に描出されている．

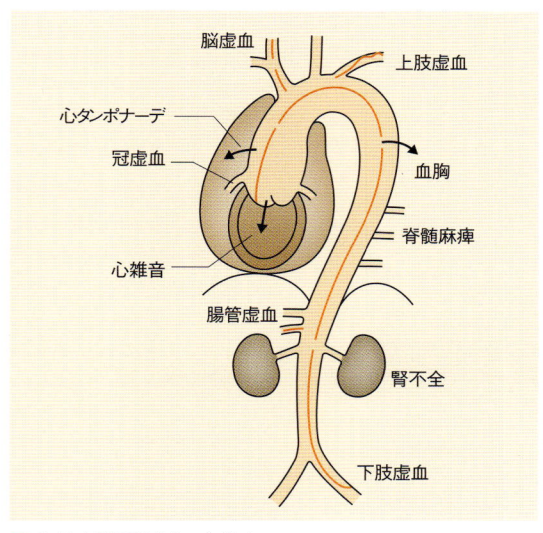

16. 胸痛，背部痛，腹痛から大血管疾患を疑った場合の次の一手は？

❽ 急性大動脈解離の合併症
（安達秀雄．2006．p.10[2]）

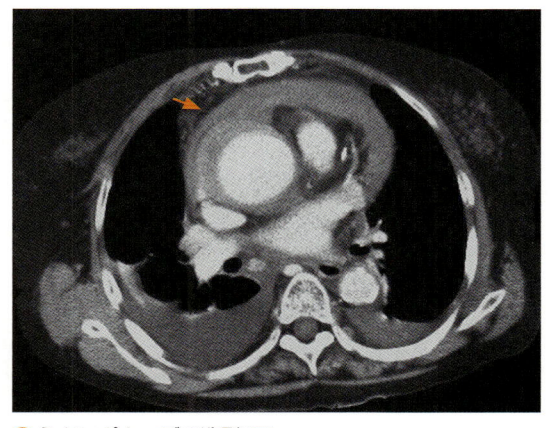

❾ 心タンポナーデの造影CT
心膜腔に濃度の高い液体貯留を認める．Stanford A型の偽腔血栓閉塞型解離で心タンポナーデをきたした症例であった．

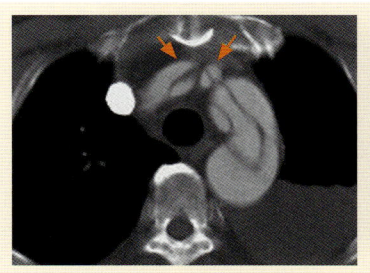

① 腕頭動脈，左総頸動脈に解離が及んでいる．
② 左総頸動脈が造影されるが，右総頸動脈は造影されていない． 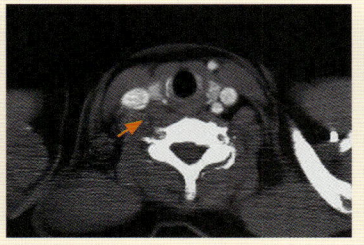
③ 上腸間膜動脈に解離が及んでいる． 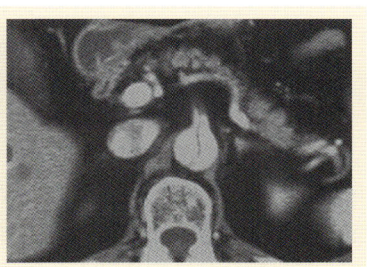
⑤ ❿③と同一症例．左腎動脈の起始部に解離に伴う狭小化が認められる．
⑥ 左総腸骨動脈に解離が及んでいる． 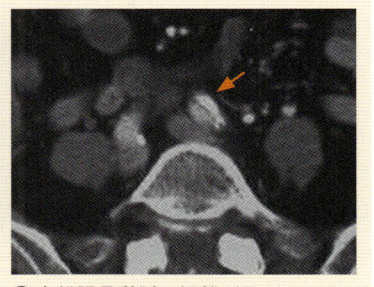
④ MPR（multiplanar reconstruction）像．❿③と同一症例．近位で偽腔が血栓化しており，真腔が狭小化している．

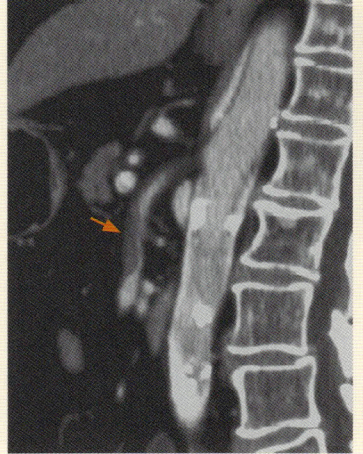

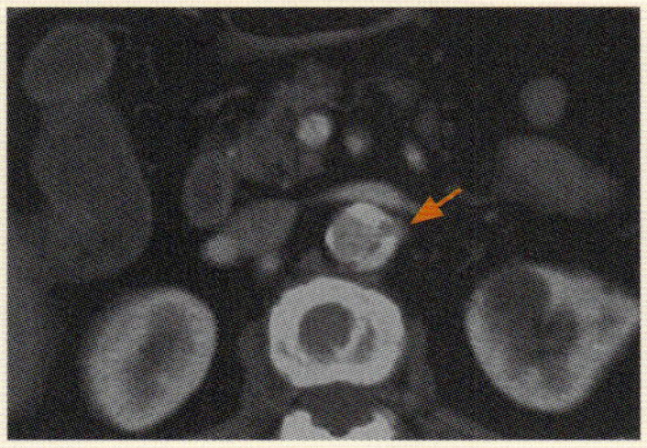

❿ 大動脈分枝の評価の造影CT

181

ポナーデおよび臓器虚血例は手術を施行．

■ 急性B型大動脈解離

胸腔内破裂，腸管虚血，腎虚血，下肢虚血など合併症のない例：降圧治療．

上記合併症を有する症例：手術．

降圧でも疼痛が持続する症例：手術．

> **その2** 大動脈瘤破裂の診断は難しい！
> 触診で疑わしければ，エコーやCTで確定診断

大動脈瘤破裂の場合

75歳，女性．以前から腹部大動脈瘤（短径5 cm）が指摘されており，経過観察されていた．3日前から腰痛を自覚していたが，鎮痛薬を内服し自宅で様子をみていた．昼食後に腰痛が強くなり，嘔気嘔吐もあったため，外来を受診した．来院後一時的に血圧低下を認めた（140 mmHg → 110 mmHg）．

何をすべきか？

腹部X線（胸部大動脈瘤を疑う場合は胸部X線），血液生化学検査，尿検査がスクリーニングとして行われる．確定診断としては腹部エコーと造影CTが有用である．造影剤アレルギーや，喘息の既往など造影剤使用が禁忌となる場合には，単純CTを行う．実際の症例のX線写真，典型的なCT所見を提示した（⑪～⑮）．

腹部大動脈瘤の破裂は後腹膜腔破裂が70 %，腹腔内が30 %程度との報告がある．後腹膜腔への破裂では，一時的に血行動態が保たれ，その後，再度腹腔内に破裂し出血性ショックから多臓器不全，心停止となる．しばしば腰痛を主症状とする後腹膜腔への破裂性腹部大動脈瘤（⑬）が認められるが，腰痛をきたす疾患は多岐にわたり，診断が困難なことがある．腹腔内破裂に至る前に，迅速な診断と緊急手術を行うことが重要である．

治療は？

緊急手術（一部の施設ではステントグラフト治療（⑯）が施行されている）が必要となる．

A型血栓閉塞型急性大動脈解離の治療

▶ 現時点では確立した治療指針はないが，欧米を中心に早期手術をすべきとの意見が強く，日本や韓国を中心に保存的治療をまずすべきとの意見が強い．最大瘤径が5 cm以上，またはULP（潰瘍様突起）を認める例では24時間以内に緊急手術とすべきだが，そうでない例でも厳重な経過観察が必要であり，径の増大やULPの出現があれば，早期手術に踏み切る必要がある．経過観察とする例でも，心臓外科のある施設で行うべきである．

大動脈瘤の病態

▶ 動脈瘤の定義は正常径に対して1.5倍以上の径の増大を示した場合と定義される．一般に胸部では45 mm，腹部では30 mm以上を瘤と定義する．形態上，紡錘状（⑪）と嚢状（⑫）に分類される．嚢状瘤は小さくても形が明らかであれば瘤と診断される．胸部大動脈瘤で60 mm，胸腹部大動脈瘤で60 mm，腹部大動脈瘤で50 mm以上が一般的に手術適応とされている（ただし，施設によってはそれ以下の径でも手術適応とされている）．瘤の径が上記より小さくても，急激に増大している動脈瘤や，疼痛を有する動脈瘤（切迫破裂を示唆），軽度でも増大する嚢状瘤も手術適応と考えられる．破裂前の手術死亡率は胸部大動脈瘤，胸腹部大動脈瘤では5～10 %，腹部大動脈瘤では2 %程度と報告されているが，腹部大動脈瘤の破裂後では35～50 %と報告されている．したがって破裂前に診断することが重要となる．

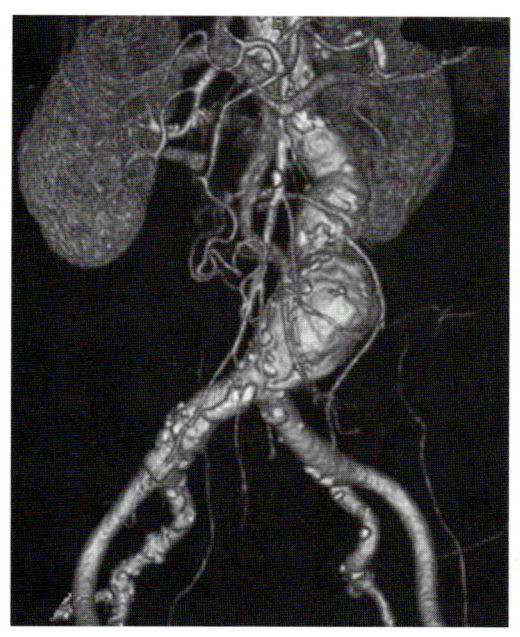

❶ 腹部大動脈瘤CTの造影VR像
腹部大動脈は両側腎動脈下で紡錘状に拡張している．右の総腸骨動脈にも拡張が及んでいる．

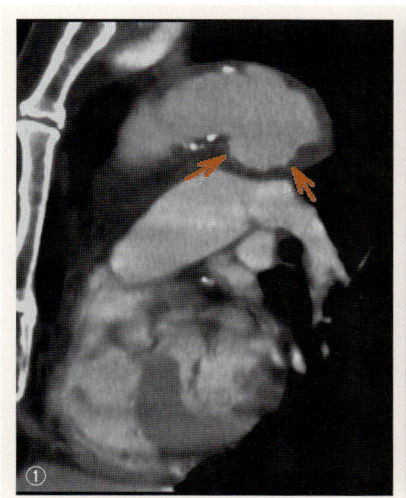

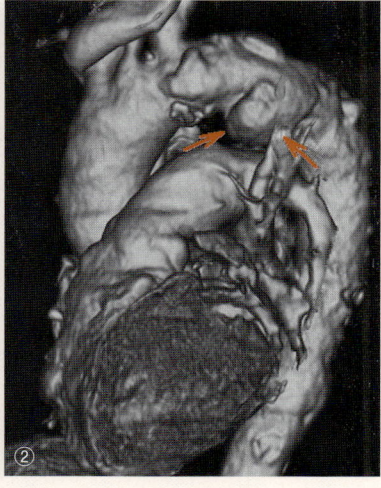

❷ 大動脈弓部嚢状瘤の造影CT
動脈瘤の形態評価に，MPR像（①）やVR像（②）が有用であった．

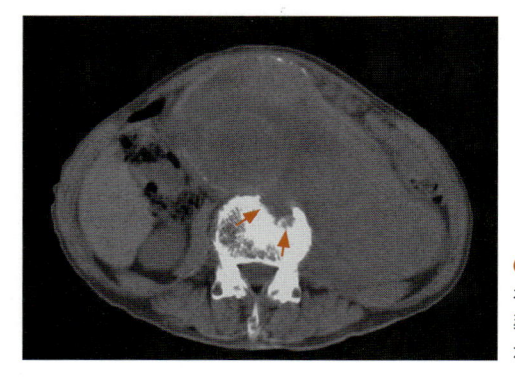

❸ 腹部大動脈瘤破裂の単純CT
初発症状は腰痛であった．本症例はcontained rupture（限局性の破裂）の形態を示している．椎体破壊像（→）から，炎症性大動脈瘤が示唆される．

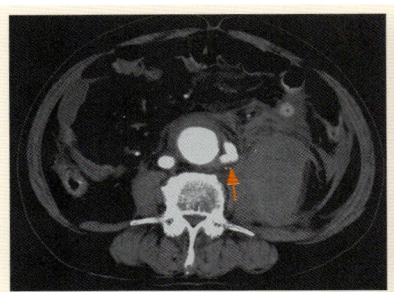

① 造影CT．左腸腰筋周囲を主体として後腹膜腔に限局した血腫が認められる．→は大動脈内と同程度の濃度を示しており，造影剤の血管外漏出像（仮性動脈瘤）と考えられる．

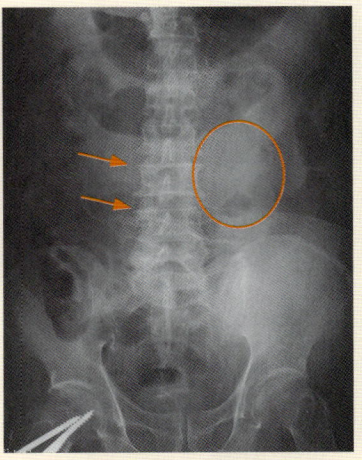

② 単純X線．左の腸腰筋陰影は消失しており（右は→部），同部に軟部腫瘤陰影が認められる．

⓮ 腹部大動脈瘤破裂

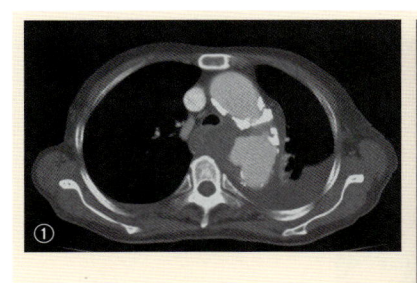

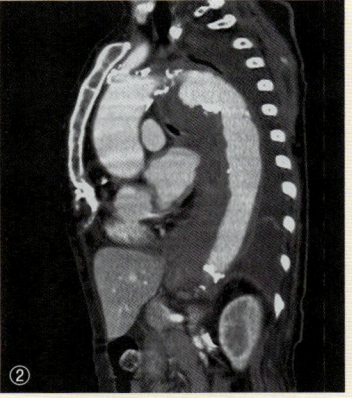

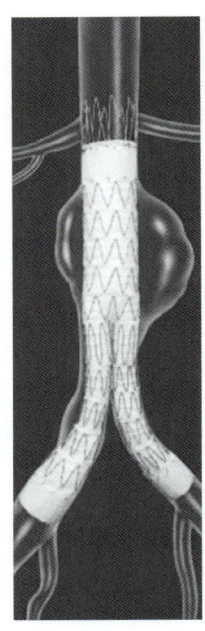

⓰ 腹部大動脈瘤ステントグラフト挿入術（イメージ図）

⓯ 胸部大動脈破裂，縦隔血腫の造影CT
①水平断，②MPR像．
症状は胸部〜心窩部痛であり，血液データでは貧血を認めた．当初は上部消化管病変が疑われ，内視鏡が施行されたが，食道内腔が壁外性に高度圧排されていたため，CTが撮影され診断に至った．

大動脈解離，大動脈瘤に対するステントグラフト治療

▶欧米では1990年代初頭から大動脈瘤の低侵襲治療として行われており，現在，米国では腹部大動脈瘤の約半数がステントグラフトにより治療されている．日本でも，ステントグラフト挿入術の手技は保険適応となっていたが，ステントグラフトそのものは保険適応として認められておらず，各施設で自作していた状態であった．2006年に腹部大動脈瘤に対してCook®社のエンドバスキュラーグラフトが薬事承認を受け，ステントグラフトも初めて保険適応となった．ステントグラフト挿入術の良好な治療成績が報告されている．術後のリークや瘤形の拡大，ステントグラフトの移動，閉塞，感染などの問題があること，今後さらなる長期予後の評価が必要など問題はあるものの，低侵襲治療として普及が期待される．

その3　腎梗塞の確定診断には造影CT．早期であれば血栓溶解療法も適応

腎梗塞を疑う場合

　61歳，男性．以前から心房細動が指摘されていた．その日突然の左腰背部痛が出現し，症状が1時間持続するため来院した．来院時の尿所見では潜血は陰性であった．

何をすべきか？

- 血液性化学検査：WBC高値，血清レニン活性，GOT，LDH，ALPの上昇．
- 尿検査：肉眼的血尿，顕微鏡的血尿は30％程度，蛋白尿は50％程度で認められる．
- 造影CT：確定診断として有用である（❶~❸）．CT上50％以上が低吸収域を示すglobal typeと，楔形の低吸収域を示すfocal typeに大別される．皮質の外側縁のみが染まるcortical rim signは，腎梗塞を強く示唆する所見である．
- 腎シンチグラフィ：集積欠損部として確認できる．
- 血管造影：大動脈造影，選択的腎動脈造影により，梗塞の部位と範囲を診断できる．

治療は？

　両腎の広範囲な梗塞の場合は腎不全をきたすため，外科手術を施行することもあるが，多くの場合は抗凝固療法が施行される．発症早期に

> **腎梗塞の病態**
> ▶ 腎動脈本幹～分枝の閉塞により，その支配領域が虚血，壊死に陥った状態である．僧帽弁狭窄症，心房細動，感染性心内膜炎など心疾患による塞栓症の他に，血管炎や外傷も原因となる．
> ▶ 症状は側腹部痛（小さな梗塞では症状がないことも多い），血尿，蛋白尿，発熱など．一時的な血圧上昇も認められることがある．

> **腎梗塞の確定診断**
> ▶ 腎梗塞の確定診断には造影CTが有用．cortical rim signは腎梗塞を強く示唆する所見．発症早期であれば，ウロキナーゼの選択的血栓溶解療法も適応．

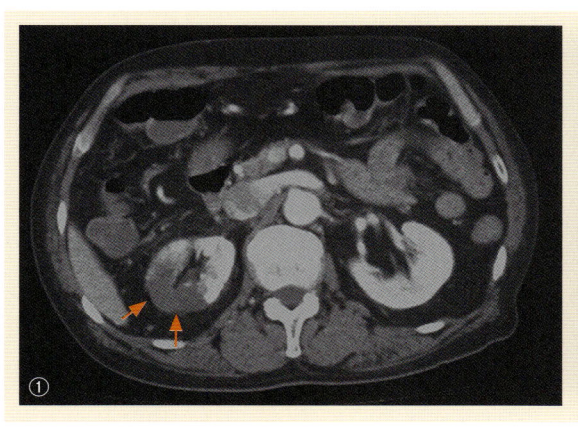

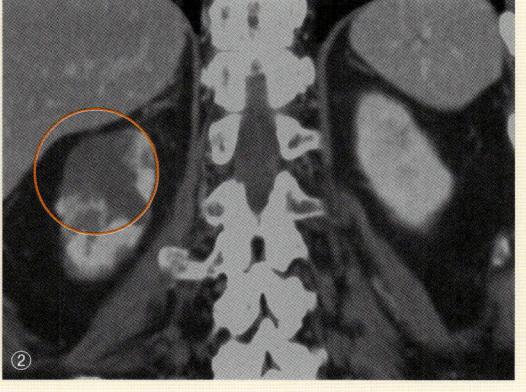

❶ focal type腎梗塞の造影CT
①水平断，②MPR像．基礎疾患に心房細動があった症例．MPR像では楔状の低吸収域が確認できる．

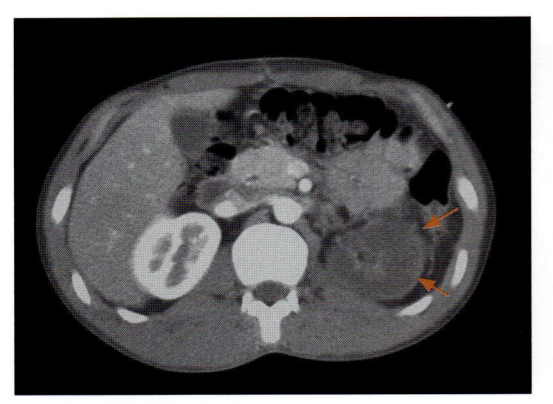

⑱ global type 腎梗塞
外傷3日後の造影CT．左腎の皮質外側縁のみが淡く染まっており，cortical rim sign（→）を示している．

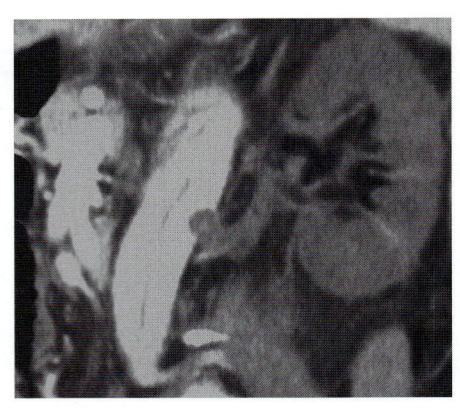

⑲ 大動脈解離に合併した腎梗塞の造影CT（MPR像）
左腎動脈は起始部から閉塞しており，左腎はまったく造影されない．偽腔内の血栓が左腎動脈塞栓をきたしたと考えられた．

診断されれば，ウロキナーゼの選択的動注による血栓溶解療法も適応となる．

まとめ

　大動脈解離，大動脈瘤破裂，腎梗塞の診断の流れと典型的な画像所見を提示した．

　これらの疾患は時に診断が難しく，治療開始の遅れが患者の予後を左右するものである．このような疾患を疑う場合には，深夜であっても上級医にコンサルトする勇気をもっていただきたい．それが，患者のためでもあり，自分の身を守ることにもなるのである．

〈天野大介〉

● 参考文献
1) 増田善昭．大動脈解離診療ガイドライン．Jpn Circ J 2000；64（Suppl V）：1249-1283．
2) 田林晄一，栗林幸夫．大動脈瘤・大動脈解離診療のコツと落とし穴．東京：中山書店；2006．
3) 永井良三，編．最新医学別冊　新しい診断と治療のABC．大動脈瘤・大動脈解離．東京：最新医学社；2006．
4) 荒木　力．腹部CT診断120ステップ．改定2版．東京：中外医学社；2002．

17 上腕・橈骨動脈をどうしたら1回で穿刺できるか

エピソード

　循環器科研修中のA先生．今日は自分の担当患者Bさんの心臓カテーテル検査が行われる．今日の検査では，上級医Cとともにカテ室に入り，上腕動脈への穿刺とシース挿入を行うことになっていた．

研修医A「それではBさん，これから肘のところに麻酔の注射をしますよ．」
患者B「よろしくお願いします．」
研修医A（麻酔もしたし，穿刺をするぞ）「それでは，痛みがとても強い場合や指先までしびれたときにはすぐに教えてください．」
患者B「はい．」
研修医A（動脈は少し深いようだがよく触知できる．カテ室での穿刺は3回目でまだ緊張するが，これならできそうかな）
上級医C（ちょっとまだ手元が震えているな．患者さんの動脈は少し深いし，大丈夫かな…？）
　そっと穿刺針を進めていくが血液の逆流はない．おそるおそるもう少し進めてみる…
患者B「あっ！痛い！」
上級医C「！」「針を抜いて．Bさん，大丈夫ですか？指先まで痛みがきましたか？」
患者B「ええ．」
上級医C「いまは大丈夫ですか？少し指を動かしてみて．」
患者B「いまは大丈夫です．動かしても大丈夫なようです．」
上級医C「びっくりしましたね．A先生，代わりましょう．」
研修医A「はい…」
　検査が終わって研修医Aが上級医Cに尋ねた．
研修医A「さっきはどうしてあんなに痛くなったのでしょうか？それに，毎回拍動を感じている場所を穿刺しているはずなのに，まったく血管に当たらないことがあるのはどうしてでしょうか？」
上級医C「まずは上腕の動脈付近の解剖を知らないといけない．それから，術者も人間だから繊細に感じることも，正確に触知できないこともある．どのような方法が自分に適した方法か，知らないといけないね．」

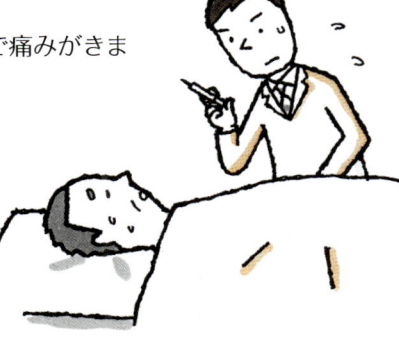

この項で学ぶこと

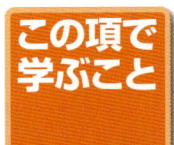

- その1　穿刺部位の選び方
- その2　穿刺しやすい腕のおき方
- その3　血管の位置を知る
- その4　穿刺の手順を知る
- その5　止血と合併症

その1　穿刺部位の選び方

　穿刺部位によってどのような特徴があるのか理解する．行う手技の内容を吟味し，大きなデバイスが必要なのか，血管へのアプローチは容易なのか，カテーテルが通過する部位に動脈瘤はないのか，などを確認する．右上肢，左上肢の違いによって選択するカテーテルを変えることもある．

- 血管造影，インターベンションに用いられる主なアプローチの長所と短所を❶にまとめる．
- 以前に橈骨動脈から造影を行ったことのある患者の場合，すでに橈骨動脈が細くなったり閉塞したりしている可能性もある．女性の場合はもともと細い場合もある．
- 当然，無理に橈骨動脈アプローチを選択してはならない．心配な場合は血管エコーで血管内腔径を確認しておくとよい．

❶ 穿刺部位の特徴

	大腿動脈	上腕動脈	橈骨動脈
長所	穿刺が容易 カテーテル操作が容易 PCIが容易 太いカテーテルが使用できる 緊急時にIABPやPCPSを挿入するのが容易	穿刺が容易 カテーテル操作が容易 術後の止血が容易	術後の止血が容易 仮性動脈瘤は形成しにくい
短所	高齢者では，大動脈の屈曲や狭窄，腹部大動脈瘤がしばしばみられる 術後の安静がつらい 血腫，仮性動脈瘤ができることがある 安静による静脈血栓や肺血栓塞栓をきたすことがある	緊急時にIABPやPCPSを挿入できない 鎖骨下・腕頭動脈の屈曲が強いことがある 血腫，仮性動脈瘤ができることがある	穿刺が難しい場合がある 緊急時にIABPやPCPSを挿入できない 鎖骨下・腕頭動脈の屈曲が強いことがある 血管が細く，術後に閉塞をきたすことがある

その2　穿刺しやすい腕のおき方

上腕動脈穿刺（❷）

- 上腕動脈穿刺の場合，肘関節をある程度伸ばした状態でおく．過伸展にするのはかえって悪く，検査中，検査後の疼痛，しびれなどの原因となる．
- 高齢者では若干曲がっていることもしばしばある．あまり曲がっていると上腕動脈に触れにくくなり，また動脈の固定も悪く穿刺時に血管が横滑りしやすくなるのでほどよく伸びた状態にする．
- 前腕を回内，回外させることで上腕動脈の位置が左右に動く．回外させるほど針の通り道に正中神経が重なりやすくなる（❸）．
- 穿刺時には，前肘窩が水平になるように，手掌が真上を向くくらいからやや回内の範囲で調整する．脇を開く角度が大きいほど，自然と回外しやすくなるので注意する．

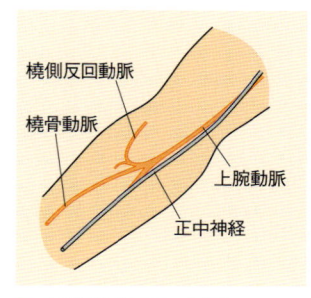

❷ 上腕動脈周辺の解剖

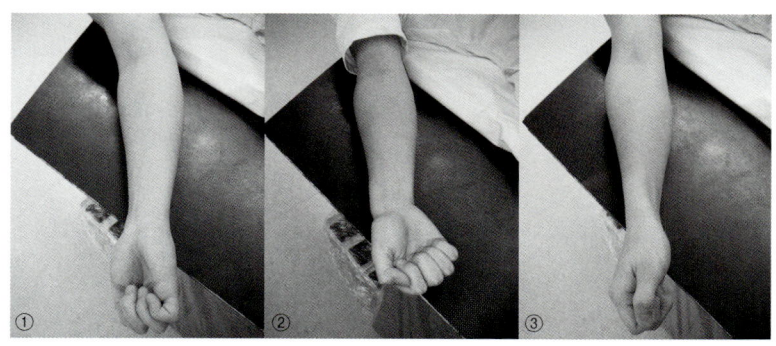

❸ 回外させるほど正中神経を傷害しやすい（①）．前肘窩が水平位になるのは，手掌が真上を向くくらい（②）から回内（③）の位置である．

橈骨動脈穿刺（❹）

- 橈骨動脈穿刺は，橈骨動脈が伸びるように手関節を軽く背屈させる．手首の下に丸めたタオルや小さな台（小枕）をおくとよい（❺）．
- 上腕動脈と異なり間近を伴走する大きな神経の損傷は少ない．通常は上腕動脈ほど血管が横滑りすることはないが，ほどよく伸展されて血管が良好に触知されることを確認する．
- ここまで準備をしてから，イソジン消毒をして滅菌穴あきシーツまたはアンギオドレープをかけて清潔操作を行う．
- イソジン消毒を行うときは，穿刺部のみではなくその下のタオルや下敷きの布，紙なども一緒に消毒したほうがよい．

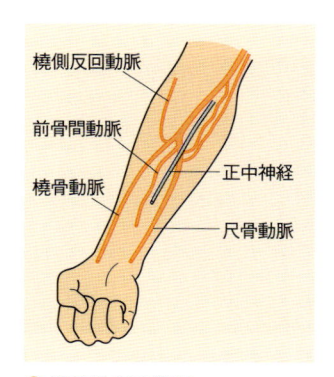

❹ 橈骨動脈の解剖
橈骨動脈は橈骨の茎状突起内側面に沿うことが多く，比較的固定がよい．

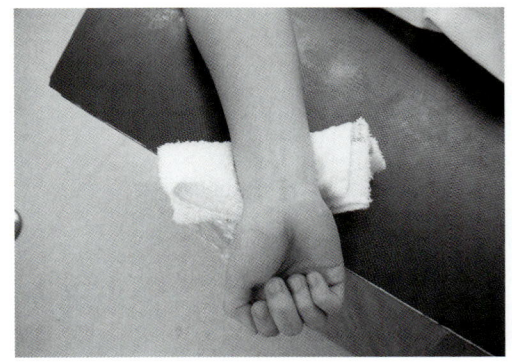

❺ 手首にタオルや台をおくとよい．

その3　血管の位置を知る

- 初心者のうちは正確に血管を触知することが難しい．初めのうちは，自分が「ここ」と思って穿刺した場所と，上級医が穿刺した場所が離れていることがある．
- 自分の指にも鋭敏な部分と鈍感な部分がある．訓練と経験によって感度は改善する．
- 右利きの術者が穿刺時に血管を触知する際，左手の指で血管を触知する．筆者をはじめ多くの術者は第2指，または第3指を用いるが，第1指を用いる術者もいる（❻）．血管を触知する方法も，1本指で触知する方法，第2・3指の2本で触知する方法，そして2本指で挟むように触知する方法がある（❻）．しかし，困難な症例にも対応できるようになるためには，1本指でも行えたほうがよい．
- 第3指で血管を触知しながら穿刺する場合には，第2指で刺入点の脈拍を触知できる利点がある．比較的長い範囲で血管を触知できる場合には良い方法である．

▶ 局所麻酔が多すぎると血管が触知しづらくなる．上腕動脈なら2〜3 mL，橈骨動脈なら1〜2 mLを皮下および皮内に注入する．血管の深さによって多少の追加が必要なこともあるが，深いほど脈拍がわかりにくいので注意する．

▶ 初めのうちは手袋をすると血管がわかりにくくなりやすい．血液ガス採血や動脈ライン確保時にも手袋をして練習するとよい．

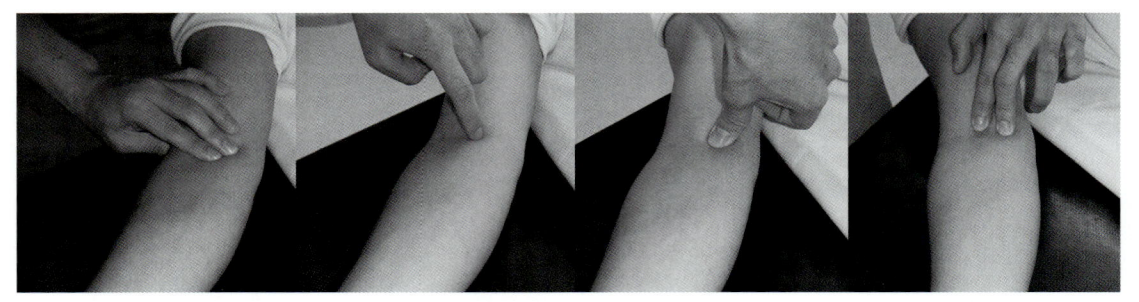

❻ 血管の触れ方も術者によりさまざまである．刺入点のみでなく，その前後も血管をたどっておくことが重要である．

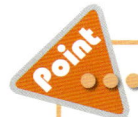

17. 上腕・橈骨動脈をどうしたら1回で穿刺できるか

> **Point** 指腹よりも指先で触知
>
> 血管を触知する際に，指腹よりも指先に近いほうが正確に血管の位置を確認できる．指腹で血管を触っていて外れることの多い人は，一度試してみるとよい．指先を使って正確に触知する感覚がわかってくると，自然と指腹でも正確に触知できるようになってくる．

その4　穿刺の手順を知る

基本的な穿刺のイメージ

- 穿刺は30～50°程度の角度で刺す．垂直に近いほど内針・外套と血管径の関係がシビアになる．また，ガイドワイヤーを進める際にも針が寝ているほうがよい（❼）．
- ただし，ガイドワイヤーを進める際に抵抗があれば必ずそこで止める．❽のように血管壁にかかっている場合でも血液の逆流はよくみえる．血管壁に解離をつくり，再穿刺が難しくなる（❽）．
- 代表的な穿刺針を❾に示す．

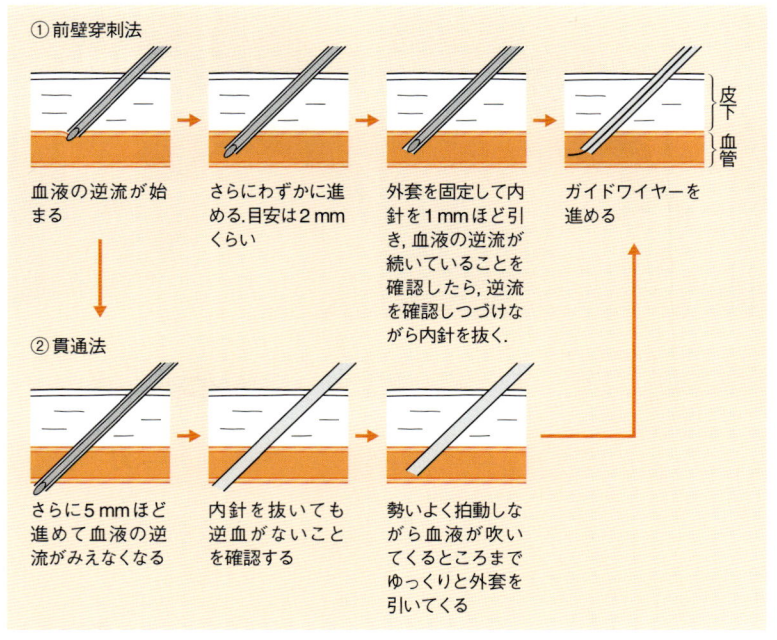

❼ 穿刺の基本
穿刺法は前壁穿刺法（①）と貫通法（②）がある．前壁穿刺法で穿刺していて血液の逆流が不十分な場合には，迷わずに貫通法で行ったほうがよい．

① 前壁穿刺法
- 血液の逆流が始まる
- さらにわずかに進める．目安は2 mmくらい
- 外套を固定して内針を1 mmほど引き，血液の逆流が続いていることを確認したら，逆流を確認しつづけながら内針を抜く．
- ガイドワイヤーを進める

② 貫通法
- さらに5 mmほど進めて血液の逆流がみえなくなる
- 内針を抜いても逆血がないことを確認する
- 勢いよく拍動しながら血液が吹いてくるところまでゆっくりと外套を引いてくる

❽ ガイドワイヤーでの解離
血液の逆流がみえても，外套が血管壁に引っかかっている場合があり，強引にガイドワイヤーを進めると解離を起こす．

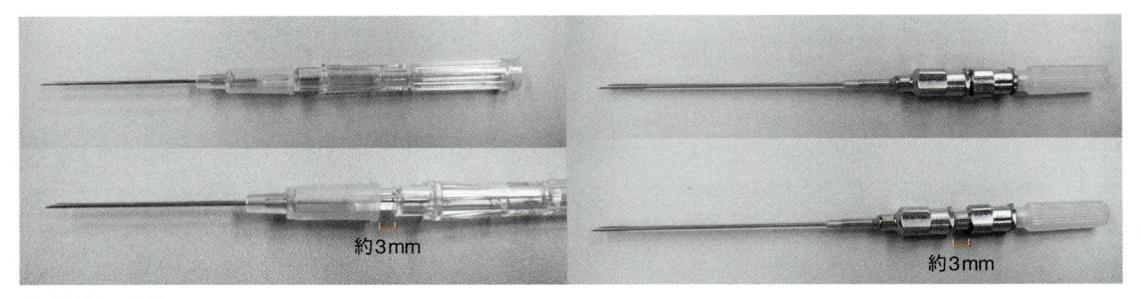

約3mm   約3mm

❾ 穿刺針の構造
自分の使う針の構造を確認しておく．左はテルモ製サーフロー針で，逆血もよくみえて扱いやすい．右は八光エラスター針．逆血は全くみえないが，外套のテフロン部の構造はしっかりしている．
下段：外套を内針先端まで引き出したところ．内針と外套はおよそ3mm長さが異なる．

- 針の構造を理解したうえで❼の手順をもう一度見直してほしい．自分の針では何mmずつ針を動かすのか，想像しやすくなる．ただし，針は斜めに刺されており，また血管は押されれば動くことを忘れないように．
- シースセットのガイドワイヤーもアングル型とストレート型がある．はじめはアングル型を使ったほうがよい（❿）．

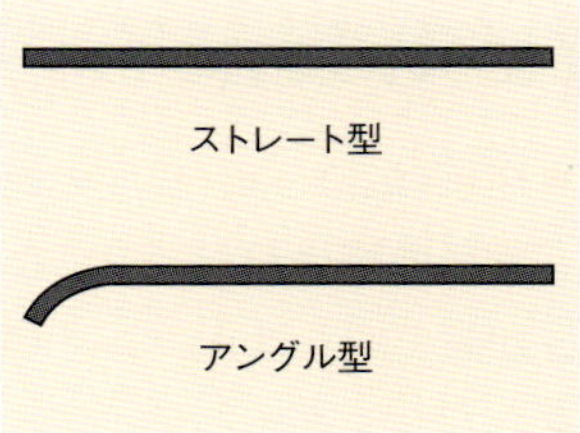

ストレート型
アングル型

❿ ガイドワイヤーにはストレート型とアングル型がある．はじめはアングル型をくるくる回すようにしながら進めるほうが合併症が少ない．

穿刺針の持ち方

- 穿刺針の持ち方も十人十色である．持ちやすいように持ってよい（⓫）．

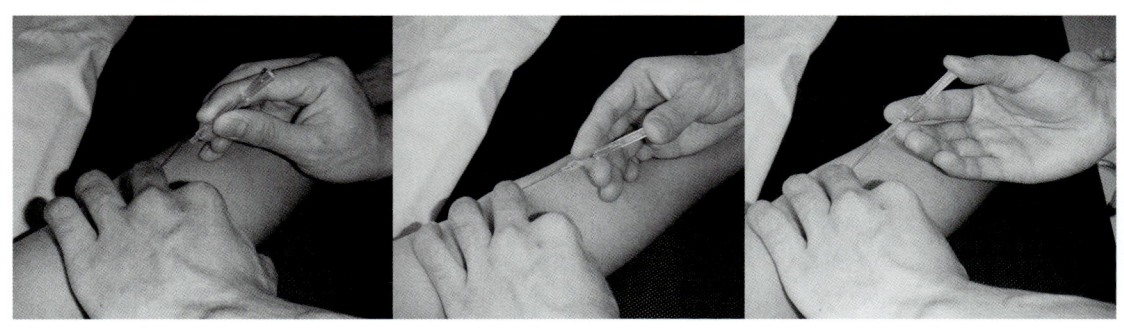

⓫ 穿刺針の持ち方

- 第1指で針を押す持ち方はこのような穿刺のときにしか用いないが，⓬のように目線と針と血管の走行が一直線になる位置に立って穿刺ができる利点がある．

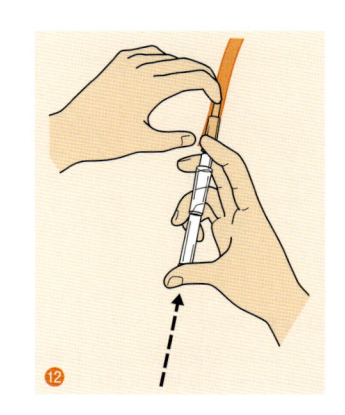

⓬

17. 上腕・橈骨動脈をどうしたら1回で穿刺できるか

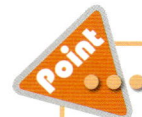

Point 震えの止め方

初めて穿刺をするとき，過度に緊張して針を持つ手が震えることがある．震えは多点で支えてやれば比較的容易に止まる．穿刺針を持つ手を⓭のように多くの点で支えてやることで大きな震えはなくなる．また，刺入角も必要以上に大きくならない．

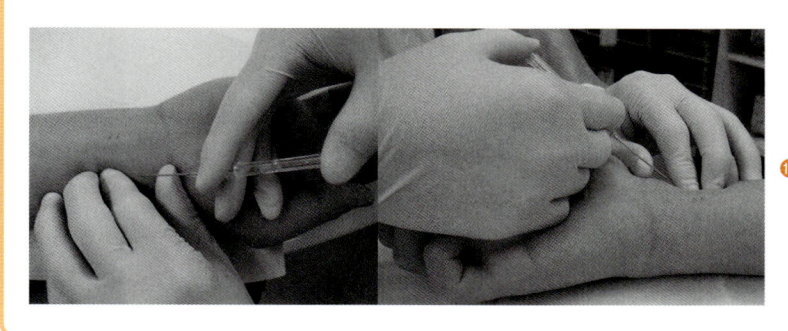

⓭ 右手尺側を第5指，第4指ごと患者に押しつける．さらに左手第1指で穿刺針の中腹を軽く支える．自分なりの工夫をして構わない．

シースの挿入

- ❼の手順で穿刺に成功し，ガイドワイヤーが血管内に入ったら，慎重にガイドワイヤーを進める．抵抗があるときは必ず透視でガイドワイヤー先端の位置や動きを確認する．小さな枝も多く，ガイドワイヤーでの穿孔も起こりやすい．
- ガイドワイヤーが入ったら，シースを挿入する（⓮）．シースの外套とダイレーターをしっかりと組んでおく．4～6 Fr サイズならばそのままシースを押し込めば無理なく挿入できることが多い．入りにくいときは無理に押し込まず，付属のカッターやメスで表皮をカットする．
- シースが挿入されたら，ダイレーターとガイドワイヤーを抜去し，ヘ

▶ 穿刺に失敗したら，早めに上級医に代わること．神経損傷は重篤な後遺症を残す可能性がある．血腫ができたり，血管が攣縮してしまうと次に穿刺することが困難になってしまう．患者の緊張も強まり，検査中の迷走神経反射が起こりやすくなる．

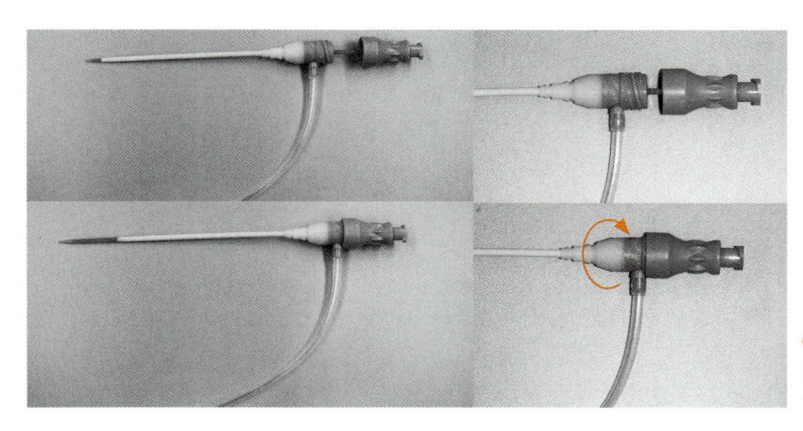

⓮ シースの一例（ゼメックス社）
ダイレーターをネジ式ロックするタイプ．カチッとはめるタイプもある．

パリン生理食塩水でフラッシュする．シースには空気が入りやすいので，ゆっくりと十分に血液を逆流させる．

その5 止血と合併症

止血器具

- 血管造影を上肢から行う最大の利点は止血が容易，ということである．上腕動脈，橈骨動脈ともにさまざまな止血器具が開発，利用されている（⓯）．しかし，止血はすべて圧迫止血が原則である．「4．カテ抜去後の止血のポイントは？」に詳細が述べられているが，止血器具も圧迫止血の原理を理解しておかないと，結局血腫をつくってしまう．
- 止血器具やガーゼを外したときには出血や血腫がみられなくても，しばらく経ってから出血したり，血腫ができることもあり，仮性動脈瘤になっている場合もある．

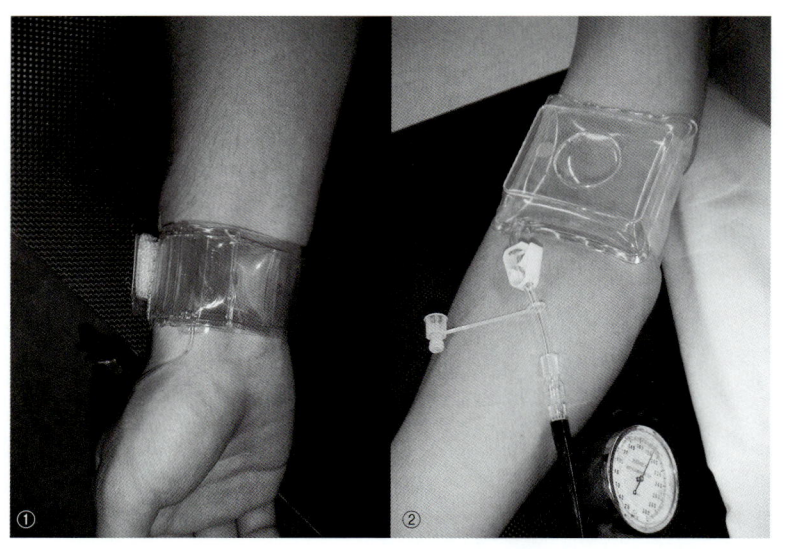

▶ 止血器具に空気を加えて加圧する際に，誤ってシースから動脈内に空気を入れて重篤な事態を招いた例が過去にあった．止血は検査や治療の最後に行うが，最後まで注意を払うことが重要である．

⓯ ①テルモ社製TRバンド．②ゼメックス社製とめたくん．いずれも空気で加圧して圧迫止血する．

合併症

- 上肢の動脈穿刺に起因する合併症はいくつかある．比較的起こりやすいのは内出血や皮下血腫である．しかし，通常血管壁の止血さえ正しく実施できれば，血腫は自然と2〜3週で軽快する．

- 上腕動脈では，ときどき静脈とのシャントがみられることがある．特徴的な血管雑音がある．仮性動脈瘤との鑑別が難しければ，必ず血管エコーで確認する．
- 橈骨動脈では血管閉塞が起こりやすい．術後脈拍を触れても数週後に閉塞していることもあるので注意する．術前に Allen テストを確認しておけば重篤な後遺症にはならない．
- しかし，手術を要したり後遺症を残す合併症もある．とくに注意すべきものは仮性動脈瘤とカウザルギーである．

■ 仮性動脈瘤

- 出血によってできた血腫が固まりきらず，中に血液のプールができた状態である．動脈本幹からの出血が続いており，その周囲も結合組織の皮に包まれているだけなので，破裂しやすく，たいへん危険である（⑯）．

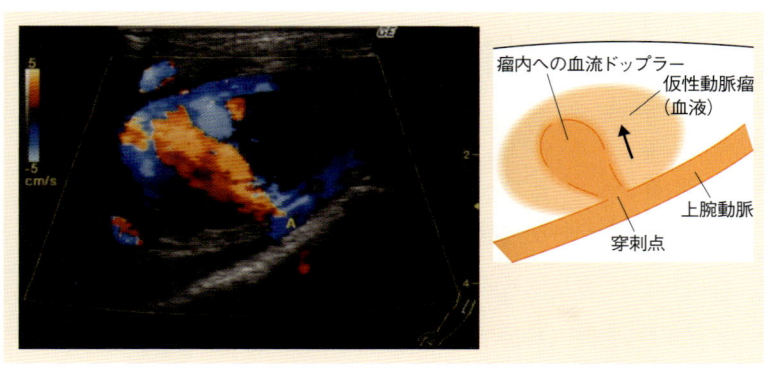

⑯ 仮性動脈瘤は血管エコーで確認する．

- 血腫ができているときは仮性動脈瘤を否定する必要がある．穿刺部を中心に，その周囲に聴診器を当てて雑音がないか確認する．雑音が聞こえる方向は限られている場合があるので，少し広めに聴診する．また，穿刺部またはその周囲を触診，圧迫してみる．指に血管の震えを感じることがあり，また圧迫による疼痛が強い場合がある．圧迫での疼痛があれば再度聴診して確認する．血管エコーで最終的に診断する．
- 小さな仮性動脈瘤は用手で圧迫する．出血が止まれば血腫になる．しかし，音が聞こえるような仮性動脈瘤はすでに大きな瘤が形成されている場合があり，血管外科的な修復術を要する．海外では仮性動脈瘤の治療第一選択は，エコーガイド下での圧迫止血とトロンビン注入止血になってきている．

■ カウザルギー

- 非常に頻度は少ないが，重篤な後遺症を残す合併症である．動脈，

静脈穿刺時，あるいは止血圧迫後に起こる．
- 現在では反射性交感神経性ジストロフィー（reflex sympathetic dystrophy；RSD：明らかな神経損傷のないもの）と，causalgia（神経損傷のあるもの）をまとめて複雑局所痛症候群（complex regional pain syndrome；CRPS）とよんでいる．外傷の程度に比べはるかに強い灼熱痛で始まり，運動障害や皮膚変化を生じてくる．治療困難な症例もあり，神経内科や整形外科などとも相談する．

まとめ

- 血管の穿刺がうまくいかないときには，必ずその理由を考える．
- 合併症を起こさないことが非常に重要で，上肢の合併症は手指の感覚，運動に大きな影響を与えるためQOLそのものを低下させる．
- 自分で手技を完遂することにこだわらず，難しい場合には早めに上級医のアドバイスを仰いでほしい．

（沖野晋一）

参考文献

1) Valentine RJ, Wind GG. Anatomic Exposures in Vascular Surgery. 2nd edition. Philadelphia: Lippincott Williams & Wilkins; 2003.
鰐淵康彦，安達秀雄，訳．重要血管へのアプローチ．第2版．東京：メディカル・サイエンス・インターナショナル；2005．p196-197.
2) 光藤和明．PTCAテクニック．第2版．東京：医学書院；1999．p29-49.
3) Morgan R, Belli AM. Current treatment methods for postcatheterization pseudoaneurysms. J Vasc Interv Radiol 2003; 14 (6): 697-710.
4) Lai CJ, Chou CL, Liu TJ, et al. Complex regional pain syndrome after transradial cardiac catheterization. J Chin Med Assoc 2006; 69 (4): 179-183. Links.

18 間欠性跛行の患者にどんな検査を考えるか

> **エピソード**
>
> 放射線科ローテイト中の研修医のR先生．今日は指導医のA先生と一緒に血管撮影であるが，左上腕動脈よりカテーテルを腹部大動脈に進め，インジェクターと接続した時点で指導医のA先生がERセンターに呼ばれ，一時的に席をはずしてしまった．指導医A先生は研修医Rに，「この患者さんはBuerger病の疑いだから腹部大動脈から下肢まで順番に撮影をしておいて」と言って，いったん血管撮影室からERセンターに向かってしまった．
>
> **研修医R**（じゃあ，いつものとおり腹部から順番に撮影していけばいんだな…）
>
> 研修医Rはいつものように腹部から下肢にかけて撮影部位が欠けないように順番に撮影をしていった．
>
> **研修医R**「じゃあ，次は足関節から足を撮影しましょう」
>
> **放射線技師**「先生，造影剤の量が足りません．どうしましょうか？」
>
> **研修医R**（しまった，通常より撮影範囲を重ねすぎてしまったみたいだ…でもこの患者さんは下腿中部までは血管が非常にきれいだから，造影剤量のこともあるし，ここで終了としておいて問題はないな）「じゃあ，検査は下腿までにしておきましょう．ではカテーテルを抜いて，止血の準備に入ります．」
>
> 研修医Rがそういってカテーテルを抜こうとしたところに指導医A先生が戻ってきた．
>
> **指導医A**「どう，ちゃんと撮影できてる？」
>
> **研修医R**「はい．ただ，撮影範囲を重ねすぎたみたいで，足関節部の造影剤が足りなくなってしまいました．ただし，下腿中部までは血管が非常にきれいなので，検査を終了としてこれからカテーテルを抜去するところです．」
>
> 研修医Rがそう言っているところに，撮影した写真を確認した指導医Aは，追加の造影剤を看護師に持ってくるように頼んで，撮影室に入ってきた．
>
> **指導医A**「Buerger病の疑いなんだから，ちゃんと足部まで撮影しな

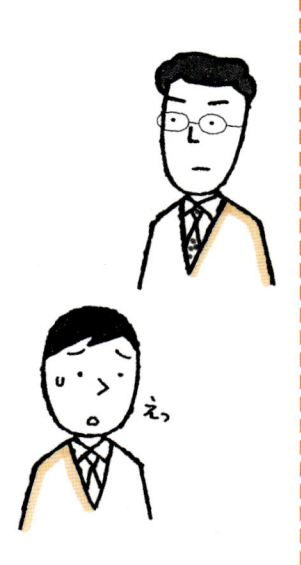

きゃだめなんだよ．ASO とは閉塞部位が違うんだし，末梢病変を見落とす可能性があるでしょう？ ASO との違いをきちんと確認しておくこと．他にも，ASO や Buerger 病以外で間欠性跛行をきたす疾患や，ASO の検査・血管内治療についてもきちんと整理しておくといいよ．」

指導医 A はそう言いながら，足関節から足の撮影を行い，無事検査が終了した．

この項で学ぶこと

- その1　間欠性跛行ってなに？　Fontaine 分類とは？
- その2　間欠性跛行に対する検査とアルゴリズム
- その3　ASO と Buerger 病（TAO）とは？
- その4　ASO や Buerger 病以外で間欠性跛行を呈する疾患
- その5　血管内治療の実際（PTA，PTA ステント）と適応　TASC 分類とは？

▶この項では，間欠性跛行の患者の鑑別診断アルゴリズムと血管内治療の適応・実際について考えてみよう．
▶まず，間欠性跛行の定義と臨床症状による分類を理解しよう．
▶間欠性跛行にはさまざまな原因疾患が存在する．その鑑別における各検査の特徴を理解し，確実な診断を行えるようにすることが大切．
▶間欠性跛行の血管内治療の適応と実際を学び，TASC 分類についても理解しよう．

その1　間欠性跛行ってなに？　Fontaine 分類とは？

- ある程度の距離を歩くと下肢筋群の痛みや張りなどのために立ち止まって休憩しなくてはならず，ある時間休憩すれば再び歩行可能となるのが，間欠性跛行（intermittent claudication）である．
- 間欠性跛行の原因として①血管狭窄・閉塞による血流低下，②脊柱管狭窄による馬尾圧迫による神経症状の2種類が存在する．
- 通常は診断がついているため，問題となることはほとんどないが，診断がついていない場合，まずは血管病変によるものか脊柱管狭窄によるものかを鑑別しなくてはならない．臨床症状が神経症状を疑わせるもので ABI 測定をしてみて正常であれば，腰椎 MRI（単純）を施

行することで脊柱管狭窄症による間欠性跛行を比較的簡単に除外することができる．
- 臨床症状による分類として有名なものにFontaine分類があり，症状によりⅠ～Ⅳ度に分類され，それぞれに対する治療方針が決まっている（❶）．

> **Fontaine分類による治療**
> ▶ 無症状ないし冷感・しびれ感のみられるⅠ度は血管内治療の適応はなく，ABIや血管エコーによる経過観察や内科療法の適応となる．
> ▶ Ⅱ度では歩行時に疼痛が生じるため，治療が必要となるが，200 m以下の跛行で治療適応となることが多い．500 m程度では内科療法の適応となることが多く，施設間での差異が大きいところである．
> ▶ Ⅲ度は安静時痛，Ⅳ度は潰瘍・壊死形成となっているが，Ⅲ・Ⅳ度の重症下肢虚血では疼痛解除と救肢目的で，積極的に血管内治療を含めた侵襲的治療の適応を検討する．

❶ Fontaine分類

重症度	Fontaine分類	治療方針
軽症（代償期）	Ⅰ度：症状なし （冷感・しびれ感）	経過観察，内科治療
中等症（相対的非代償期）	Ⅱ度：間欠性跛行	経過観察，内科治療 運動療法，薬物療法 血管内治療，バイパス治療
重症（非代償期）	Ⅲ度：安静時痛 Ⅳ度：壊疽・潰瘍	救肢目的の侵襲的治療を優先

その2　間欠性跛行に対する検査とアルゴリズム

血管性病変による間欠性跛行の検査

❷のように多くのものがあげられる．通常は上肢・下肢の血圧測定で検査可能なABIが行われることが多く，所見があれば超音波やトレッドミルを含めたバスキュラーラボでの検査となる．
- その後，手術やPTA（percutaneous transluminal angioplasty）やステント留置術の参考となるようにCTA・MRA，IVDSAなどが行われるが，MDCT（multidetector-row CT）や高性能のMRIの登場により，IVDSAはあまり行われなくなってきている．ただし，IVDSAでは血流方向や流速などを確認することが可能であり，完全にCTやMRIに代替されることはないように思われる．
- IADSAは上記に比し，検査の侵襲が大きく，術前の精査や検査に引き続き血管内治療が行われる場合に選択されることが多い．IVUSも

❷ 間欠性跛行の検査

- トレッドミル検査
- API（ankle pressure index），AB（P）I（ankle brachial pressure index）
- US（FFT解析を含め，バスキュラーラボによる総合的なものが望ましい）
- CTA（CT angiography）
- MRA（MR angiography）
- IVDSA（intra-venous digital subtraction angiography）
- IADSA（intra-arterial digital subtraction angiography）
- IVUS（intravascular US）

血管内治療を行う際に同時に行われる．
- これらの検査はより非侵襲的なものから行うことが望ましいが，各施設の検査機器種類や性能により多少の違いがあることは了承されたい．

■ トレッドミル検査（❸）

負荷は Rutherford ら[1)]により速度 3.2 km/h・傾斜 12 % の条件で 5 分間歩行が提唱されたが，わが国では速度 2.4 km/h・傾斜 12 % から 30 秒ごとに 0.8 km/h ずつ段階的に増加させる漸増負荷方法がとられることが多い．検査開始後に跛行出現距離（initial claudication distance；ICD），下肢症状を伴いながらも歩行できる最大歩行距離である絶対跛行距離（absolute claudication distance；ACD）を測定する．

■ ABI (ankle brachial pressure index；ABPI，足関節上腕血圧比)（❹）

- 上肢（橈骨・尺骨動脈）・下肢（足背・後脛骨動脈）の血圧測定を行う．橈骨・尺骨および足背・後脛骨動脈で異なる値が得られた場合は高いほうの値を採用する．いずれも少なくとも 10〜15 分の安静臥床後に測定する．
- 通常は❹①のような ABI 測定用機器を用いて行い，❹②，③のよう

ICD，ACD，RT$_{40}$

▶ ABI が正常であれば ICD・ACD ともに 1,000 m 以上であるが，ABI が 0.6 程度であれば ICD が 85 m・ACD が 150 m 程度に低下するといわれている．Fontaine Ⅲ・Ⅳ度の下肢血行障害では症状が増悪する可能性があるためにトレッドミル検査は禁忌である．

▶ また，1 分間の歩行後の ABI が安静時 ABI まで回復する時間（ABI 回復時間：RT$_{40}$）の評価も重要であり，跛行が重症なほど RT$_{40}$ は延長する．

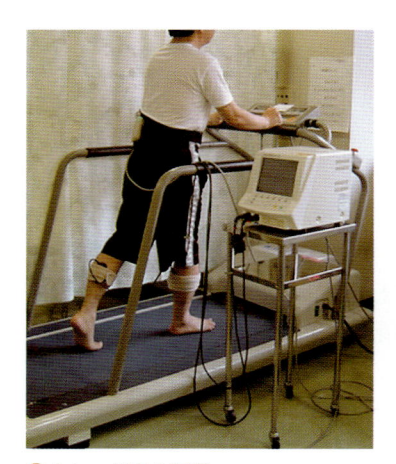

---

❸ トレッドミル風景

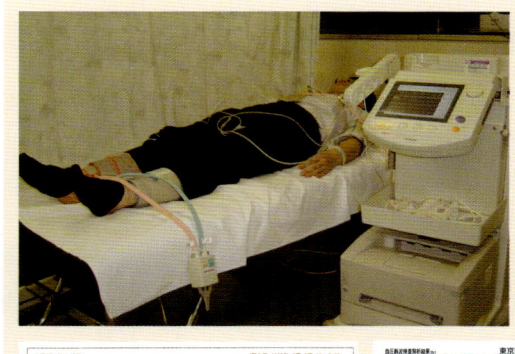

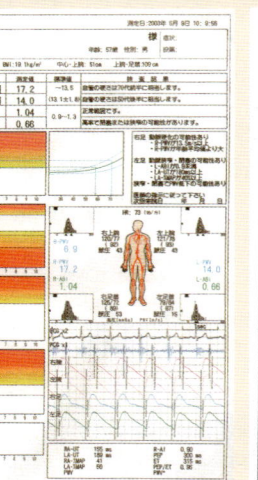

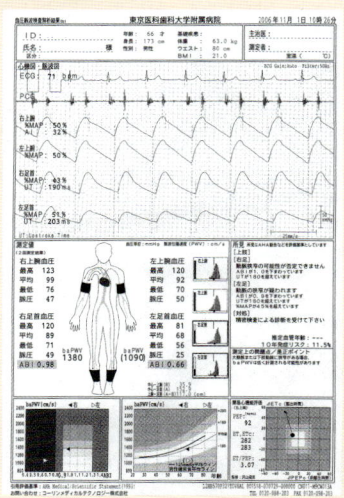

❹ ABI
① 測定風景
② ABI 所見用紙（バセラ）
③ ABI 所見用紙（フォルム）

な所見用紙で判定する．健常肢では0.9〜1.3であり，0.9未満で病変が疑われる．

■ US

- FFT（fast Fourier transform）解析による血流波形やカラードプラー法を併用して診断を行う．通常はABIなどと同時にバスキュラーラボで行われることが多い．
- FFT解析では心収縮期における急峻な上昇脚・心拡張期における急峻な下行脚，逆流成分とそれに続く成分の3相波形が得られ，このドプラ波形を以下の4型に分類[2]する（❺）．

    D-1：急峻な立ち上がりの収縮期の山とそれに続く逆流成分を伴う正常波形（❻①）
    D-2：ピーク形成を認めるが山の幅が広くなり，逆流成分が消失した波形（❻②）
    D-3：収縮期の山はなだらかとなり，ピーク形成の消失したもの（❻③）
    D-4：緩やかな連続波形（❻④）

> **AP，TP**
> - ABI測定の際に，ドプラープローブを用いてAP（足関節血圧）やTP（足趾血圧）の測定も行うことが多い．TPはBuerger病や膠原病，糖尿病患者などのように，足部〜足趾動脈に病変が存在する例ではABIが基準範囲にとどまってしまうために有用性が高い．TPを用いて，足趾上腕血圧比（toe brachial pressure index；TBIないしTBPI）を測定することもあり，正常値は0.8〜0.9である．
> - 通常はUSと合わせてバスキュラーラボにて総合的な評価を行う．

> - 収縮期最高流速の目安は鼠径部100 cm/sec，膝窩部50 cm/secだが，個人差が大きいため，波形変化を指標とするほうが簡便である．治療後効果判定では波形がD-1で左右差が認められない場合は長期予後が良く，D-2やD-3では早期再発する頻度が高い．
> - 他方，Bモードでは血管壁の正常・石灰化所見などを検査し，カラードプラーでは狭窄部での乱流や閉塞部での逆流，側副血行路からの流入などが描出される．

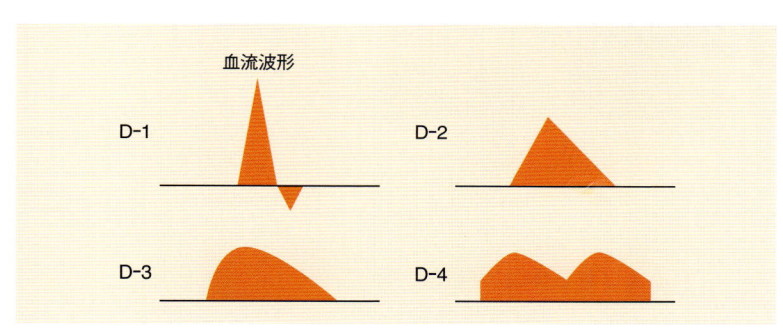

❺ US血流波形
（平井都始子ほか．2003[2]）

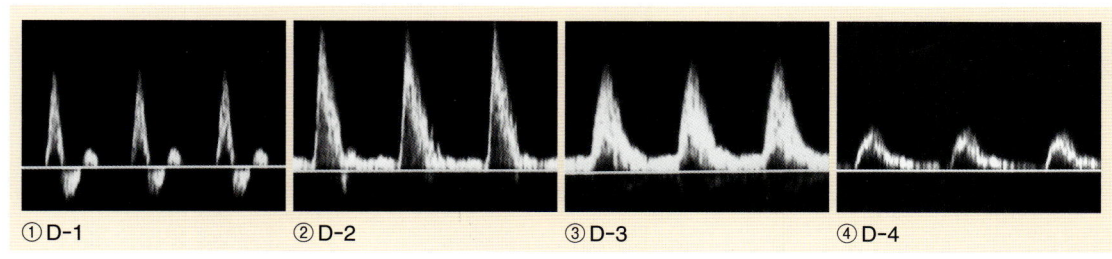

① D-1　② D-2　③ D-3　④ D-4

❻ US波形分類

■ CTA（CT angiography）（❼）

- バスキュラーラボで病変の存在や程度が評価され，血行再建術が必要と考えられた場合に施行することが多い．近年，マルチスライス

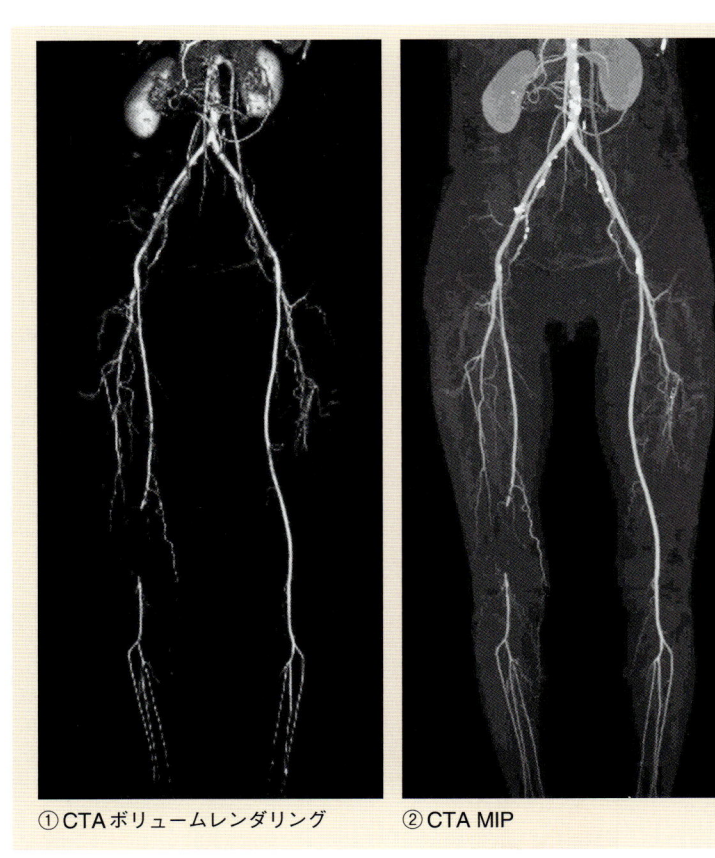

①CTAボリュームレンダリング　②CTA MIP

❼ CTA

CT（MDCT；multidetector-row CT）とよばれる体軸方向に複数の検出器をもつCTが開発普及し，従来の単検出器型CTと比較して飛躍的に高速撮影が可能となった．

- ただし，造影剤を使用することから，腎機能障害患者では撮影ができないこと，高度の石灰化症例では画像作成が困難なことなどがあげられるが，近年のワークステーションの発達により，画像作成に関する障害はほとんど取り除かれたといってよい．下腿では画像作成時に血管が消去されてしまい，閉塞と間違えないように注意が必要である．
- ステント留置後の内腔狭窄に関する評価も可能で，血管径のみではなく，今までIVUSのみでしか得られなかった断面積による評価も可能である．

■ MRA（MR angiography）❽
- 造影MRAと非造影MRAに大別される．造影MRAはテーブル移動MRA（stepping-MRA）が行える施設では，1回の造影剤投与で腹部から下腿までの血管を一度に描出することができ，非常に有用性が高い．
- ただし，MRIの一般的な禁忌として，ペースメーカー装着者では検

非造影MRAへの期待
▶非造影MRAは，造影MRAに比し屈曲部アーチファクトや側副血行路の描出が悪いという欠点があったが，最近，造影CTAと比較して同等の診断能をもつ撮像方法が臨床でも開発応用されており（FS-FBI；flow-spoiled fresh blood imaging；Toshiba），今後のさらなる進歩に期待がかかる．

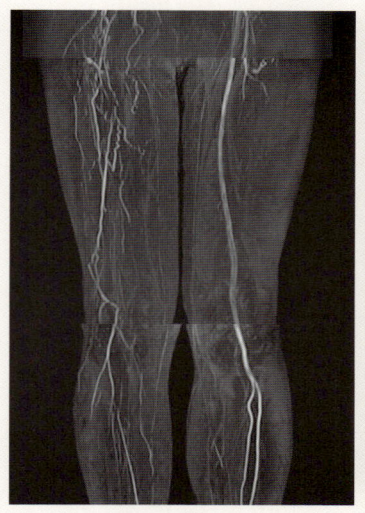

18. 間欠性跛行の患者にどんな検査を考えるか

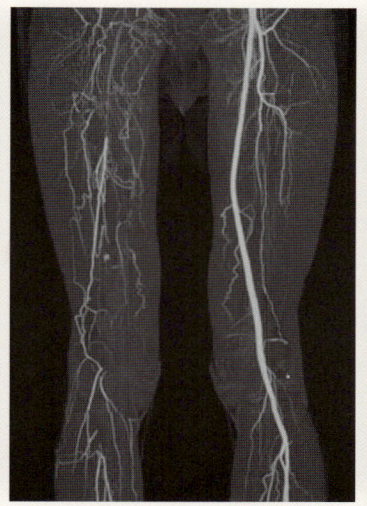

①ASOのMRA（非造影）　②ASOのCTA MIP（①と同一患者）　③ASOのMRA（造影）：右SFA（superficial femoral artery）遠位−膝窩動脈に閉塞を認めるが，末梢の描出は良好．

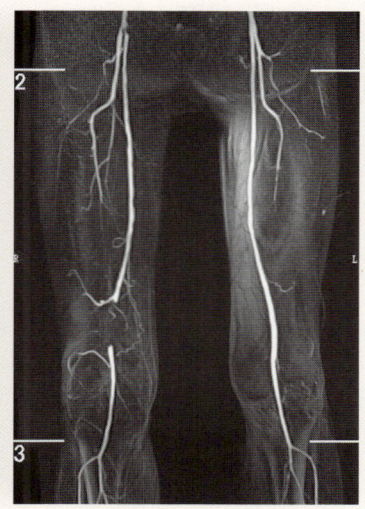

❽MRA

査が行えないことや，金属製医療器具使用患者で検査制限のあることが欠点となっている．
- しかし，造影CTと比較して，MRIでの造影剤使用量は少なく，非造影MRAと併せることにより腎機能障害患者にも検査が行えることや，高度の石灰化病変でも比較的迅速に画像処理が行えることなどの利点が存在する．
- 欠点としてはステント挿入後のステント内狭窄の評価はできないなどが存在する．また，閉所恐怖症の患者は撮影が不可能なことが多く，検査前に確認を要する．

■ IVDSA（❾）
- CTAやMRAが一般的になるまでは第一選択であったが，近年のCTやMRI性能の向上に伴い，行われる機会が減少している．ただし，CTAやMRAと異なり血流速度や血流方向などの情報も得られ，条件によってはIADSAに近い良好な画像が得られることから，有用性の高い検査であることに変わりはない．
- 通常は上腕静脈などから右房へカテーテルを挿入し，造影を施行する．ただし，体動によるアーチファクトが検査の質に大きく影響を与え，画像処理にもやや経験を要する．しかし，CTやMRIと同様，外来での検査施行が可能である．

■ IADSA（❿⓫）
- 左上肢よりカテーテルを下行大動脈へ進め造影を施行．腹部大動脈

IADSAのアプローチ
▶ CTAやMRA，IVDSAと比較して侵襲性の高い検査であり，壁在血栓剥離に伴う脳梗塞や末梢塞栓などの重大な合併症の可能性もある．それらをできる限り避けるために，通常は左側よりのアプローチを基本とする．

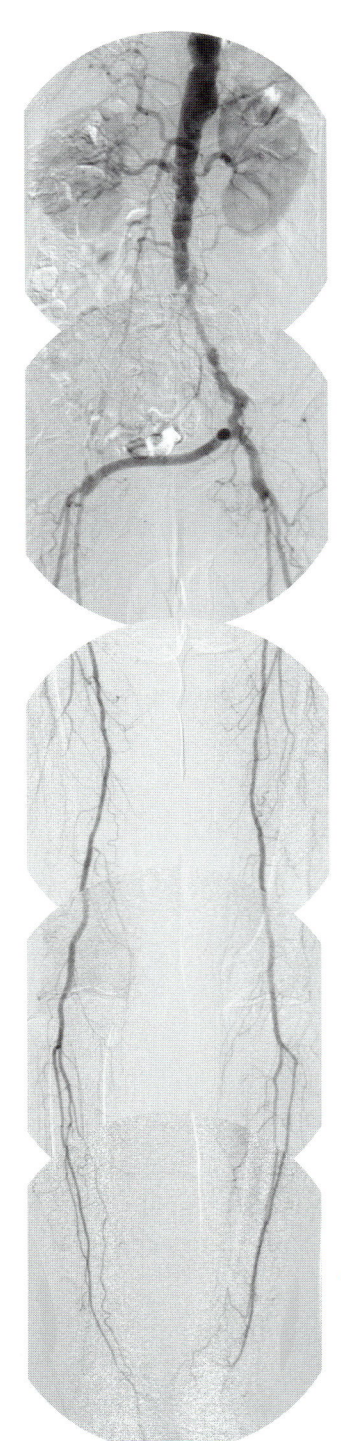

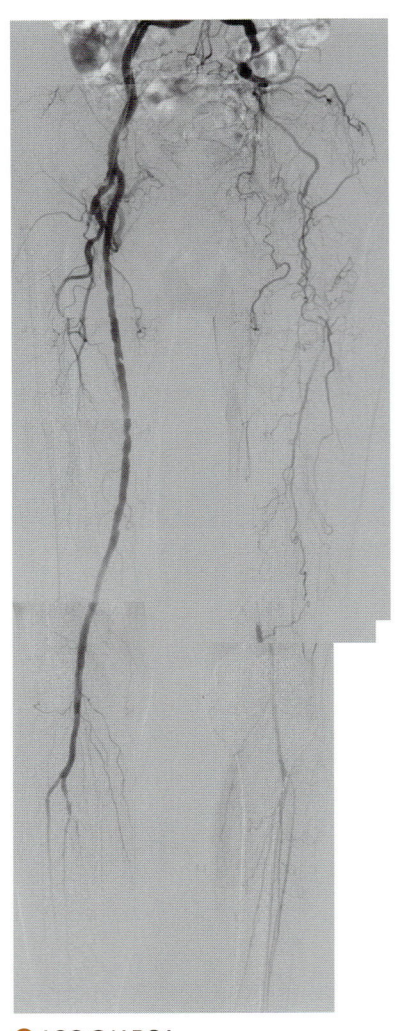

❿ ASOのIADSA
左FA-SFA（大腿動脈-浅大腿動脈）完全閉塞を認め，側副血行路を介して膝窩動脈から再び描出される．右SFAにも分節状狭窄が散見される．

❾ ASOのIVDSA
右CIA-EIA（common iliac artery-exterminal iliac artery；総腸骨動脈-外腸骨動脈）閉塞，F-Fバイパス（femoro-femoral bypass）術後．バイパス血管は良好に開存し，両側SFA以下も良好に開存している．

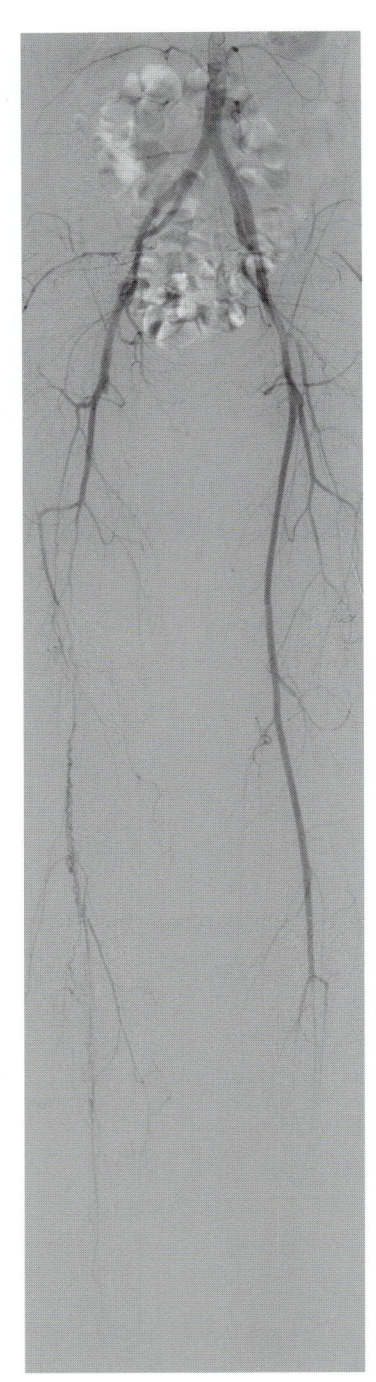

⓫ Buerger病のIADSA
右SFAから末梢は閉塞．下腿の主幹動脈は描出されず，多数のcorkscrew vesselsと樹根状血管が描出されている．

の撮影が終了し，骨盤・下肢の造影時には造影剤の有効利用のために，腎動脈下へカテーテルを進め，腹部と腎動脈への造影剤流入を避ける必要がある．ただし，あまり末梢へ進めてしまうと腰動脈などからの側副血行路が描出されなくなるので注意が必要．

■ IVUS（⑬⑥⑦参照）
- 通常は単独で行われることはなく，血管内治療の際に，石灰化の程度や狭窄の状態・IVR 後の血管内腔確認などで用いられるのがほとんど．

その3　ASOとBuerger病（TAO）とは？

- 間欠性跛行を示す血管性病変のなかでは大きく，ASO（閉塞性動脈硬化症〈arteriosclerotic obliterance〉）と Buerger 病（閉塞性血栓血管炎〈TAO；thromboangiitis obliterans〉）とが重視されてきた．

ASO

- ASO とは動脈における退行性変化である動脈硬化に伴う変化であり，内膜における脂質沈着・壊死，線維性肥厚をきたすことによる，粥腫形成・石灰沈着・潰瘍形成・血栓形成による閉塞性変化である．内膜にプラークが形成されると内腔狭小化を認め，末梢の血流が減少する．血流量は動脈内径の 4 乗ないしそれ以上に比例するとされており，間欠性跛行や疼痛などの原因となる．
- ASO はしばしば上肢の動脈も侵すが，上肢では下肢に比して症状が軽度の場合が多い．理由として下肢動脈系より距離が短いことや，手指には生理的側副血行路が豊富に存在することなどが理由としてあげられる（⑩）．

Buerger病

- Buerger 病とは青壮年齢（20〜40 歳）の男性の muscular type の動脈を主として侵す血栓性血管炎で，発症には人種的な差が認められる．白人男性には少なく，日本人にはるかに多発する．
- 臨床症状のうち，Buerger が指摘した血栓静脈炎・遊走性静脈炎がすべての患者に認められるわけではなく，20％程度の合併頻度ともされている．
- 本疾患は古くから喫煙と関係があるとされてきているが，非喫煙者にも発生することや，近年の女性喫煙者増加にもかかわらず女性患者の増加が認められるわけでもない．
- 近年，歯周病菌との関連性も報告されており，実際に口腔環境の改

ASO と TAO の血管造影所見[3]

▶ ASO は動脈硬化性変化が基盤であるので全身の動脈系に広く分布するが，TAO では筋性動脈に限局するのがふつうである．閉塞部位としては TAO で膝窩動脈閉塞が目立つ程度で，両者にあまり大きな違いはないとされるが，やはり ASO では腸骨動脈-大腿動脈レベルでの閉塞が多く，TAO では膝窩動脈-下腿動脈レベルでの閉塞が目立つ印象がある．

▶ 側副血行路の形態については，ASO では閉塞した動脈との走行とは異なった走行をとる側副血行路をとることが多いが，TAO では閉塞した動脈とほとんど同じ走行を示すコルク栓抜き状血管（corkscrew vessels）や樹根状血管（tree-root configuration）が出現することが多い．ASO と TAO の血管造影上での鑑別としては corkscrew vessels 出現の有無に注目するとよい．

善により Buerger 病の発症率の減少をみている報告も存在する．

その4　ASOやBuerger病以外で間欠性跛行を呈する疾患

ASO や TAO 以外で間欠性跛行を呈する疾患としては，次のものがあげられる．

- 静脈性跛行
  → 腸骨大腿静脈閉塞に伴う静脈圧上昇による跛行で，静脈性の浮腫を伴う．下肢痛は下肢の挙上によって速やかに消退する．
- 慢性のコンパートメント症候群
  → アスリートなどで筋肥大に伴って起こる．鋭いふくらはぎの痛みで発症．
- 末梢神経痛
  → 椎間板ヘルニアなどによる末梢神経障害により起こる．通常はデルマトームに一致した痛みを伴うことで，鑑別可能．背部痛の既往も鑑別には重要．
- 遺残坐骨神経動脈（persistent sciatic artery）
  → 正常変異である坐骨神経動脈が下肢への主要血管であり，動脈瘤形成や血栓閉塞によって跛行が発症する．
- 膝窩動脈外膜嚢腫
  → 膝窩動脈の外膜に嚢胞形成が起こり，膝窩動脈を圧排する疾患．
- 膝窩動脈捕捉症候群
  → 腓腹筋内側頭の異常筋束や付着部位の偏位によって膝窩動脈が圧迫閉塞する疾患．通常は若年に多く認められ，アスリートにも多い．
- 線維筋性異形成（fibromuscular dysplasia；FMD）
  → 外腸骨動脈はFMDの3番目の好発部位であり，跛行の原因となる．

その5　血管内治療の実際（PTA，PTAステント）と適応 TASC分類とは？

- 骨盤・下肢領域の ASO に対する治療は，運動療法，薬物療法，IVR，外科治療に分類されるが，施設間でのばらつきが大きく，統一された治療方針が存在しなかった．
- 2000 年に，欧米の14学会による ASO の診断・治療のガイドラインとして TransAtlantic Inter-Society Consensus（TASC）[3]が作成された．しかし，ステントの導入や IVR 技術の進歩により新たなエビデンスの報告も増えてきており，TASC 分類における IVR 適応も変化しつつあり，2007 年に改訂版 TASC となる TASC II が発表された

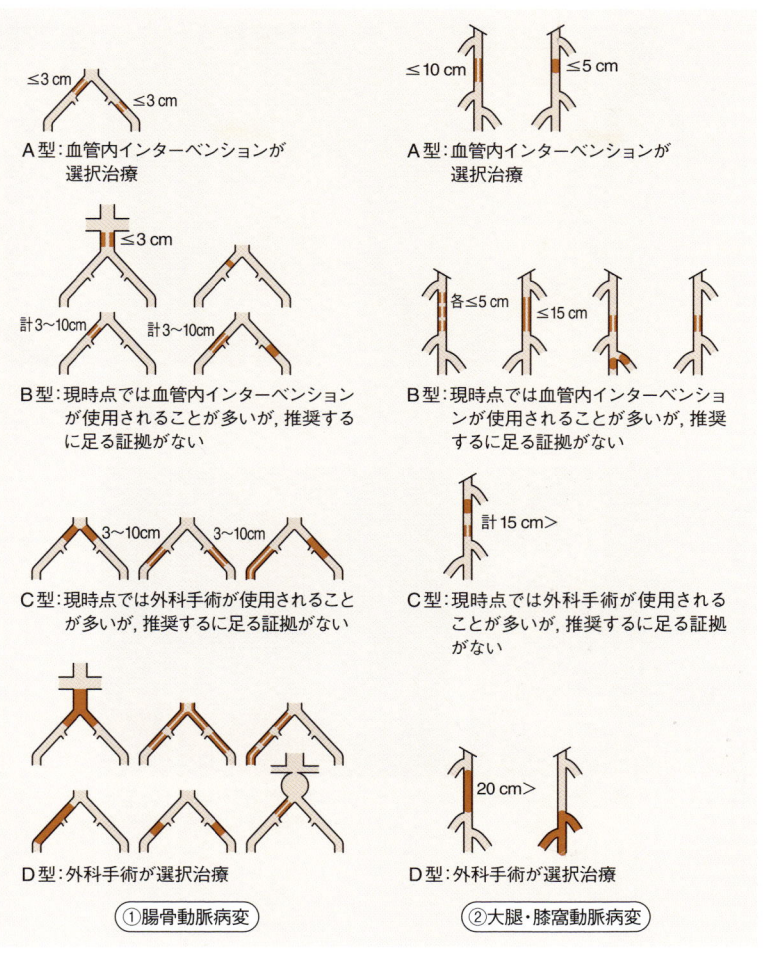

⑫ TASC Ⅱ分類
腸骨動脈領域（①）と大腿・膝窩動脈領域（②）
（Norgrew L, et al. 2007[4]）より一部改変）

（⑫）．また，改訂前の TASC については，web（http://www.tasc-pad.org/html/）にて PDF での TASC recommendations の閲覧が可能となっている．

IVR手技の実際

各施設によって多少手法は異なるが，当院で行った症例を中心に腸骨，大腿・膝窩動脈領域の IVR を紹介する．

■ 腸骨動脈領域 ⑬

- 狭窄部位により同側・対側アプローチを決定．狭窄部をワイヤーにて通過し，正常血管径の 80％程度のバルーンにて前拡張を施行．ステントを挿入し，バルーンにて後拡張を施行する．なお，末梢血管にて保険認可が得られているステントは PALMAZ，WallstentRP，LUMINEXX3，SMART control，SelfX の5種類のみであり（⑭），冠動脈領域に比し大きく遅れているのが実情である．今後，冠動脈領

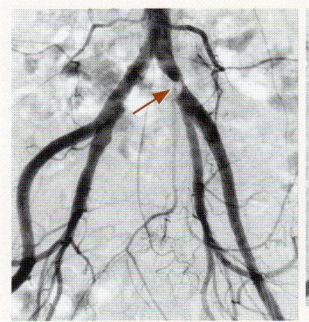

① 左CIAに狭窄を認める． 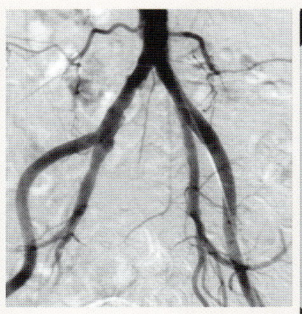　　②PTAステント後．狭窄部は良好に拡張されている． 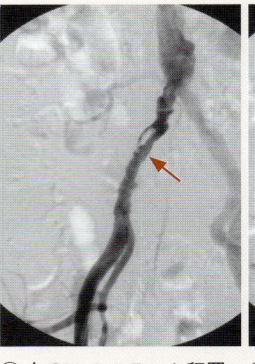　　③右CIAのステント留置部を中心とした再狭窄を認める． 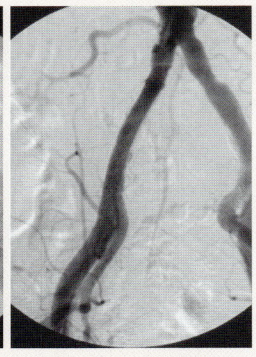　　④PTAステント後．狭窄部は良好に拡張されている．

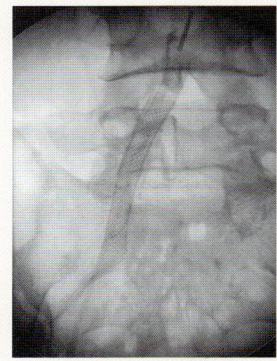

⑤PTAステント後．以前に留置されていたステントに重なって，新たに留置されたステントが描出されている． 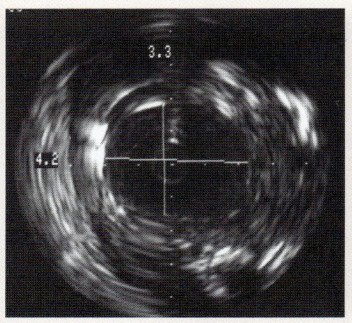　　⑥IVUS IVR前：内腔は3.3×4.2 mmと狭小化． 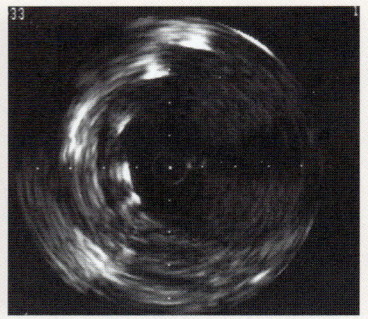　　⑦IVUS IVR後：狭窄部は良好に拡張しており，解離などの所見も認めない．

❸ ASOのIVR

① PALMAZ（Cordis）　　② WallstentRP（BostonScientific）　　③ LUMINEXX3（BARD）　　④ SMARTcontrol（Cordis）　　⑤ SelfX（Abbott）

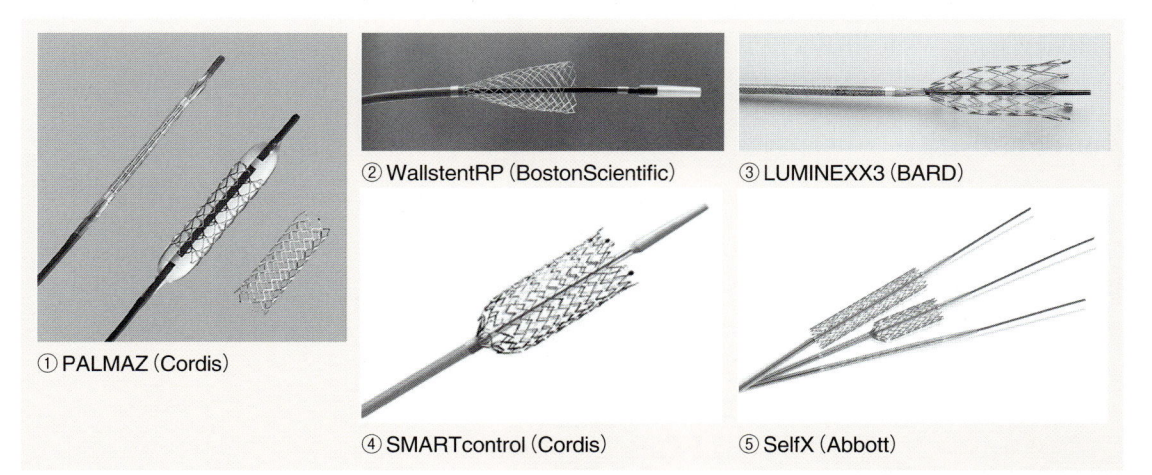

❹ ステント

域にて劇的な再狭窄率低下を示す DES（drug-eluting stent；薬剤溶出型ステント）の腸骨動脈領域への認可が待たれるところである．
- ステントの種類としては，バルーン拡張型ステントと自己拡張型ステントの2種類で，PALMAZ のみがバルーン拡張型ステントで，他はいずれも自己拡張型ステントである．WallstentRP はステント留置時に，デリバリーシステム内に再収納することが可能という利点があるが，拡張時に短縮が起こる欠点がある．LUMINEXX3，SMART control，SeffX は留置時のステント短縮がほとんどなく位置決めがしやすいが，デリバリーシステム内への再収納はできない．

■ 浅大腿動脈-膝窩動脈領域
- 腸骨動脈領域同様，狭窄部をワイヤーにて通過させ，バルーンによる拡張を行う．
- この領域では運動による血管の伸縮や移動などの動きが非常に大きいため，ステント破損の起こる可能性が高く，実際にステント破損による急性閉塞などの報告も散見される．ステント留置は PTA による解離や，バイパス術までの救肢のためなどの用途に限ったほうがよいと思われるが，施設間による手技に差があるのが現状である．

> **cutting balloon**
> ▶ バルーンには通常のバルーンに非常に細いカッターが付いている cutting balloon も存在し，通常のバルーンに比べて解離を起こす頻度が少ないことが報告されている．

> **subintimal PTA**
> ▶ 意図的に内膜下を開通させる subintimal PTA の報告もあり，今後の技術革新が待たれる部位の一つでもある．

まとめ

- 間欠性跛行を呈する患者には非侵襲的検査から始め，徐々に治療に必要な侵襲性の高い検査を追加していくべき．CT や MRI などの検査機器の進歩も著しいので，各病院の検査機器性能を踏まえたうえでの検査オーダーが必須の時代となってきている．検査のオーダー前に放射線科医師や技師に相談して，無駄な検査を省いて確実に診断できるようにしよう．
- また，最近では IVR（血管内治療）の発展が著しく，2007年に改定された TASC II でも IVR の適応が従来の TASC に比して格段に拡大されている．今後の使用機材のさらなる発展に伴い，IVR の適応範囲がさらに拡大していくものと思われる．

（片田芳明）

● 文献
1) Rutherford RB, et al. Recommended standards for reports dealing with lower extremity ischemia: Revised version. J Vasc Surg 1997; 26: 517-538.
2) 平井都始子ほか．超音波診断と治療効果判定．画像診断 2003；23：892-900.
3) 鈴木宗治，吉田哲雄．閉塞性疾患．放射線医学大系．第16巻．東京：中山書店；1986. p.39-72.
4) Norgren L, et al. Inter-Society Consensus for the Management of Peripheral Arterial Disease（TASC II）. J Vasc Surg 2007; 45: S5-67.

19 IVCフィルターはどうやって挿入するか

> **エピソード**
>
> 静脈血栓塞栓症で抗凝固療法中に肺血栓塞栓症が再発した患者さんの主治医である研修医A先生.患者さんの右下肢は腫脹しており,右下肢の静脈だけでなく,右総腸骨静脈から下大静脈(inferior vena cava; IVC)にも血栓が存在している.右総腸骨静脈から下大静脈には大きな浮遊血栓があり,上級医B先生とともにIVCフィルターを留置することになった.
>
> 研修医Aはフィルター留置のため右大腿静脈を穿刺しようとして,上級医Bに止められた.
>
> 上級医B「右総腸骨静脈から下大静脈まで血栓があるので,右大腿静脈からフィルターを挿入することはできないよ.この場合,穿刺するのは右内頸静脈だね.」
>
> B先生は右内頸静脈を穿刺し,シースを挿入した.カテーテルを下大静脈に進めて造影すると,腎静脈合流部より下方には血栓が存在した.
>
> 研修医A「腎静脈合流部より下にはフィルターを置く場所がありません.どうしましょう.」
>
> 上級医B「こういう場合は,腎静脈合流部より上方に留置すればいいのだよ.ところでA先生,下大静脈の径は測ってあるかな?」
>
> 研修医A「下大静脈の径?測定していませんが,何に必要なのですか?」
>
> 上級医B「大部分のフィルターは下大静脈径が29 mm以上だと,IVCに留置されずに右房に移動していってしまうよ.IVCフィルターを安全に留置するためには,事前に必要な情報を集めて,どこにどんなフィルターをどのように置くか,計画を立てなければいけないよ.まずは,フィルターを留置するために必要な知識を身につけよう.」

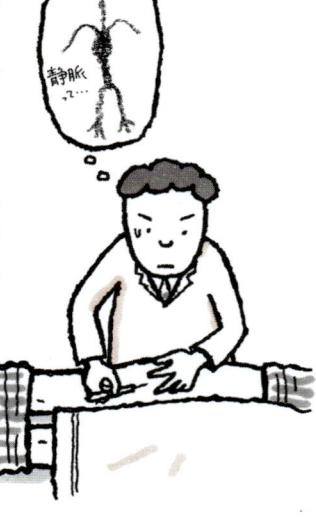

この項で学ぶこと

- その1　静脈血栓塞栓症とは
- その2　静脈血栓症の治療—IVCフィルターの位置づけ, 適応と禁忌
- その3　IVCフィルターの具体的な留置方法
- その4　IVCフィルターの合併症とその対処

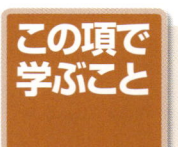

その1　静脈血栓塞栓症とは

　肺血栓塞栓症（pulmonary thromboembolism）は, 静脈内の血栓が遊離して肺動脈内の塞栓となり, 重篤な呼吸循環障害を生じる疾患である. 肺血栓塞栓症の原因のほとんどは深部静脈血栓症（deep vein thrombosis）であり, 肺血栓塞栓症は深部静脈血栓症の合併症ともいえる. このため肺血栓塞栓症と深部静脈血栓症は一つの連続した病態であるとして, 併せて静脈血栓塞栓症（venous thromboembolism）とよばれるようになってきている. 急性肺血栓塞栓症は臨床症状が非特異的で程度もさまざまであるため, 診断が非常に難しい. しかし発症早期の死亡率が高く, 早期の診断に基づいて適切な治療を行う必要がある.

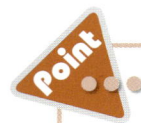

Point　静脈血栓塞栓症予防ガイドライン

1. 静脈血栓症は ① 入院患者における発症率が非常に高い, ② 臨床症状が乏しく早期診断が困難である, ③ 発症した場合の死亡率が高い, ④ 予防は費用対効果が高いことから, 欧米では早くから静脈血栓症の発症予防に取り組んできた.
2. 日本でも欧米の予防ガイドラインを基本モデルとし, 日本の実情に合わせて関連各科によって改変, 作成された「予防ガイドライン」が2004年に公開された（Medical Front International Limited 社 URL：http://www.medicalfront.biz/, 肺塞栓症研究会 URL：http://jasper.gr.jp）. 日本人の成人（18歳以上）の入院患者を対象とし, 各種手術の周術期, 周産期, 外傷や骨折後, 内科疾患急性期などさまざまな状態における静脈血栓塞栓症の発症予防を目的として策定された.
3. 同年, 診療報酬改定により「肺血栓塞栓症予防管理料」が保険収載され, 入院患者への本格的な予防が推進されている.

その2　静脈血栓症の治療 —IVCフィルターの位置づけ，適応と禁忌

静脈血栓塞栓症の治療

- 静脈血栓塞栓症に対する治療の中心は抗凝固療法である．現在，静脈血栓塞栓症の治療に対し保険で承認されている抗凝固薬は未分画ヘパリンとワルファリンであり，急性期には即効性のある未分画ヘパリンの静脈内投与が，慢性期にはワルファリンの経口投与が用いられる（❶）．

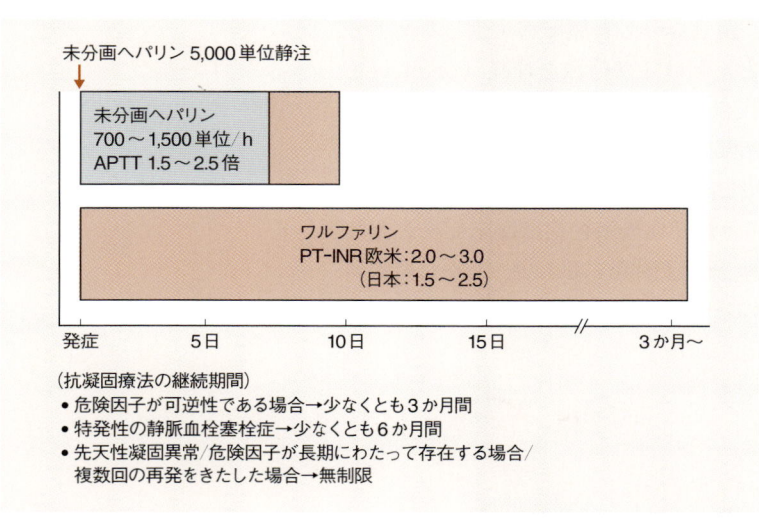

> **ワルファリンは催奇形性があり，妊娠中および妊娠の疑いのある患者に対しては禁忌である**
>
> ▶ 抗血小板療法は，静脈血栓塞栓症に対する有効性を示す十分なエビデンスがないため，推奨されていない．
>
> ▶ 静脈血栓症を疑った時点で未分画ヘパリン5,000単位を急速静注し，診断がつきしだい，未分画ヘパリンの持続静注を開始する．APTT（活性化部分トロンボプラスチン時間）がコントロール値の1.5～2.5倍になるようにヘパリン投与量を調節し，急性期には6時間ごとのAPTTのモニタリングが推奨されている．
>
> ▶ ワルファリンは食事や他の薬剤の影響を受けやすいため，投与開始時から継続期間中のPT-INR（プロトロンビン時間の国際標準化比）によるモニタリングが必須である．欧米ではPT-INRを2.0～3.0にコントロールするが，わが国ではエビデンスはないが1.5～2.0にコントロールされていることが多い．

❶ 抗凝固療法の投与方法
（山田典一，2006[1]より一部改変）

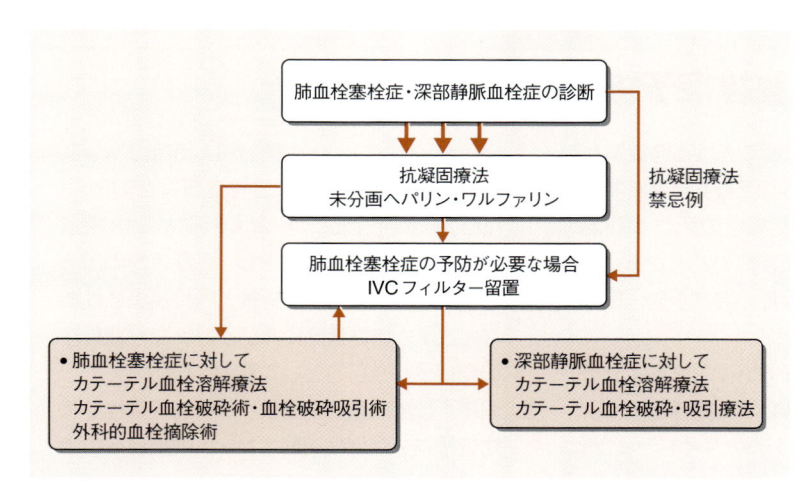

❷ 静脈血栓塞栓症に対する治療戦略

- 急性期の重症肺血栓塞栓症例では，カテーテルを用いて局所的な血栓溶解療法や経皮的血栓破砕・血栓破砕吸引術などを行って積極的に血栓溶解を図る場合や，外科的肺塞栓摘除術を施行する場合もある．急性期の深部静脈血栓症に対しても，カテーテルでの血栓溶解療法や血栓吸引療法が施行されることがある．
- これら一連の治療のなかで，IVCフィルターは肺血栓塞栓症の再発を予防するために，必要に応じて留置されることになる（❷）．

IVCフィルターの適応

- IVCフィルターは，下肢ないし骨盤の静脈血栓が原因と考えられる（急性期）肺血栓塞栓症において，肺血栓塞栓症の再発を予防するために留置される．
- 絶対的適応は，治療の第一選択である抗凝固療法が禁忌の場合，あるいは治療抵抗性の場合である（❸）．
- 相対的適応は肺血栓塞栓症の再発が致命的となる場合や，再発の可能性が高い場合であり，ショックを伴う重症の肺血栓塞栓症や，大きな浮遊血栓が静脈内に存在する場合，骨盤骨折を伴う重症の外傷例などがあげられる（❹）．
- 一時留置型のフィルターが保険適応となってからは，手術などで一時的に肺血栓塞栓症の危険が生じる症例や，一時的に抗凝固療法が禁忌となる症例にも適応が広がっている（❺）．

IVCフィルターの禁忌

IVCに広範な血栓が存在する場合，IVCへの到達経路がない場合，凝固傾向の強い場合，若年者などがあげられる（❻）．また，IVC径が29 mm（Bird's nest®では41 mm）以上の場合も，IVC径がフィルターの径より大きく，フィルターが静脈壁に固定されずに移動してしまうため，禁忌である．

IVCフィルターの種類

- IVCフィルターの種類としては，永久留置型フィルター（permanent filter）と一時留置型のフィルターに分けられる．一時的に留置するフィルターには temporary filter と retrievable filter がある．

▶ permanent filter

- トラブルがあった場合は手術的に摘出するしかない永久留置型のフィルターである．現在，Greenfield®，Vena-Tech LGM®，Simon Nitinol®，Bird's nest®，Günther Tulip®，Trap Ease® の6種類が国内では使用可能である（❼①〜⑥）．それぞれに挿入セットを用いた固有の留置方法がある．

---

❸ IVCフィルターの絶対的適応
- 抗凝固療法が禁忌である肺血栓塞栓症
- 抗凝固療法により出血性の合併症を生じ，抗凝固療法が継続できない肺血栓塞栓症
- 適切な抗凝固療法下での肺血栓塞栓症再発（抗凝固療法でのコントロール不良例）

❹ IVCフィルターの相対的適応
- 静脈内に大きな浮遊血栓が存在する場合
- ショックを伴う重症の肺血栓塞栓症
- 心肺機能が著しく不良な静脈血栓症
- 抗凝固療法でコントロール不良な静脈血栓症
- 骨盤骨折を伴う重症の外傷例

❺ 一時留置型フィルターの適応
- 深部静脈血栓があり，肺血栓塞栓症の危険性が高い手術予定例
- 手術などにより，一時的に抗凝固療法が禁忌となる症例
- 深部静脈血栓に対する血栓除去や血栓溶解療法などの治療予定例

❻ IVCフィルターの禁忌
- IVCに広範な血栓が存在する場合
- 経皮的にIVCへの到達経路が存在しない場合
- 重度の血栓傾向がある場合
- 若年者
- IVC径が29 mm以上の場合（Bird's nest®では41 mm）

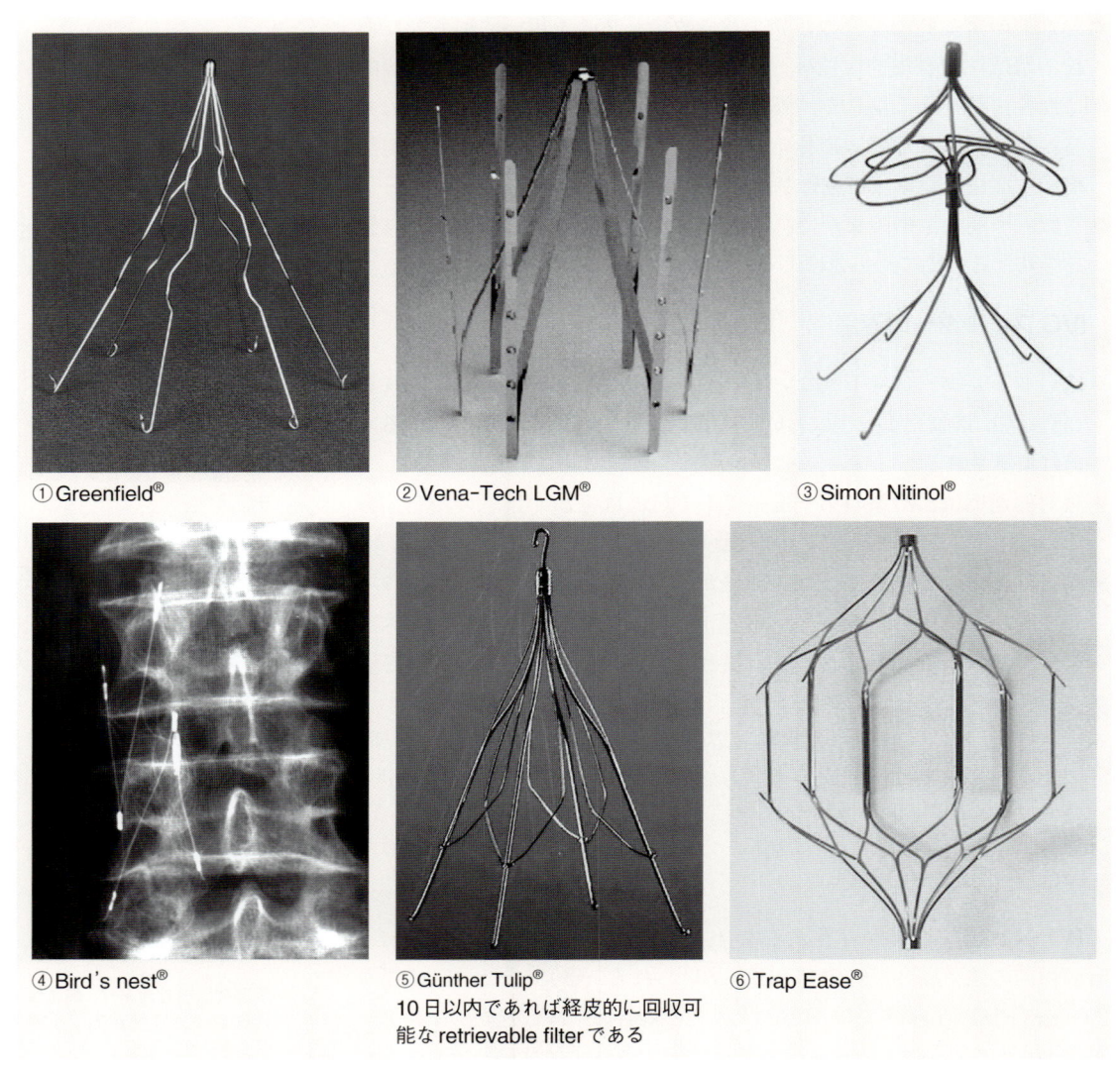

①Greenfield® ②Vena-Tech LGM® ③Simon Nitinol®

④Bird's nest® ⑤Günther Tulip®
10日以内であれば経皮的に回収可能なretrievable filterである

⑥Trap Ease®

❼permanent filter（Boston Scientific Corporation. All rights reserved. 2005）

- フィルター挿入に伴う合併症（フィルターの破損や，遠隔期における深部静脈血栓症の発症など）が強調されるようになってきており，適応は慎重に決定すべきである．

▶ temporary filter
- Neuhause Protect®，Günther temporary®，Tempofilter II®が現在使用可能である（❽①〜③）．カテーテル先端にフィルターがついており，カテーテルごと留置・回収（抜去）する．
- 留置期間は通常10〜14日までとされている．
- 手術や，静脈血栓に対する血栓除去術・血栓溶解療法の術前処置と

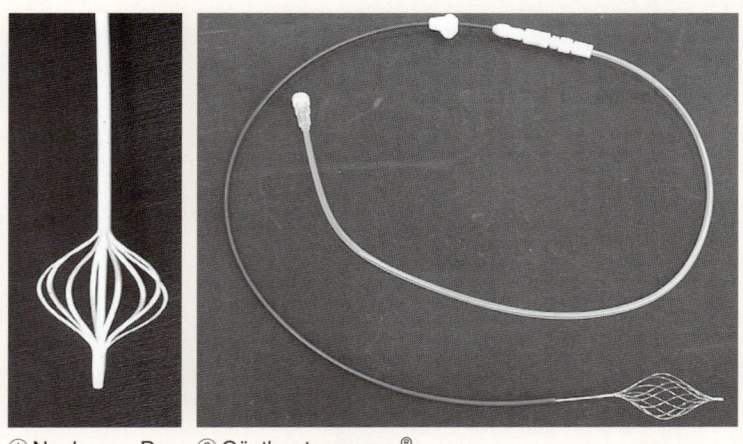

① Neuhause Protect®　② Günther temporary®

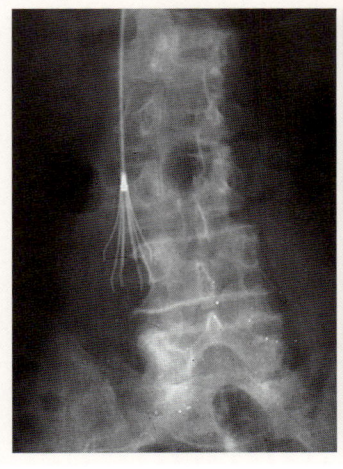

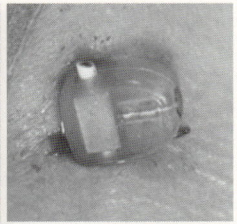

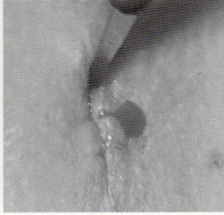

③ Tempofilter II®
アンカリングデバイス（写真右上）を用いてカテーテルを頸部皮下に埋め込む（写真右下）

❽ temporary filter

して留置が行われることが多い．
- 遠隔期で問題となる深部静脈血栓症の発生が抑えられることが利点であるが，カテーテル挿入部からの感染の危険性があることや，大量の血栓が捕獲された場合に抜去困難になることが欠点である．
- Tempofilter II®（❽③）はアンカリングデバイスを用いてカテーテルを皮下に埋め込むことができ，4週間まで留置可能である．

▶ retrievable filter
- フィルターをいったん留置し，10日以内に retriever を使用して経皮的に回収する．回収できない場合は永久留置となる．
- 体外へ連続するカテーテルがないため，挿入部の皮膚の違和感がなく，感染の危険性も少ないことが利点であるが，フィルターの回収が100％保証されるわけではないことが問題となる．

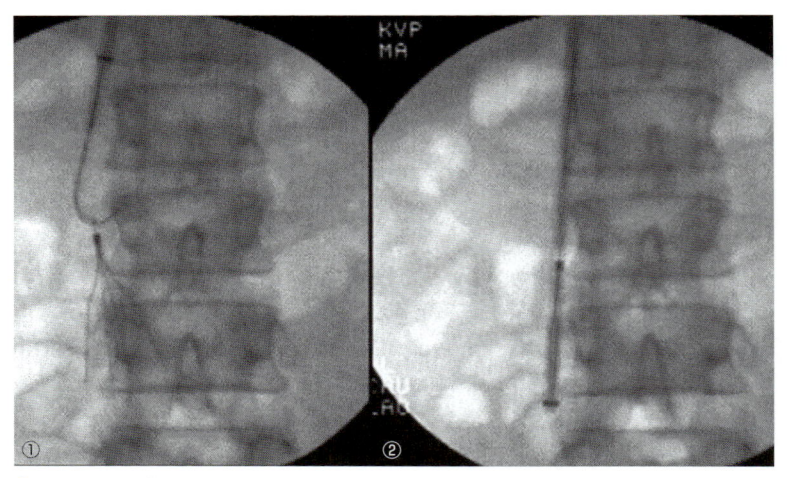

❾ retrieverを使用した回収
フィルターのフックにワイヤーループを引っかける（①）．
シースを進め，フィルターを納めて回収する（②）．

- 現在わが国で使用できるのはGünther Tulip®（❼⑤）のみである．フィルターのフックにワイヤーループを引っかけ，シース内にフィルターを納めて回収する（❾）．

その3　IVCフィルターの具体的な留置方法

留置に必要な知識と事前の確認項目：チェックリスト（❿）

- アプローチルート：IVCに直線的にアプローチできる右大腿静脈あるいは右内頸静脈経由で留置する．留置前の造影CTで，フィルター留置予定部への到達経路に血栓などの障害物がないかどうかを確認し，穿刺部を決定する．右大腿静脈，外腸骨・総腸骨静脈，IVCに

❿ IVCフィルター留置前に確認すべき項目（チェックリスト）

1. 血栓の存在範囲の確認
2. フィルターの留置部の検証
留置するスペースがあるか，留置部は腎静脈合流部の下方か上方か
3. 下大静脈径の確認
IVC径は28 mm以下か（Bird's nest®の場合は40 mm以下か）
4. 下大静脈や腎静脈に解剖学的変異はないか
重複IVCや左側IVC，大動脈後左腎静脈などはないか
5. アプローチルートの検証
通常は右大腿静脈か右内頸静脈
フィルター留置部までの到達経路に血栓がないかどうか確認

血栓が存在する場合は，右内頸静脈穿刺となる．
- 留置部：腎静脈の血流を阻害しないよう，腎静脈合流部より下方のIVC内への留置が原則である．重複下大静脈や左側下大静脈，大動脈後左腎静脈などの静脈の解剖学的変異の有無を事前にCTで確認し，フィルターの留置予定部を決定する．
- 例外として，IVC内（腎静脈合流部より下方）に血栓が存在する場合や，腫大した子宮でフィルターが圧排される危険性のある妊娠例，腎静脈や卵巣静脈内にも血栓が存在する症例では，フィルターを腎静脈合流部より上方に留置する（⓫）．

> ⓫ 腎静脈より上方にIVCフィルターを留置する場合
> - IVCに血栓が存在し，腎静脈合流部より下方にフィルターを留置するスペースがない場合
> - 妊娠症例
> - 腎静脈や卵巣静脈内に血栓が存在する場合
> - 重複下大静脈

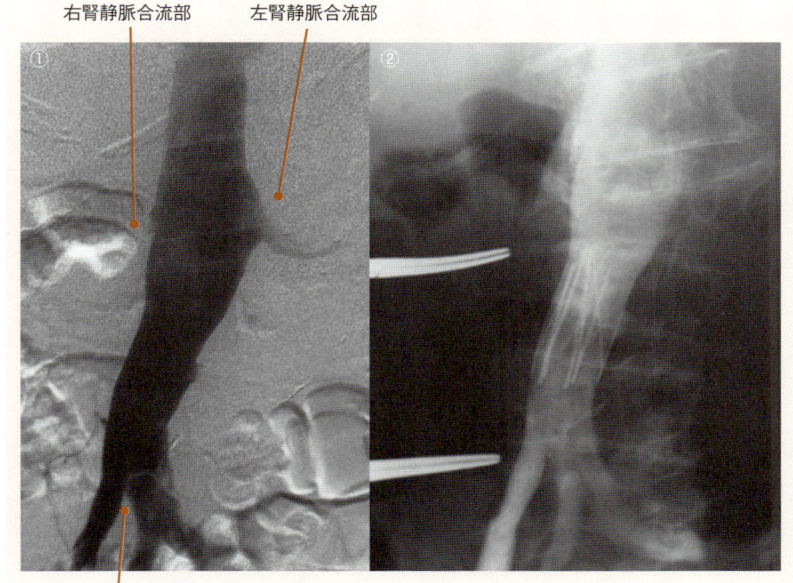

留置方法

1. 静脈穿刺：穿刺部を局所麻酔後，数mmの皮膚切開を加える．18Gの穿刺針で右内頸静脈あるいは右大腿静脈を穿刺する．
2. 下大静脈造影：5Frのシースを挿入し，血管造影用ピッグテールカテーテルを用いて下大静脈を造影する（⓬①）．左右総腸骨静脈合流部や腎静脈合流部の位置，血栓の有無，解剖学的変異の有無，下大静脈径などを確認し，フィルターの留置場所を最終的に決定する（第3腰椎のレベルを目安とする）．
3. フィルター留置：腎静脈合流部を越えるところまでガイドワイヤーを進めて，シースやイントロデューサーカテーテル（使用するフィルターによって異なる）を挿入する．これらを経由してフィルターを留置予定部まで移動させ，呼吸停止下にリリースする（⓭）．

右腎静脈合流部　　左腎静脈合流部

左右総腸骨静脈合流部

> ⓬ IVC造影
> ① フィルター留置前の造影
> 左右総腸骨静脈合流部や腎静脈合流部の位置，血栓の有無などを確認し，フィルターの留置部を決定する．
> ② フィルター留置後の造影
> 上方の鉗子は圧迫骨折しているL2椎体を避けて，L3椎体上縁の目印とした（左右腎静脈合流部より下方）．下方の鉗子はL4/5レベル，左右総腸骨静脈合流部の目印．上下のマークの間，L3椎体上縁がIVCフィルターの上端になるように留置した．留置後の造影により，フィルターがIVC内に問題なく留置されていることがわかる．

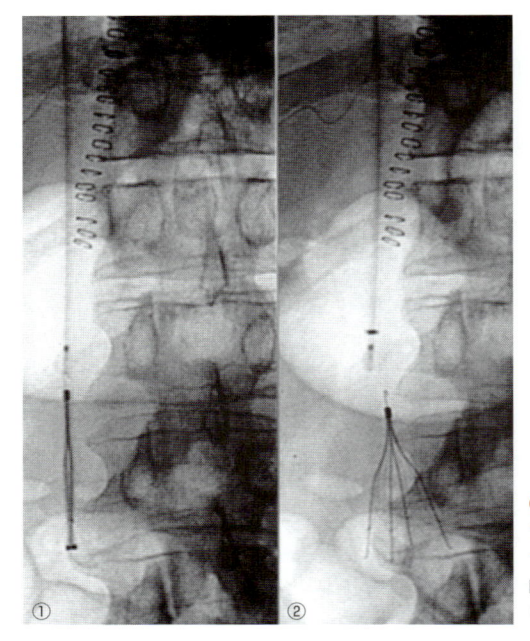

⓭ フィルターのリリース
フィルターを留置予定部まで移動させる（①）．
呼吸停止下でフィルターをリリースする（②）．

4. フィルター留置状態の確認：イントロデューサーカテーテルを少し抜去し，透視にてフィルターの傾きや固定の状態を確認する．留置後，必要に応じて下大静脈造影を行う（⓬②）．

その4　IVCフィルターの合併症とその対処

IVCフィルターの成績

- フィルターの種類や報告により細かな数字は異なるが，肺血栓塞栓症の再発率は0〜7％，フィルターの開存率は91〜97％と，IVCフィルターは肺血栓塞栓症急性期の再発予防に有用である．

合併症とその対処

- 挿入時の手技によるものと，挿入後に起こる合併症とがあり，フィルターの種類や報告により頻度はさまざまである．代表的な合併症とその対策を提示する．

▶挿入手技に伴う合併症とその対策
1. 穿刺部の血腫，出血⇒確実に圧迫止血する．
2. 穿刺部での血栓形成⇒抗凝固・線溶療法．
3. （カテーテル操作で遊離した血栓による）肺血栓塞栓症の増悪⇒抗凝固療法，血栓吸引・破砕療法，外科的血栓摘除術．

4. 下大静脈損傷⇒後腹膜血腫はまれではあるが，バイタルサインに応じた処置が必要となる．
5. フィルターの不十分な展開⇒必要に応じて再留置となることもある．

▶挿入後の合併症とその対策
1. フィルターの体内破損や移動⇒フィルター（やフィルターの一部）が右心房や右室，肺動脈に移動することがあり，摘出が必要となる．
2. フィルターの血栓閉塞⇒血栓溶解療法や吸引療法を行う．フィルターより頭側への血栓の進展や肺血栓塞栓症の再発に対しては，頭側にフィルターの追加を行うこともある．
3. 感染⇒抗生物質や，必要に応じて摘出も考慮される．

まとめ

- IVCフィルターは，肺血栓塞栓症の急性期において再発を予防するための有効な方法である．しかし合併症の可能性も少なからずあるため，適応の判断やフィルターの選択は慎重にしなければならない．また，実際の留置手技についても習熟する必要がある．

（田中　麗）

● 参考文献
1) 山田典一．内科的治療の現状と展望．臨床画像 2006；22（3）：272-280．
2) 田島廣之，村田　智，中澤　賢ほか．カテーテル治療の現状と展望．臨床画像 2006；22（3）：290-301．
3) 古寺研一，小泉　淳．肺動脈血栓塞栓症の治療．Radiology Frontier 2006；09（2）：11-16．
4) 田部周市．IVCフィルター．山田章吾，監修．石橋忠司，編．IVR―手技，合併症とその対策．東京：メジカルビュー社；2002．p.298-305．
5) Murphy TP, Dorfman GS, Lambiase RE. Vena Cava Filters. Abrams' Angiography vol Ⅲ. Interventional Radiology. Boston: Little Brown & Company; 1997. p.982-997.

20 血管内治療（IVR）の到達点は？

> **エピソード**
>
> 　放射線科歴3年目のA先生．血管内治療（IVR）に興味をもち，最近は積極的に手技に入り，徐々に技術を身につけている．今日は当直で，緊急のIVRがあればオンコールである上級医B先生を呼ぶことになっている．
>
> 　早速，吐血患者が救急センターへ運ばれてきた．ただちに緊急内視鏡検査が施行された．胃体部小彎側の潰瘍からの動脈性出血であり，何か所かクリッピング止血術を施行するも大量出血のため視野が確保できず止血困難であった．そこで，緊急に経カテーテル的動脈塞栓術を行うことになった．
>
> 　オンコールのB先生が到着するまで1時間はかかる．到着するまでA先生一人で血管造影を行うこととなった．
>
> **A先生**（胃潰瘍からの出血ということは，左胃動脈から出ているのかな…）「よし，まずは腹腔動脈造影を行って確認しよう．」
>
> 　腹腔動脈造影を行うと，左胃動脈は末梢で軽度の口径不整を認めたが，明らかな仮性動脈瘤の形成や造影剤の血管外漏出像（extravasation）は指摘できなかった．
>
> **A先生**（あれ？extravasationがはっきりとしないなあ）「今，バイタルはどうですか？」
>
> **看護師**「心拍数は相変わらず高いですが，血圧は何とか保たれています．」
>
> **A先生**「血管造影上は，はっきりとした出血点がわからないですね．今はバイタルも変動していないようですし，このまま様子をみますか．」
>
> 　担当内科医にそう伝え，手技を終了しようとしたとき，オンコールのB先生が到着した．
>
> **B先生**「どんな状況？」
>
> **A先生**「はい，腹腔動脈造影を行ったんですが，extravasationや仮性動脈瘤がなく，原因血管ははっきりとしませんでした．バイタルも落ち着いてきたみたいなので，終わろうとしたところです．

20. 血管内治療（IVR）の到達点は？

　　　先生，わざわざ来てもらったのに出番はありませんでしたね．」
　B先生はだまって先ほどの腹腔動脈造影をみながら，
B先生「左胃動脈の末梢が口径不整を呈しているけど，選択した造影は？」
A先生「え？いや，行っていませんが…」
看護師「先生，胃管チューブからまた鮮血の出血が大量に出てきています‼」
B先生「やっぱり．すぐに左胃動脈の選択造影だ．」
　A先生は理由がよくわからないまま，いわれるがままにマイクロカテーテルを用いて左胃動脈の選択造影を行った．
A先生「あっ，extravasationがみられました．さっきはなかったのになぜ…」
B先生「理由は塞栓した後に．」
　左胃動脈をゼラチンスポンジとコイルで塞栓術を施行．その後は再出血することなく状態は落ち着いた．
A先生「先生，なんで選択造影でextravasationがで出てきたんですか．」
B先生「このように大量出血の状態では生体反応によって血管が攣縮していることが多く，圧をかけて，すなわち超選択造影を行ってはじめてextravasationがでることはしょっちゅうあるんだ．さっきの左胃動脈末梢のわずかな口径不整がただ一つの所見のこともあり，少しでも異常があれば選択造影で確認することが大事だよ．」

▶ IVRの習い始めではしばしば"やめどき"がわからず，また時には"やりすぎ"てしまうこともあり，痛い思いをすることがある．

▶ IVR（interventional radiology）は，1953年にSeldingerによる経カテーテル的血管造影法から始まった．1970年代では肝細胞癌に対する経カテーテル的動注化学塞栓療法がさかんに行われるようになり，カテーテルをはじめとするデバイスや技術の改良により加速度的進歩を遂げている．

▶ 現在，IVR治療は進行癌に対する動注化学塞栓療法のほか，動脈性出血に対する経カテーテル的動脈塞栓術（transcatheter arterial embolization；TAE），冠動脈やASO，透析シャント不全に対する末梢血管形成術（percutaneous transluminal angioplasty；PTA）やステント留置術など多岐にわたる．

▶ 専門家レベルの内容は成書に譲るとして，この項では，研修医やIVR初学者が施行場面に遭遇して困らないための最低限必要とされる基本的手技，基礎知識を中心に，IVRの中心手技となる動脈塞栓術について消化管出血と外傷（骨盤）を例にあげ解説する．また最後に脳動脈瘤について簡単に付け加える．

消化管出血

- 胃，十二指腸および結腸の動脈性出血の多くは，近年のめざましい内視鏡の発達・普及によって止血可能になった．動脈性出血に対するTAEは，内視鏡の到達が不可能な小腸出血や内視鏡による止血が困難な難治性消化管出血が適応となる．

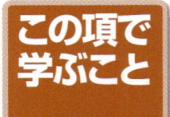

この項で学ぶこと
- その1　適応と禁忌
- その2　手技の実際
- その3　腸管出血に対する血管造影の留意点は
- その4　腸管に対する塞栓術のポイントを知る
- その5　疾患別のコイル塞栓術の基本について知ろう
- その6　合併症について

その1　適応と禁忌

適応

- 胃・十二指腸潰瘍では内視鏡的止血術が第一選択となる．経カテーテル的塞栓術の適応は内視鏡的止血術が困難な例に対して行われる．とくに大量出血例，損傷血管径2mm以上，Dieulafoy潰瘍は内視鏡的止血術が困難であるとされている．
- 小腸出血
- 結腸出血
- 医原性出血（内視鏡治療による損傷，外科的手術後など）

禁忌

- 重症出血例でバイタルが不安定な場合で，IVR手技そのもののリスクが高い場合．ただし，速やかな止血により全身状態の改善が期待できる場合は慎重に行う．

> **Dieulafoy潰瘍**
> ▶1898年，フランス人医師Dieulafoyにより初めて報告された．消化管の小さな粘膜欠損を伴う露出動脈からの大出血をきたす病態である．全消化管出血の1～2％を占め，中高年に多く，男女比は2：1で男性に多い．治療は一般的に内視鏡的止血術が行われるが，止血困難例では経カテーテル的コイル動脈塞栓術が行われる．

その2　手技の実際

症例

70代男性．右側腹部痛と下血を主訴に来院．来院時，大量の鮮血を呈する下血を認めたため，造影CTを施行したところ，上行結腸に動脈性出血を認めた（❶）．上行結腸には複数の憩室が認められたことから，憩室炎からの出血が疑われた．緊急で内視鏡的止血術を試みるも大量出血のため視野がとれず，困難であった．そこで，TAEを行うことになった．

手技の手順

右大腿動脈からSeldinger法にて4 Frシース（25 cm）を留置し，手技を開始した．4 Frシェファードフック型カテーテルにて上腸間膜動脈造影を行った．回結腸動脈末梢の盲腸動脈領域に造影剤の血管外漏出像（extravasation）が認められた（❷）．マイクロカテーテル（Masters™）を用いてextravasationを認める近傍の辺縁動脈レベルまで選択した（❸）．他の非病変領域の分枝が含まれないことを確認後，ゼラチンスポンジ細片1/4枚にて塞栓し，血流が十分に停滞した後，辺縁動脈に金属コイル（3/2 mm）を留置し追加塞栓を行った．塞栓後の回結腸動脈造影では，末梢レベルでの側副血行路発達による再出血も認められ

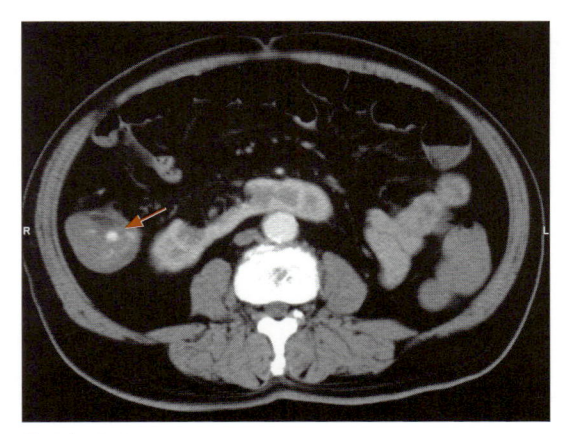

❶ 腹部造影CT
上行結腸の著明な壁肥厚と内部に造影剤の漏出像が認められる（→）．憩室炎からの出血と診断された．

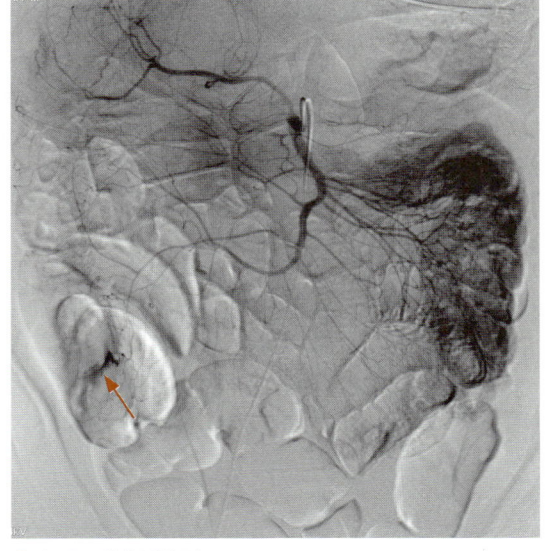

❷ 上腸間膜動脈造影
回結腸動脈末梢の盲腸動脈領域から造影剤の血管外漏出像が認められる（→）．

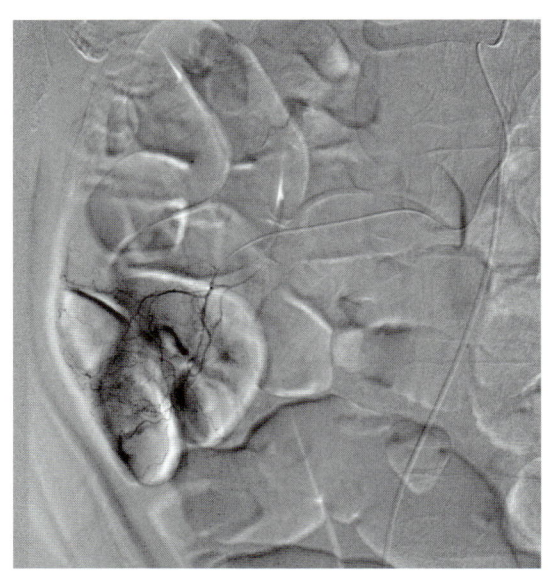

❸ 回結腸動脈枝の超選択的造影
造影剤漏出像が認められる部位から可能な限り近傍までカテーテル選択を行う．

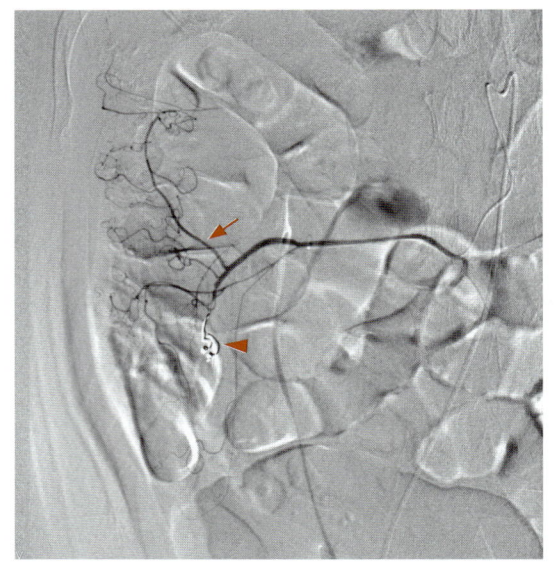

❹ 塞栓術後の確認造影
ゼラチンスポンジおよびコイル（3/2 mm）（▶）にて塞栓を行った．確認造影では，造影剤漏出像は消失している．
→：辺縁動脈．

ず（❹），良好な塞栓効果を確認し，手技を終了とした．その後，再発することなく1年1か月経過している．

その3　腸管出血に対する血管造影の留意点は

- 一般に，消化管出血は 0.5 mL/分以上の出血であれば血管撮影上は同定できるとされているが，動脈性出血であっても持続的でないことも多く，間欠的出血を見逃さないようにタイミングよく撮影することが重要である[3]．
- 腸管は蠕動運動のため，良好なサブトラクションを得られないことが多く，造影剤漏出像と見まちがえることがある．斜位による再撮影など必要に応じて再現性をチェックする．
- 術前CTで，責任血管が推定されている場合は，推定された責任血管に異常がなくても必ず選択造影を行うことが重要である．

その4　腸管に対する塞栓術のポイントを知る！

- 腸管の塞栓術において，常に問題になるのは腸管壊死である．腸管

の血行動態を十分に把握して行う必要がある．
- 結腸は上部消化管，小腸に比し栄養血管，吻合枝が豊富でないため，非選択的な塞栓術を行うと腸管壊死を起こす可能性がある．腸管出血は vasa recta の破綻で起こることがほとんどであるので，vasa recta をマイクロカテーテルにて超選択的に塞栓するのが望ましい[2]．
- 塞栓物質はコイルを基本とするが，コイルのみでは末梢レベルでの側副血行路の発達により再出血を起こし無効であることが多い．できるだけ壁枝（vasa recta）のレベルで塞栓する．やむをえない場合は，ゼラチンスポンジ細片を用いることもあるが，その場合は腸管虚血・壊死を視野に入れた厳重な経過観察が必要である．液状塞栓物質やゼルフォームパウダーなどは vasa recta を越えた capillary level まで到達し壊死を起こす危険性が高く，使用すべきではない[1]．

> **vasa recta**
> ▶腸管に沿ってアーケードを形成している辺縁動脈から腸管に向かって分枝する血管のこと．vasa recta の1本1本は，腸管の特定の小領域を独占的に栄養している最終動脈と考えられている．

その5　疾患別のコイル塞栓術の基本について知ろう！⑤

- （仮性）動脈瘤では瘤の前後を塞栓（瘤を含めて塞栓する場合，コイルで瘤が破裂することがあり，留意しなければならない）．
- 動静脈奇形では，原則流入動脈のみをナイダス近傍のレベルで塞栓する．流入動脈が複数本存在する場合は，1本残らず確実に塞栓することが重要である[3]．

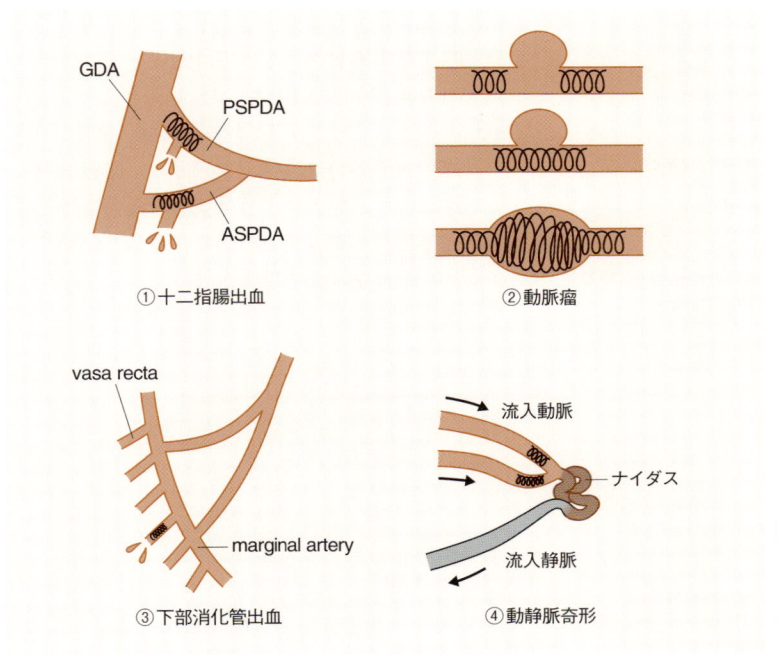

⑤ 疾患別におけるコイル塞栓術
GDA：胃十二指腸動脈，PSPDA：後上膵十二指腸動脈，ASPDA：前上膵十二指腸動脈．
（青木　茂．2002[3]）

①十二指腸出血　②動脈瘤　③下部消化管出血　④動静脈奇形

- 腸管では，できるだけ非病変部位を温存するため，損傷している壁枝（vasa recta）のみを選択塞栓する．

その6　合併症について

- 塞栓術による止血率は上部・下部消化管ともに90〜100％の成績が得られている．
- 合併症は上部・下部消化管ともに腸管虚血・壊死があげられるが，上述のように下部消化管のほうが血流分布に乏しく虚血・壊死を引き起こしやすい．塞栓の際にはできるだけ超選択的に行い，塞栓物質の非病変領域への漏出など細心の注意を払う必要がある．

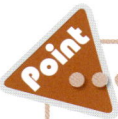

Point　経カテーテル血管造影における一般的な合併症と対策

1. 造影剤による副作用（アレルギー歴，腎機能障害や喘息の有無など術前に十分な問診が必要）
   - 軽　度：悪心，嘔吐（軽度），じんま疹（限局），皮膚瘙痒
   - 中等度：嘔吐（高度），じんま疹（広範囲），声帯浮腫，喘鳴
   - 高　度：ショック
   - 死　亡：きわめてまれ（1／10万人）
2. カテーテル手技に起因するもの
   - 穿刺部出血，血腫
     → 凝固能低下，高度動脈硬化の場合に起こりやすい．
   - 血管損傷
     → 無理なガイドワイヤーやカテーテル操作によって引き起こされる．攣縮のみであれば生理食塩水の注入やキシロカイン®液を少量注入し，時間をおくと改善することが多いが，内膜損傷や解離の場合は塞栓術やステント留置術，場合によっては外科的治療が必要となることもある．
   - カテーテル内血栓形成
     → 長時間カテーテルを留置する場合は，まめにカテーテル内をヘパリン加生理食塩水によるフラッシュを行う．とくに四肢末梢や脳血管造影を行うときには血栓を飛ばさないように細心の注意を心がける．
   - カテーテル・ガイドワイヤーの破損・離断
     → カテーテルのキンキングのほか，血管攣縮時に無理に抜去しようとすると離断することがある．すべてにおいて共通していることであるが，無理な操作は行わないことが重要である．

骨盤外傷

- 骨盤骨折は交通外傷や転落により生じ，出血性ショックに陥ることがしばしばあり，迅速な診断と治療が求められる．
- 外科的治療は周囲組織によるタンポナーデ効果をなくし，動脈本幹の結紮術は周囲の側副血行路による再出血を引き起こすことが多く，無効であることが多い．
- 経カテーテル的動脈塞栓術は低侵襲で高い止血効果が得られることから，止血術の第一選択になっている．

この項で学ぶこと

- その1　適応と禁忌
- その2　手技の実際
- その3　造影剤の血管外漏出像だけが出血を示す所見と思うな！
- その4　塞栓物質の種類と特徴を知り，目的によって使い分けよ
- その5　合併症について

その1　適応と禁忌

骨盤骨折による動脈性出血に対するTAEの適応[4]

- 単純X線上，骨盤輪の破壊を伴う不安定型骨折で循環動態の安定が得られない場合[5]．
- 循環動態が安定していても，高度の貧血が持続する場合．
- 血腫の経時的増大．

禁忌

- 外腸骨動脈や大腿動脈損傷の場合は，ステント留置術や外科的治療の対象となる．
- 重篤な他部位の外傷があり，血管撮影のリスクが高い場合（ただし，TAEにより状態の改善が見込める場合はその限りでない）．

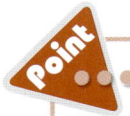

Point 骨盤骨折は生命の危機！MSCTを利用しよう[4]

- 骨盤外傷の多くは，多発外傷を伴っており，損傷部位，重症度を十分に把握する必要がある．
- 多発骨折の治療優先順位は個々の病態に応じた対応が必要であるが，骨盤骨折は life-threatening である．
- マルチスライス CT（MSCT）を積極的に利用する．精度の高い CTA により損傷血管を同定でき，IVR 手技時間の短縮が期待できる．また，多発血管損傷の見逃しを防止する．

その2 手技の実際

症例

10 代男性．自転車で横断中にトラックと接触し受傷．来院時，収縮期血圧 80 mmHg，脈拍数 140/分とショック状態であった．単純 X 線撮影にて不安定型ではないが骨盤骨折が認められたため，TAE 目的に緊急血管撮影が施行された．

手技の手順

骨盤単純 X 線撮影上，右腸骨動脈，坐骨に骨折線が認められた（❻）．血管損傷は右側が中心であると想定されたため，アプローチは左大腿動脈から行う方針とした．

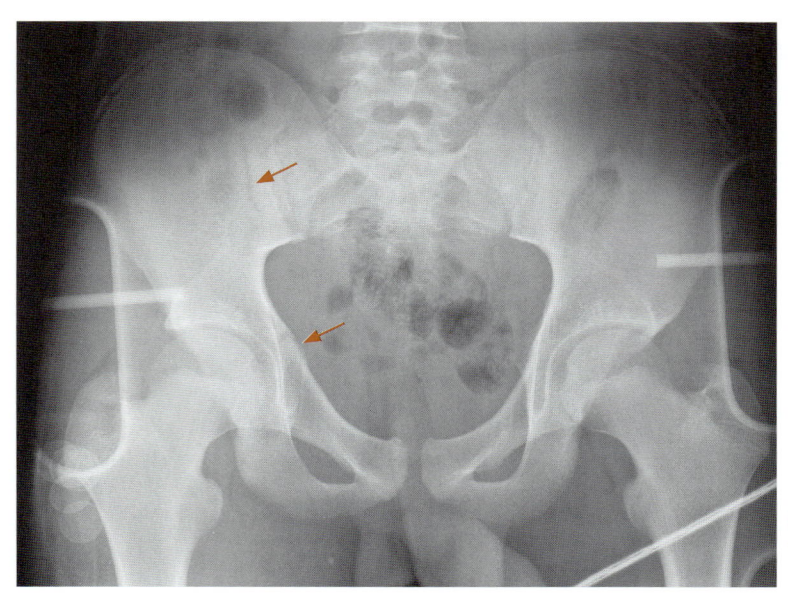

❻ 骨盤単純X線撮影
右腸骨，坐骨に骨折線を認める（→）．骨盤輪の破壊は認められない．

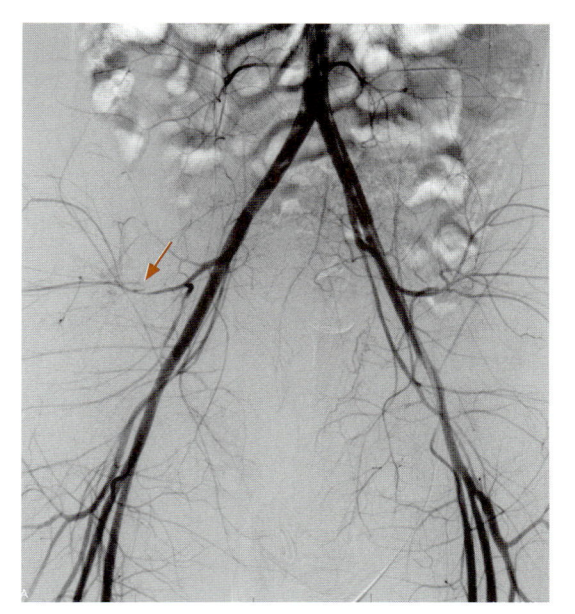

20. 血管内治療（IVR）の到達点は？

❼ 骨盤動脈撮影
明らかな仮性動脈瘤の形成や造影剤の血管外漏出像（extravasation）は指摘できない．右上殿動脈のわずかな口径不整が認められる（→）．

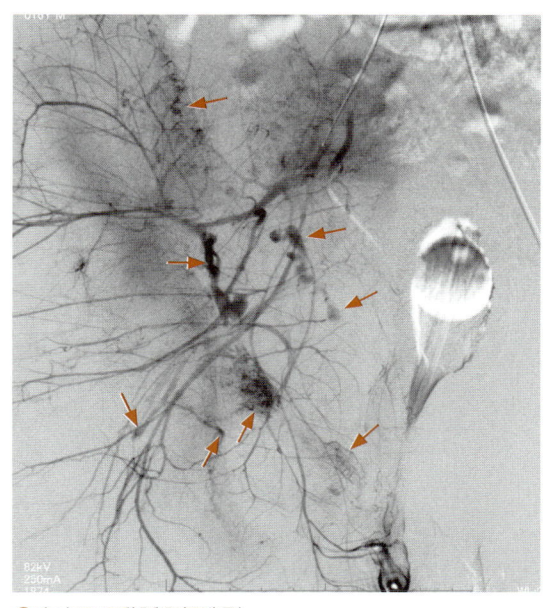

❽ 右内腸骨動脈選択造影
内腸骨動脈分枝に多数のextravasationが認められる（→）．

Seldinger法にて左大腿動脈から4 Frシース（11 cm）を留置し，手技を開始．4Frピッグテール型カテーテルを用いて骨盤動脈造影を行った．

骨盤動脈撮影上は，右上殿動脈のわずかな口径不整を認めるほかは，明らかな異常を指摘できなかった（❼）．そこで，右内腸骨動脈の選択造影を行うと，上殿動脈や閉鎖動脈を中心として多数の造影剤の血管外漏出像（extravasation）が認められた（❽）．ただちに，ゼラチンスポンジ1枚を用いて塞栓術を行った（❾）．

次に左内腸骨動脈造影を行うと，左上殿動脈分枝にextravasationが認められた（❿）．上殿動脈を選択し，同部位よりゼラチンスポンジ1/4枚を用いて塞栓術を行った．

塞栓後は残存する血管損傷は指摘できず（⓫），手技を終了とした．

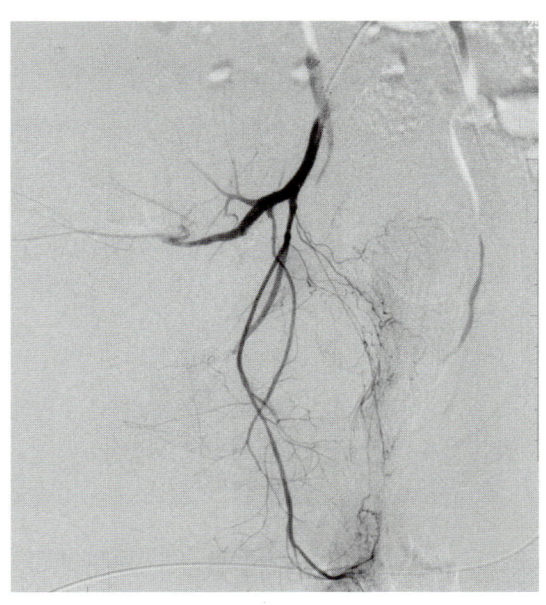

❾ ゼラチンスポンジ塞栓術後
extravasationの消失が得られている．

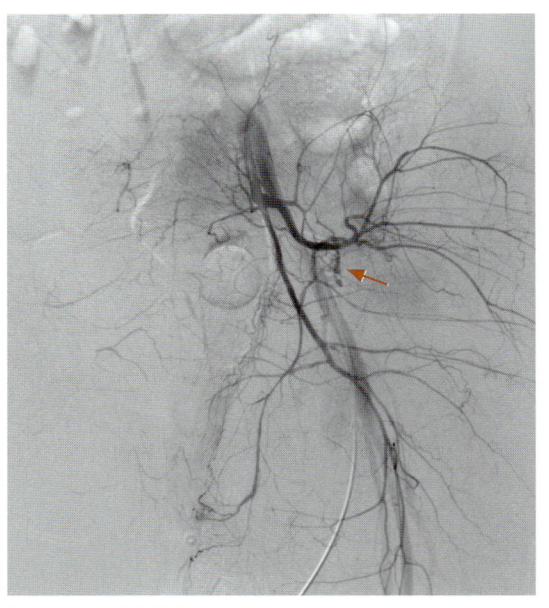

⓾ 左内腸骨動脈造影
上殿動脈分枝に extravasation が認められる（→）.

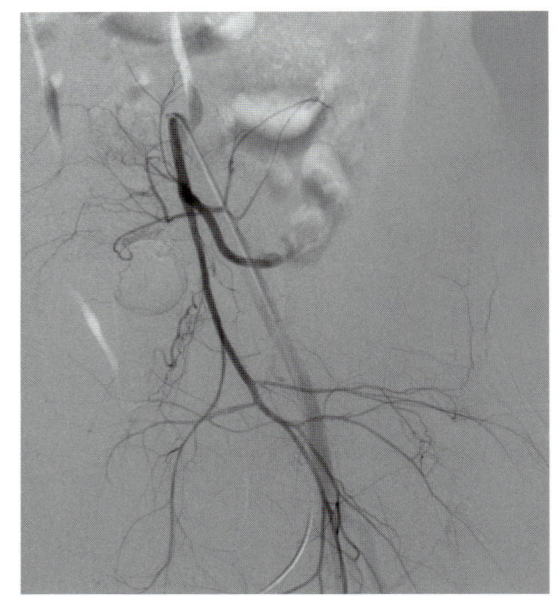

⓫ ゼラチンスポンジ塞栓術後
extravasation は消失している.

その3　造影剤の血管外漏出像だけが出血を示す所見と思うな！

- 血管造影において，出血を示唆する所見は造影剤の血管外漏出像であるが，ショック状態でスパスムスが生じている場合は認められないこともあり，注意が必要である．骨盤骨折が明らかで，血管異常がはっきりしない場合は両側内腸骨動脈を予防的に塞栓する．
- 出血を示すものとして，エピソードに示したように血管の口径不整や断裂，偏位，スパスムスも重要な所見である．わずかな血管異常を見つけた場合は躊躇することなく同血管の選択造影を行うことが重要である．

その4　塞栓物質の種類と特徴を知り，目的に応じて使い分けよ

- 塞栓物質はさまざまなものが存在するが，永久塞栓物質として金属コイルと，一時的塞栓物質としてゼラチンスポンジを覚えておこう（⓬）．
- ゼラチンスポンジは造影剤を染み込ませて，透視下で塞栓状態が十分にわかるように行う．血流が十分に停滞するまで注入していくが，注入しすぎると逆流により非目的部位まで塞栓してしまう可能性があ

❷ 金属コイルとゼラチンスポンジの比較

	金属コイル	ゼラチンスポンジ
塞栓効果	永久的	一時的（1〜3週間）
利点	限局して塞栓が可能	比較的末梢レベルまで塞栓が可能
欠点	末梢レベルでの塞栓が困難	短時間で再開通することがあり

るので，十分に注意する．
- 骨盤内の血管は側副血行路（collateral circulation）が豊富に存在するため，金属コイルのみの塞栓は末梢レベルで再出血を起こし無効である．基本はゼラチンスポンジを用いる．
- 骨盤骨折では，損傷側の塞栓術が終了したら必ず非損傷側の確認造影を行う．骨盤内の血管は左右との交通（cross circulation）の発達も豊富なため，対側から発達した血管により再出血を起こすことがしばしばある．
- 出血点がはっきりとしない場合は，予防的に両側内腸骨動脈を塞栓する．
- 金属コイル，ゼラチンスポンジともに血流を停滞し血栓化させて塞栓を得ているが，凝固能が低下している DIC 症例などでは止血困難なことが少なくない．その場合は特殊な塞栓物質を用いることもある．

> **ヒストアクリルを用いた塞栓術**
> ▶近年，一部の施設においてNBCA（N-butyl-2-cyanoacrylate，ヒストアクリル）を用いた塞栓術が行われるようになっている．NBCA は，主に外科領域で使用されている生体用接着剤で血管内投与禁忌であるが，Na^+ と重合し固着する性質を利用し，永久液状塞栓物質として用いられている．患者の凝固能に依存せず即時性の塞栓効果が得られることから，とくに救急領域で有用性が期待されるが，その使用方法には習熟を要し，各施設で設けられた倫理委員会の承認を得る必要があるなど，取り扱いに各種の制限がある．

その5　合併症について

- 内腸骨動脈枝塞栓による症状（神経障害，膀胱直腸障害，性機能障害，皮膚障害など）．
- 血管の anomaly にも注意が必要である．塞栓物質の下肢動脈への迷入（下肢虚血・壊死）．

脳動脈瘤

脳動脈瘤に対する経カテーテル的コイル塞栓術

　脳動脈瘤に対する積極的治療として，開頭手術，経カテーテル的コイル塞栓術があるが，前者は侵襲が大きいことから，適応を満たす症例に対しては積極的に後者が行われている．
　経カテーテル的コイル塞栓術の適応は，破裂，未破裂を問わず，瘤の大きさ（3〜30 mm 程度），および形状（動脈瘤体部と動脈瘤頸部の比が大きなもの〈small neck〉）を満たすものが対象となる．

IDCコイルを用いていた時代は，コイルの逸脱などの重篤な合併症がみられていたが，GDCになってからはその頻度は少なくなり，良好な成績が得られている．

> **GDC**
> ▶1990年にカリフォルニア大学により開発されたプラチナ製の柔軟なコイルで，ステンレス製のガイドワイヤーに接続されており，コイルが動脈瘤内で適正な位置に留置されるまで何度でも出し入れすることが可能で，電気的に通電することでコイルを離脱させる．現在，70種類以上のさまざまなサイズが販売されており，瘤の大きさや形状に合わせて選択することが可能である．

まとめ

- IVR治療は冒頭で述べたように，動脈塞栓術や動注化学療法，血管形成術など多岐にわたり活躍し，今後さらなる適応が拡大していくと思われる．
- 動注化学療法あるいは動脈塞栓術においては，より細径で柔軟性を有するカテーテルや，より追従性に優れるガイドワイヤーなどのデバイスが各社から開発され，さらなる治療成績の向上が得られると期待される．
- 塞栓術では，さまざまな塞栓物質が改良・開発されてくると思われる．粒子状の塞栓物質は球状物質が主流になると思われ，薬剤放出性をもつ粒子も将来的には登場し，より適応疾患の拡大が期待される．
- 血管形成術では，現在心カテーテル領域で薬剤溶出性のステントが使用されるようになり，良好な治療成績が得られている．近い将来ではASOなど末梢血管にも適応が広がることが期待される．
- IVRは今後もますます目が離せない領域であるといえるであろう．

（小川普久，滝澤謙治，新美　浩）

● 参考文献
1) 堀　信一．血管塞栓術と塞栓物質の基礎．臨床放射線 2006；51：1271-1274.
2) 磯部義憲，戸矢和仁，西巻　博ほか．消化管出血に対する塞栓術．臨床放射線 2006；51：1539-1546.
3) 青木　茂．消化管動脈性出血．打田日出夫，山田龍作，監．IVRマニュアル．東京：医学書院；2002．p.91-96.
4) 青木　茂．外傷性出血―骨盤外傷．打田日出夫，山田龍作，監．IVRマニュアル．東京：医学書院；2002．p.147-150.
5) 日本外傷学会，日本救急医学会，日本外傷学会外傷研修コース開発委員会．外傷初期診療ガイドラインJATEC．東京：へるす出版；2006.

索引

和文索引

あ

アタラックス-P®	114
圧トランスデューサー	102
圧迫止血	45, 46, 116
圧波形	103
アトピー	111
アドリアマイシン	94
アトロピン	54
アナフィラキシー反応	2, 5
アナフィラキシー様反応	5
アルコール消毒	22
アルブミン	113
アレルギー歴	2, 6, 8, 56
アンギオドレープ	189
アングル型ガイドワイヤー	192
アンビューバック換気	10

い

イオン性造影剤	4
医原性出血	222
遺残坐骨神経動脈	206
意識障害	64
イソジン®	22
一時的塞栓物質	230
一時留置型フィルター	213
インターフェロン	61
インターロイキン2	7
インチ	23
イントロデューサーカテーテル	218

う

右室圧	103
右房圧	103
ウロキナーゼ	130
ウロキナーゼ選択的血栓溶解療法	185

え

エアの誤注入	99
鋭縁枝	76
永久塞栓物質	230
永久留置型フィルター	213
衛星結節	94
栄養動脈	87, 92
液状塞栓物質	225
エコー像	
腎細胞癌——	133
エタノール	140
エタノール注入療法	91
エピネフリン	10
エピルビシン	94
遠肝性門脈血流	87
炎症性大動脈瘤	183
エンドバスキュラーグラフト	184
エントリー	151, 179

お

黄疸	95
汚染事故	61
オフポンプ	76, 81
オンコサイトーマ	140

か

回旋枝	77
ガイドワイヤーによる解離	191
解離性動脈瘤	65, 67
カウザルギー	195
下横隔動脈	160
下肢虚血	231
仮性動脈瘤	26, 45, 188, 194, 195
下大静脈造影	217
下大静脈フィルター挿入	115
肩こり	63
片麻痺	64
下腸間膜動脈	162
喀血	159
褐色細胞腫	112
カテーテル血栓破砕術・血栓破砕吸引術	212
カテーテル血栓溶解療法	212
カテーテルサイズ	23
カテーテル内凝血	57, 59
カテーテル内血栓形成	226
ガドリニウム造影剤	8, 143, 154
下部消化管出血	159, 162
花粉症	111
肝外側副血行路	154
肝海綿状血管腫	92
間欠性跛行	198
眼瞼下垂	65
肝細胞癌	88
肝腫瘍	87, 88
肝静脈灌流域	154
肝性脳症	95
感染性心内膜炎	185
肝損傷	41
貫通法	191
冠動脈CT像	32
冠動脈ステント留置	115
肝動脈造影下CT	87
肝動脈塞栓術	89, 93
肝動脈塞栓物質	161
肝動脈動注化学塞栓療法	54, 108, 118
——のクリニカルパス	118
——の説明・同意書	110
冠動脈の解剖	76
肝動脈の正常変異	86
冠動脈リスクファクター	74
ガントリー	30
肝内門脈枝	87
肝膿瘍	95
肝不全	95
還流障害	127

き

気管壊死	160
気管痙縮	5, 9
気管支喘息	111
気管支動脈	160
偽狭窄像	69
キサントクロミー	65
求肝性門脈血流	87
救急カート	115
急性A型大動脈解離	179
急性B型大動脈解離	182
急性心不全	104
急性膵炎	112
急性大動脈解離	82
——の合併症	181
急性胆嚢炎	95
急性腸管虚血	126
急性腹症	127, 132
急速輸液	26

凝固機能の低下	52, 87	外科的止血術	39, 40	後下行枝	76
凝固能	112	血圧低下	56	後下小脳動脈	66
胸痛	151, 177	血液ガス管理	115	抗凝固療法	185
胸部CT像		血液ガス分析	103	高血圧	52
肺動脈血栓塞栓症――	150	血液浄化療法	13	抗血小板薬	79
胸部X線像		結核	160	抗血小板療法	212
Stanford A型大動脈解離――		血管		抗原	5
	180	――のanomal	231	後交通動脈	66
胸腹部大動脈瘤	182	――の深さ	51	抗酸化物療法	12
胸部大動脈瘤	151, 182	――の触れ方	190	抗腫瘍効果	94
虚血	6	血管エコー像		抗生物質の予防投与	114
虚血性腸炎	126	仮性動脈瘤――	195	高速グラディエント法	143
緊急開腹術	130	血管炎症候群	126	後側壁枝	76
緊急血管造影	122	血管外漏出	28, 34, 163, 223	後大脳動脈	66
緊急止血術	40	血管拡張剤	12	後天性嚢胞性腎疾患	134
緊急心臓カテーテル	81	血管撮影装置	107	喉頭浮腫	5
キンキング	58, 226	血管雑音	195	高度な動脈硬化	52
金属コイル	140, 163, 230	血管造影		抗ヒスタミン薬	8
緊張性頭痛	72	――の医療コスト	156	後腹膜腔破裂	182
		――のX線被曝	155	項部硬直	64
く		血管造影像		絞扼性イレウス	126
くも膜下出血	64	胃潰瘍からの出血――	164	高力価HBs抗体含有免疫グロブリン	
クリッパー	113	肝細胞癌	88		61
クリッピング術	71	急性動脈閉塞症――	21	コーティング	71
クリニカルパス	117	上腸間膜動脈閉塞症――	129	コードブルー	9
クレアチニン	6, 113	切除不能膵頭部癌――	154	呼吸困難	151
クレアチンキナーゼ	124	多発性肝細胞癌――	89	骨盤外傷	227
クロロヘキシジン	22	肺結核による喀血――	161	骨盤骨折	41, 228
		慢性動脈硬化症――	155	骨盤動脈撮影像	229
け		血管走行のマッピング	172	固定テープ	53
経カテーテル血管造影		血管損傷	226	固定バンド	53
――の合併症	226	血管内膜下迷入	24	古典的肝(細胞)癌	88, 108
経カテーテル的肝動脈化学塞栓療法		血管壁内迷入	50	固有肝動脈造影	87
（TACE）	54	血管迷走神経反射	26, 54, 56, 80	コルク栓抜き状血管	205
経カテーテル的コイル塞栓術	231	血管攣縮	88	コンパートメント症候群	206
経カテーテル的動脈塞栓術（TAE）		結合組織	49		
	221	血行動態変数	104	**さ**	
経頸静脈的肝内門脈系短絡術	115	血腫	45, 49, 87, 188, 194, 226	サイファーステント	76
経上腸間膜動脈門脈造影像		血栓	26, 151	サイフォン部	142
膵頭部癌――	169	血栓静脈炎	205	左室拡張終期圧	103
経上腕動脈カテーテル法	68	血栓塞栓	59, 105	左室心筋短軸像	76
経大腿動脈カテーテル法	68	血栓溶解療法	129, 130, 185	左前下行枝	76
経橈骨動脈インターベンション		血尿	133	砂嚢	44, 53
（TRI）	78	ケミカルメディエーター	5, 9	左房圧	103
経橈骨動脈カテーテル法	68	限局性結節性過形成	92	酸化ストレス	6
経動脈性(的)門脈造影下CT				酸素運搬量	104
（CTAP）	84, 87, 108, 154	**こ**		酸素吸入	10
頸動脈直接穿刺法	68	コアキシャルシステム	140	酸素摂取量	104
痙攣	64	コイル塞栓術	69, 71, 148, 225	酸素取り込み率	104
ゲージ	23	好塩基球	5		

し

シース	223
シースイントロデューサー	24
シース挿入	24, 193
シールド付きのマスク	60
ジェオパダイズドコラテラール	76
シェファードフック型カテーテル	223
止血	36, 39
止血器具	194
止血クリップ	162
止血バンド	48
自己拡張型ステント	209
四肢動脈閉塞症	127
シスプラチン	94
自然止血	39
持続心拍出量測定装置	98
膝窩動脈外膜嚢腫	206
膝窩動脈捕捉症候群	206
脂肪組織	49
車軸状濃染	92
尺骨動脈	189
シャント	195
重炭酸ナトリウム	12
樹根状血管	204, 205
出血	87, 226
出血性ショック	40, 182, 227
出血部位	159
術前カンファランス	110
術前の説明と同意	110
腫瘍濃染	167
循環障害	128
消化管出血	222
消化管穿孔	41
消化管動脈性出血	162
上小脳動脈	66
上前腸骨棘	18, 20
承諾書	13
上腸間膜血管閉塞症	126
上腸間膜静脈血栓症	126
上腸間膜動脈	84, 162, 167
──へのカニュレーション法	86
上腸間膜動脈血栓症	126
上腸間膜動脈造影	85
上腸間膜動脈造影像	
血管外漏出──	223
主膵管型IPMN──	173
上腸間膜動脈塞栓症	126, 127
上腸間膜動脈閉塞症	124, 126
上部消化管出血	159, 162
静脈血栓症	53, 80
静脈血栓塞栓症	211, 212
静脈血栓塞栓症予防ガイドライン	211
静脈性跛行	206
静脈穿刺	217
静脈相	31
上腕動脈穿刺	116, 188, 189
初期輸液	40
食道静脈瘤破裂	95
食道の虚血	160
除細動器	8
ショック	5, 79, 132
ショックインデックス	40
徐脈	10, 56
腎機能	113
心筋虚血	76
心筋梗塞	80, 99, 105
シングルヘリカルCT	30, 40
シングル法	50
神経障害	231
腎血管筋脂肪腫	136
腎梗塞	185
腎細胞癌	133
心室性不整脈	105
新生血管	167
腎性副作用	4, 6
腎損傷	41
心タンポナーゼ	80
浸透圧	4
腎毒性薬剤	11
腎の薬理学的血管造影	139
心肺停止	56
心拍出量(CO)	97, 98, 103
真皮	49
深部静脈血栓症	17, 116, 150, 211
深部体温測定	103
心房細動	127, 185
じんま疹	5, 9

す

髄液	65
膵癌	168
──と膵炎の鑑別	171
膵腫瘍術前評価	172
膵頭十二指腸切除術	166
膵頭部アーケード	162
髄膜刺激症状	63
スタチン	13
頭痛	63
ステロイド	8
ステント	208
ステントグラフト	184
ステントグラフト留置術	152
ステント血栓症	80
ステント後再狭窄	80
ステント留置(術)	149, 155
ストレート型ガイドワイヤー	192
スパスムス	230

せ

性機能障害	231
正中神経	189
脊髄梗塞	158, 160
脊髄枝	56
脊髄動脈	160
ゼラチンスポンジ	140, 161, 223, 230
ゼラチンスポンジ塞栓術後像	229
セルシン®	114
ゼルフォームパウダー	225
線維筋性異形成	206
前下行枝	77
前下小脳動脈	66
潜血陽性	28
前交通動脈	66
前交通動脈瘤	67
前骨間動脈	189
穿刺	191
血管の正面に──	51
血管の側面に──	51
高度肥満患者の──	52
──の方向	50
穿刺針	192
──の挿入	24
穿刺部位	188
穿刺部感染	26
前脊髄動脈	160
喘息発作	9
浅大腿動脈穿刺	19
前大脳動脈	66
選択的左腎動脈造影像	
腎血管筋脂肪腫破裂──	138
前壁穿刺法	191

そ

造影CT像	35
偽腔開存型の大動脈解離──	179
胸部大動脈破裂──	184
血管外漏出──	34, 35, 37

自己免疫性膵炎——	171
出血性ショック——	36
腎血管筋脂肪腫——	137
腎血管筋脂肪腫破裂——	138
腎梗塞——	185
腎細胞癌——	134, 135
心タンポナーデ——	181
大動脈分枝の評価——	181
腹部大動脈瘤破裂——	184
造影MRA像	
胸部大動脈解離——	153
造影欠損域	89
造影剤禁忌・慎重投与	7, 112
造影剤腎症	3, 4, 6, 10
——血液透析	13
——の対処法	14
造影剤の消失	134
総肝動脈造影像	
分岐膵管型IPMN——	170
僧帽弁狭窄症	185
即時型副作用	5
足趾上腕血圧比	201
塞栓物質	161
側副血行路	76, 87, 128, 171, 231
鼠径靱帯	17, 20
X線透視による——	18
鼠径部皮膚皺	17
阻血効果	94

た

第一中隔枝	76
対角枝	76
体血管抵抗係数	104
代謝性アシドーシス	128
体循環	158
大腿動脈	
——の周囲	51
——の超音波像	25
大腿動脈仮性動脈瘤	80
大腿動脈穿刺	17, 20, 116, 188
大動脈解離	151, 176, 177
——DeBakey分類	179
——Stanford分類	179
——分類	178
大動脈遮断バルーン	41
大動脈弁閉鎖不全	176
大動脈瘤破裂	182
体部CTの3D再構成像	
——骨折	32
ダイマー	4

大量喀血	159
大量血尿	131
ダイレーター	193
多血性肝癌	88, 89
多臓器不全	182
多断面再構成画像	31
脱毛クリーム	113
多発腎梗塞	125
多発性骨髄腫	112
ダブルホール法	50
単純CT像	
偽腔血栓閉塞型大動脈解離——	
	180
弾性ストッキング	80
胆道ドレナージ	115
胆嚢動脈	87

ち

遅延型副作用	5, 6
恥骨結節	18, 20
中大脳動脈	66
中大脳動脈分岐部動脈瘤	67
超音波像	
浅大腿動脈穿刺——	19
大腿動脈・静脈の確認——	25
腸管壊死	31, 126, 127, 130, 224
腸管虚血	127, 128, 163
腸管壁肥厚	127
腸捻転	126
鎮静剤	114

つ

椎骨動脈	66

て

剃毛	116
——と感染	113
テタニー	112
テフロン針	23, 50
転移性肝腫瘍	91

と

同意書	110
動眼神経麻痺	65
洞結節動脈	76
橈骨動脈	189
橈骨動脈穿刺	114, 116, 188, 189
動静脈奇形	225
動静脈短絡	167
動静脈瘻	26

橈側反回動脈	189
動注CT	87
——偽病変の典型的な部位	91
動注CT像	
高分化肝細胞癌——	90
門脈腫瘍塞栓を伴う肝細胞癌	
——	90
動注化学療法	154
糖尿病	127
動脈CT	108
動脈性出血	
——原因疾患	159
動脈相	31, 33
動脈塞栓術	159, 163
動脈拍動マーキング	116
動脈門脈シャント	92
動脈瘤頸部クリッピング術	71
ドパミン	11
トラッピング	71
トレッドミル検査	200
鈍縁枝	76

な

内胸動脈	160
内頸動脈	66
内頸動脈-後交通動脈分岐部動脈瘤	
	67
内頸動脈造影像	
左内頸動脈狭窄——	149
内視鏡的逆行性胆管ドレナージ	166
内視鏡的止血術	222
内分泌腫瘍	172
内膜損傷	88
内膜剥離	88
生あくび	9

に

日本心血管インターベンション学会	
	82
乳酸アシドーシス	3, 11
乳酸デヒドロゲナーゼ	130
尿細管障害	6
尿道カテーテル	114

ね

熱希釈法	98, 103, 104
粘液性嚢胞腫瘍	169, 170

の

脳血管造影像	

索引

前交通動脈瘤――	70
中大脳動脈瘤――	69, 70
内頸動脈-後交通動脈分岐部動脈瘤――	71, 147
内頸動脈瘤――	148
脳梗塞	99, 105
囊状動脈瘤	67
脳卒中	64
脳底動脈	66
脳動静脈奇形	146
脳動脈瘤	146, 231
――の好発部位	65
脳ドック学会ガイドライン	72

は

肺結核	161
肺血栓塞栓症	80, 116, 211
肺循環	158
肺水腫	9
肺塞栓	105
バイタルサインの安定化	40
肺動脈圧	103
肺動脈血栓症	53
肺動脈血栓塞栓症	150
肺動脈楔入圧（PCWP）	97, 103
背部痛	177
パスアウト	117
バスキュラーラボ	202
バソプレッシン	164
バックフロー	88
針刺し事故	60
バルーン	102
バルーン拡張型ステント	209
パルスオキシメータ	9, 55, 115
破裂性腹部大動脈瘤	182
破裂動脈瘤	68
反射性交感神経性ジストロフィー	196
汎発性腹膜炎	126

ひ

非イオン性造影剤	4
皮下血腫	194
皮下組織	49
尾状葉枝	87
非腎性副作用	4
ヒストアクリル	231
脾損傷	41
ビタミンC	12
左胃動脈造影像	
由来臓器特定困難腫瘍――	174

左回旋枝	76
左冠動脈	77
左冠動脈主幹部	76, 77
ピッグテールカテーテル	159
脾動脈	167
非閉塞性腸管虚血	31
非閉塞性腸間膜虚血	126
肥満細胞	5
冷や汗	9
表皮	49
病名の告知	109
ビリルビン	113

ふ

フィルターのリリース	218
フィルター留置	217
腹腔動脈	162, 167
――へのカニュレーション法	86
腹腔動脈造影	85
腹腔動脈造影像	
内分泌腫瘍――	172
自己免疫性膵炎――	171
膵体部癌――	168, 169, 171
粘液性囊胞腫瘍――	170
腹腔内遊離ガス像	41
副左胃動脈	87
副左胃動脈枝	87
腹水	95, 113, 128
腹部CT像	
肺動脈血栓塞栓症――	150
腹部アンギナ	127
腹部造影CT像	
上腸間膜動脈塞栓症――	124
腸管壊死――	129
腹部大動脈瘤	151, 152, 182
腹部単純CT像	
腎周囲腔の血腫――	29
腹膜刺激症状	128, 130
プラーク	151, 205
フラッシュ	59
フレンチサイズ	23, 57
分枝膵管型IPMN	170

へ

ベアメタルステント	74
平滑筋ミオシン重鎖	178
平衡相	31
閉塞性黄疸	166
閉塞性動脈硬化症	146, 154
壁内血栓	67

ヘパリン	79
ヘパリンコーティング	99
ベラプロスト	13
ヘリカルCT撮影	69
ヘルニア嵌頓	126

ほ

乏血性充実性腫瘍	168
膀胱タンポナーデ	132
膀胱直腸障害	231
房室結節枝	76
紡錘状動脈瘤	67
ボクセルデータ	144
保護カバー	101
ポビドンヨード	22

ま

マイクロカテーテル	57, 223
マイクロコイル	140
マイトマイシンC	94
マクログロブリン血症	112
マジックペン	25
末梢血管形成術	221
末梢静脈路の確保	113, 116
末梢神経痛	206
末梢動脈	
――の拍動確認	47
――のマーキング	114
末梢動脈圧波形	98
末梢動脈ステント留置	115
マルチスライスCT	31, 173, 174
慢性完全閉塞（CTO）	78
慢性血液透析	127

み

右冠動脈	76, 77
右内腸骨動脈選択造影像	
――extravasation	229
未破裂動脈瘤	68
未分画ヘパリン	212

む

無症候性未破裂脳動脈瘤	72
無尿	112

め

迷走神経反射	26, 54, 56, 80
滅菌穴あきシーツ	189
滅菌手袋	25
メトフォルミン	3

綿花様濃染	92

も

モニター	9
モノマー	4
門脈血栓症	126
門脈腫瘍栓	87
門脈腫瘍塞栓	89
門脈本幹腫瘍塞栓	89, 93

や

薬剤溶出性ステント（DES）	76, 80
遊走性静脈炎	205

ゆ

輸液	11
輸液ルート	16
ユニットパス	117

よ

用手圧迫止血	46, 53
腰椎穿刺	65, 72
腰痛	182
ヨードアレルギー	109, 115
ヨードショック	111, 115
ヨード造影剤	3

ら

ラジオ波焼灼療法	91, 108
ラッピング	71

り

リエントリー	151
リザーバー肝動注	154
リピオドール	93
硫酸アトロピン	80, 114

れ

連続圧波形	102

ろ

肋間動脈	160
――の塞栓	158

わ

ワルファリン	212

欧文索引

数字

2-D TOF 法	154
3フィンガー法	47, 48
3D-AG 像	
内頸動脈-後交通動脈分岐部動脈瘤――	147
3D-CTA	69
3D-DSA	
前交通動脈瘤――	70
中大脳動脈瘤――	70
内頸動脈-後交通動脈分岐部動脈瘤――	71
3D-造影MRA	143
12誘導心電図	80

A

ABI（ankle brachial pressure index）	200
ACA（anterior cerebral artery）	66
accessory left hepatic artery（accessory LHA）	85, 86
ACLS	10
Acom（anterior communicating artery）	66
acute adverse reaction	5
AED	8
AHA（American Heart Association）	76
――の冠動脈狭窄の評価法	78
AICA（anterior inferior cerebellar artery）	66
Allen試験変法	114, 116
AP（足関節血圧）	201
APTT	212
ASO	205
A-Vシャント	80

B

βブロッカー	7
BA（basilar artery）	66
biloma	95
bleb	67
body	67
bolus-chace MRA	155
Buerger病	205
Bull's eye	76, 78
BUN	113

C

CABG	77
cavernous transformation	89
CDC「血管カテーテル関連感染の予防のためのガイドライン」	21
CIN Consensus Working Panel	12
CO（cardiac output）	97, 98, 103
collateral circulation	231
complex regional pain syndrome（CRPS）	196
contained rupture	183
corkscrew vessels	204, 205
cortical rim sign	185, 186
cotton wool appearance	92
cross circulation	231
CT	
――装置のタイプ	30
――のVR（volume rendering）像	180
CT during arterial portography（CTAP）	84, 87, 108, 154
――の偽病変	90
CT during hepatic arteriography（CTHA）	87, 108, 154
CTA（CT angiography）	69, 144
――のX線被曝	155
――の医療コスト	156
CTA像	
左内頸動脈狭窄――	149
主膵管型IPMN――	173
切除不能膵頭部癌――	154
腹部大動脈瘤――	152
慢性動脈硬化症――	155
CTO（chronic total occlusion）	78
CT像	
膵体尾部癌――	173
内分泌腫瘍――	172
腹部大動脈瘤――	152
由来臓器特定困難腫瘍――	174
CTの造影VR像	
腹部大動脈瘤――	183
curved MPR像	
腹部大動脈瘤――	152
cutting balloon	209

D

Dダイマー	178
DC（除細動）	82
DeBakey分類	178, 179
DES（drug eluting stent）	76, 80
desmoplastic change	168
Dieulafoy潰瘍	222
$\dot{D}O_2$	104
doom	67
double hole法	19

E

encasement	154, 167, 168
ESUR	4
——の定義	6
ESUR-guidelines 2005	12
extravasation	223

F

FAST（focused assessment with sonography for trauma）	40
F-Fバイパス	204
FFT（fast Fourier transform）解析	201
fibromuscular dysplasia（FMD）	206
flow void	69
focal nodular hyperplasia（FNH）	92
focal type腎梗塞	185
Fontaine分類	198, 199
Forrester分類	104
fresh blood imaging（FBI）	143

G

GDC	231
GEA（gastroepiploic artery）	76
GEA-RCA吻合	81
Gerota筋膜	41
global type腎梗塞	185

H

H_1ブロッカー	10
H_2ブロッカー	10
HBV	61
HB抗原	61
HB抗体	61
HBワクチン接種	61
HCV	61
hemobilia	115
HIV	62
hypovolemic shock	9

I

IABO（intra-aortic balloon occulusion）	41
IABP（intra-aortic balloon pumping）	76
IADSA	
——Buerger病	204
ICA（internal carotid artery）	66
inferior vein of Sappey	91
intermittent claudication	198
interventional radiology（IVR）	145, 221
intraductal papillary-mucinous neoplasm（IPMN）	168
intramural	18, 24
IVCフィルター	212
IVDSA	
——ASO	204

J

jeopardized collaterals	76

L

LAD（left anterior descending artery）	76
late adverse reaction	5
LCA（left coronary artery）	76
LCX（left circumflex）	76
LITA（left internal thoracic artery）	76
LITA-LAD吻合	81
LMT（left main trunk）	76
Lp-TAE	93, 94

M

MCA（middle cerebral artery）	66
MDCT（multi detector-row CT）	31, 85
MDCT像	40
非閉塞性腸管虚血——	31
mini CABG	76, 81
MIP処理	69
MRA（MR angiography）	69, 143
——の医療コスト	156
MRA像	
内頸動脈-後交通動脈分岐部動脈瘤——	147
左内頸動脈狭窄——	149
MRI像	
腎血管筋脂肪腫——	137
腎細胞癌——	135
multi-planar reconstruction（MPR）	31
multi-slice CT（MSCT）	144, 153, 228
multistation enhanced 3-D MRA	155

N

N-アセチルシステイン	12
neck	67
Nelatonカテーテル	21
non-bronchial systemic circulation	158

O

O_2ER	104
off pump	76, 81
OM line	68
OPCAB	81

P

PCA（posterior cerebral artery）	66
PCI（percutaneous coronary intervention）	76, 96
Pcom（posterior communicating artery）	66
PCWP（pulmonary capillary wedge pressure）	97, 103
percutaneous transluminal angioplasty（PTA）	221
permanent filter	213, 214
pharmacoangiography	139
PICA（posterior inferior cerebellar artery）	66
PICO	98, 105
pseudo-vein appearance	36
pulmonary circulation	158

R

RCA（right coronary artery）	76
reflex sympathetic dystrophy（RSD）	196
replaced RHA	86
replaced right hepatic artery（replaced RHA）	85
retrievable filter	213, 215

S

SCA (superior cerebellar artery) 66
Seldinger針 50
Seldinger法 68, 145, 223, 229
SPIO (superparamagnetic iron oxide)-MRI 91
spoke-wheel appearance 92
Stanford分類 178, 179
subarachnoid hemorrhage (SAH) 64
subintimal PTA 209
subsegmental TAE 93
SVRI 104
Swan-Ganzカテーテル 96, 99
systemic circulation 158

T

TACE (transcatheter arterial chemoembolization) 54, 108, 118
　——のクリニカルパス 118
　——の説明・同意書 110
TAE (transcatheter arterial embolization) 39, 41, 42, 89, 93, 140, 154, 159, 221, 227
　——の専門家 42
TASC Ⅱ分類 207
temporary filter 213, 214, 215
test injection法 145
thread & streaks sign 89
time of flight (TOF) 142
toe brachial pressure index (TBI/TBPI) 201
TP (足趾血圧) 201
t-PA 130
transjugular intrahepatic portosystemic shunt (TIPS) 115
tree-root configuration 205

V

VA (vertebral artery) 66
vasa recta 225, 226
$\dot{V}O_2$ 104
volus tracking法 145, 151
von Hippel-Lindau病 134

W

wash out 134

血管造影のABC
研修医レベルから始める20エピソード

2007年 5月10日　初版第1刷発行©　　　　　〔検印省略〕
2009年11月30日　　第2刷発行

編　集	─────	箕輪良行　七條祐治
発行者	─────	平田　直
発行所	─────	株式会社 中山書店
		〒113-8666　東京都文京区白山 1-25-14
		TEL 03-3813-1100（代表）　振替 00130-5-196565
		http://www.nakayamashoten.co.jp/
装丁・DTP制作	─────	臼井デザイン事務所
印刷・製本	─────	図書印刷株式会社

Published by Nakayama Shoten Co., Ltd.
ISBN978-4-521-67831-3　　　　　　　　　　　　　　　　　Printed in Japan

・本書の複製権・上映権・譲渡権・公衆送信権（送信可能化を含む）は株式会社中山書店が保有します。
・ JCOPY ＜(社)出版者著作権管理機構 委託出版物＞
本書の無断複写は著作権法上での例外を除き禁じられています。複写される場合は、そのつど事前に、(社)出版者著作権管理機構（電話 03-3513-6969、FAX 03-3513-6979、e-mail：info@jcopy.or.jp）の許諾を得てください。